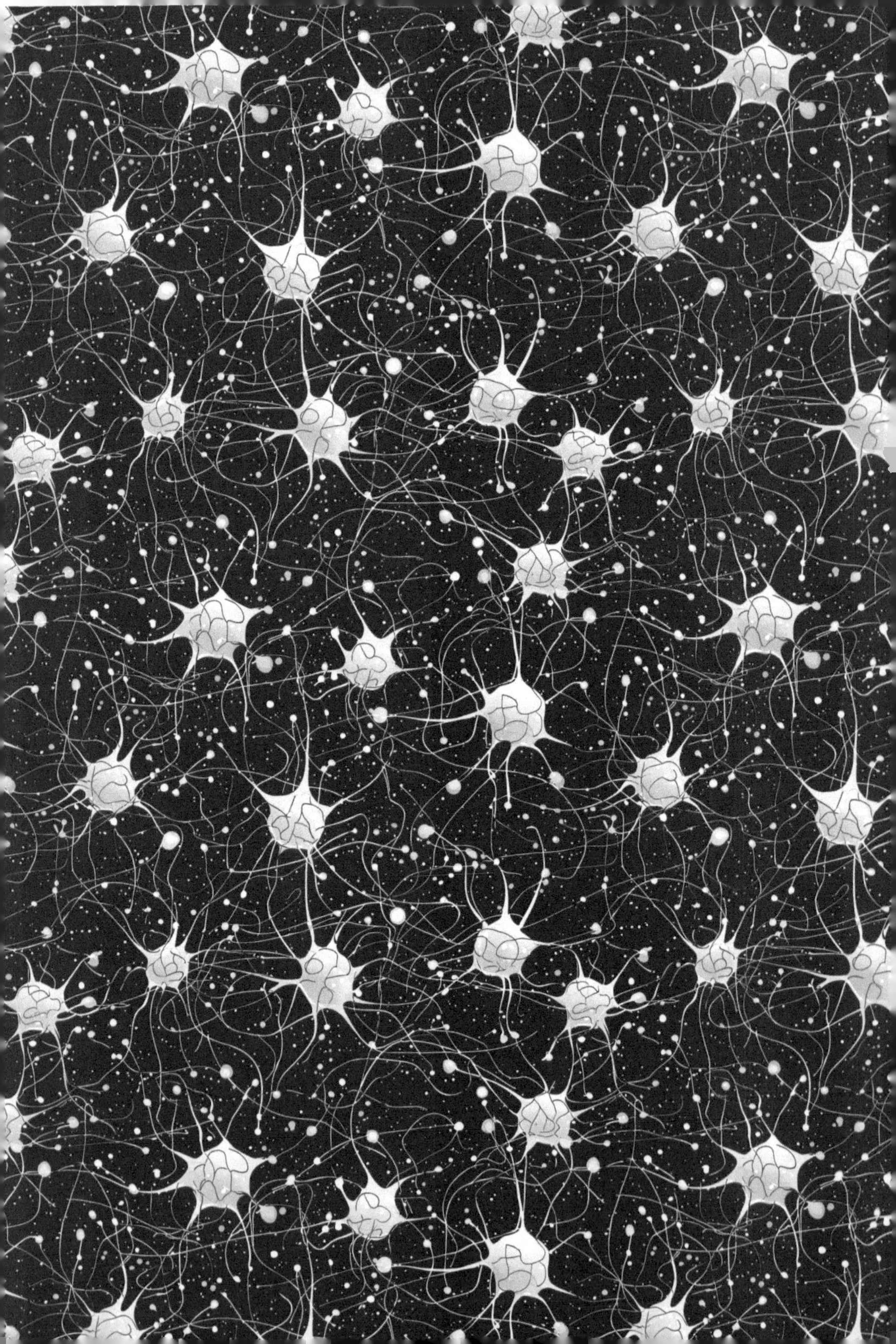

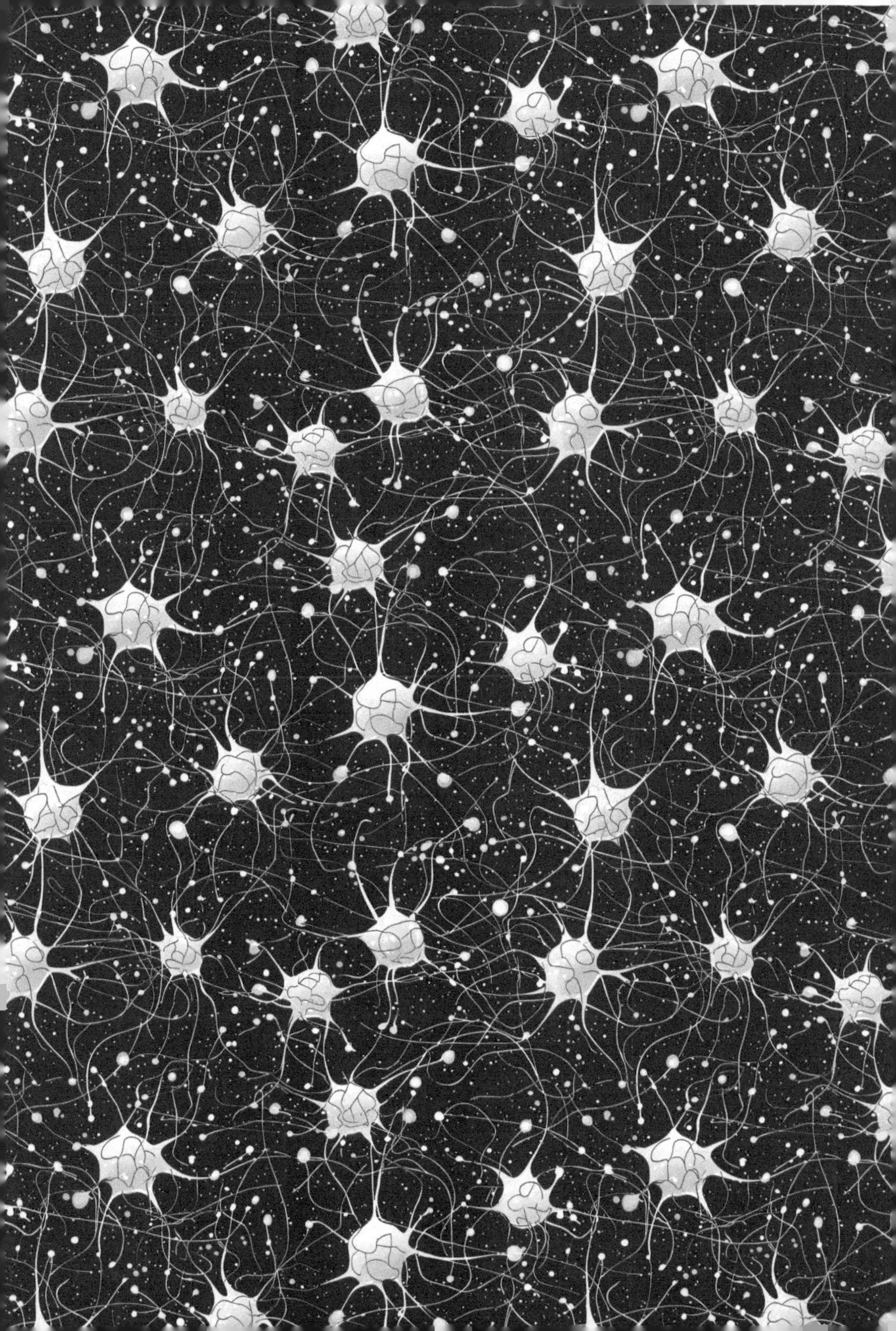

Impressum

Saage Media GmbH
c/o SpinLab – The HHL Accelerator
Spinnereistraße 7
04179 Leipzig, Germany
E-Mail: contact@SaageMedia.com
Web: www.SaageMedia.com
Commercial Register: Local Court Leipzig, HRB 42755 (Handelsregister: Amtsgericht Leipzig, HRB 42755)
Managing Director: Rico Saage (Geschäftsführer)
VAT ID Number: DE369527893 (USt-IdNr.)

Publisher: Saage Media GmbH
Veröffentlichung: 02.2025
Umschlagsgestaltung: Saage Media GmbH
ISBN-Softcover (de): 978-3-384-51611-4
ISBN-Ebook (de): 978-3-384-51612-1

Rechtliches / Hinweise

Die in diesem Buch aufgeführten externen Links und Quellenverweise wurden zum Zeitpunkt der Buchveröffentlichung geprüft. Auf die aktuellen und zukünftigen Gestaltungen und Inhalte der verlinkten Seiten hat der Autor keinen Einfluss. Für illegale, fehlerhafte oder unvollständige Inhalte sowie für Schäden, die durch die Nutzung oder Nichtnutzung der Informationen entstehen, haftet allein der Anbieter der verlinkten Website, nicht derjenige, der über Links auf die jeweilige Veröffentlichung verweist. Alle verwendeten externen Quellen sind im Literaturverzeichnis aufgeführt. Trotz sorgfältiger inhaltlicher Kontrolle übernehmen wir keine Haftung für die Inhalte externer Quellen. Für den Inhalt der zitierten Quellen sind ausschließlich deren Betreiber verantwortlich. Bilder und Quellen Dritter sind als solche gekennzeichnet. Die Vervielfältigung, Bearbeitung, Verbreitung und jede Art der Verwertung außerhalb der Grenzen des Urheberrechtes bedürfen der schriftlichen Zustimmung des jeweiligen Autors bzw. Erstellers.
Die Daten in den Diagrammen, die nicht explizit mit einer Quelle gekennzeichnet sind, basieren nicht auf Studien, sondern sind unverbindliche Annahmen zur besseren Visualisierung.
Dieses Buch wurde unter Verwendung von Künstlicher Intelligenz (KI) und anderen Tools erstellt. Unter anderem wurden Tools für die Recherche, das Schreiben/Lektorieren und die Generierung der dekorativen Illustrationen eingesetzt. Trotz Kontrolle können Fehler nicht vollständig ausgeschlossen werden. Wir möchten betonen, dass der Einsatz von KI als unterstützendes Werkzeug dient, um unseren Lesern ein qualitativ hochwertiges und inspirierendes Leseerlebnis zu bieten.

Bendis Saage

Gehirnforschung und Neurowissenschaften: Wie funktioniert das Gehirn - Grundlagen und Entwicklung

Von Gehirnentwicklung über Gehirnmedizin bis zum gehirnoptimierten Lernen: Wissenschaftliche Einblicke in faszinierendes Gehirntraining und Neuroplastizität

113 Quellen
43 Diagramme
47 Bilder
7 Illustrationen

Liebe Leserinnen, liebe Leser,

von Herzen danken wir Ihnen, dass Sie sich für dieses Buch entschieden haben. Mit Ihrer Wahl haben Sie uns nicht nur Ihr Vertrauen geschenkt, sondern auch einen Teil Ihrer wertvollen Zeit. Das wissen wir sehr zu schätzen.

Unser Gehirn ist ein faszinierendes Organ, das unser Denken, Fühlen und Handeln bestimmt - doch wie funktioniert es wirklich? Dieses Fachbuch bietet einen umfassenden Einblick in die moderne Gehirnforschung und erklärt verständlich die komplexen Prozesse der Neuroplastizität, Gehirnentwicklung und kognitiven Leistungsfähigkeit. Von der frühkindlichen Entwicklung bis ins hohe Alter werden die wichtigsten Erkenntnisse der Neurowissenschaften beleuchtet. Leser profitieren von praxisnahen Einblicken in gehirnoptimiertes Lernen und evidenzbasierte Trainingsmethoden. Die Verbindung von wissenschaftlichen Grundlagen und praktischer Anwendung ermöglicht es, die eigene kognitive Leistungsfähigkeit besser zu verstehen und gezielt zu fördern. Das Buch vermittelt fundiertes Wissen über Neuroplastizität, Gedächtnisbildung und emotionale Intelligenz - ideal für alle, die mehr über die Funktionsweise ihres Gehirns erfahren möchten. Entdecken Sie die spannende Welt der Neurowissenschaften und nutzen Sie die Erkenntnisse der modernen Gehirnforschung für Ihre persönliche und berufliche Entwicklung.

Dieser Ratgeber bietet Ihnen verständlich aufbereitete und praxisnahe Informationen zu einem komplexen Thema. Dank selbst entwickelter digitaler Tools, die auch neuronale Netze nutzen, konnten wir umfangreiche Recherchen durchführen. Die Inhalte wurden optimal strukturiert und bis zur finalen Fassung ausgestaltet, um Ihnen einen fundierten und leicht zugänglichen Überblick zu ermöglichen. Das Ergebnis: Sie erhalten einen umfassenden Einblick und profitieren von klaren Erklärungen und anschaulichen Beispielen. Auch die visuelle Gestaltung wurde durch diese fortschrittliche Methode optimiert, damit Sie die Informationen schnell erfassen und nutzen können.

Wir bemühen uns um höchste Genauigkeit, sind aber für jeden Hinweis auf mögliche Fehler dankbar. Besuchen Sie unsere Website, um die aktuellsten Korrekturen und Ergänzungen zu diesem Buch zu finden. Diese werden auch in zukünftigen Auflagen berücksichtigt.

Wir hoffen, Sie haben viel Freude beim Lesen und entdecken Neues! Sollten Sie Anregungen, Kritik oder Fragen haben, freuen wir uns über Ihre Rückmeldung. Nur durch den aktiven Austausch mit Ihnen, den Lesern, können zukünftige Auflagen und Werke noch besser werden. Bleiben Sie neugierig!

Bendis Saage

Saage Media GmbH - Team

- www.SaageBooks.com/de
- support@saagemedia.com
- Spinnereistraße 7 - c/o SpinLab – The HHL Accelerator, 04179 Leipzig, Germany

Schnell zum Wissen

Für ein optimales Leseerlebnis möchten wir Sie mit den wichtigsten Merkmalen dieses Buches vertraut machen:

- **Modularer Aufbau:** Jedes Kapitel ist in sich abgeschlossen und kann unabhängig von den anderen gelesen werden.
- **Fundierte Recherche:** Alle Kapitel basieren auf gründlicher Recherche und sind mit wissenschaftlichen Quellenangaben belegt. Die in den Diagrammen dargestellten Daten dienen der besseren Visualisierung und beruhen auf Annahmen, nicht auf den in den Quellen angegebenen Daten. Eine umfassende Liste der Quellen und Bildnachweise befindet sich im Anhang.
- **Verständliche Terminologie:** Unterstrichene Fachbegriffe werden im Glossar erläutert.
- **Kapitelzusammenfassungen:** Am Ende jedes Kapitels finden Sie prägnante Zusammenfassungen, die Ihnen einen Überblick über die wichtigsten Punkte geben.
- **Konkrete Handlungsempfehlungen:** Jedes Subkapitel schließt mit einer Liste konkreter Ratschläge ab, die Ihnen helfen sollen, das Gelernte in die Praxis umzusetzen.

Zusätzliche Bonus-Materialien auf unserer Website

Auf unserer Website planen wir Ihnen folgende exklusive Materialien zur Verfügung zu stellen:

- ○ Bonusinhalte und zusätzliche Kapitel
- ○ Eine kompakte Gesamtzusammenfassung
- ○ Eine Hörspiel Version. (In Planung)

Die Website befindet sich derzeit noch im Aufbau.

www.SaageBooks.com/de/
gehirnforschung_und_neurowissenschaften-bonus-5HUH6I

Inhaltsverzeichnis

1. Grundlagen der Gehirnforschung

Wie entsteht aus Milliarden einzelner Nervenzellen ein Bewusstsein, das die Welt wahrnimmt, fühlt und versteht? Das menschliche Gehirn gilt als komplexestes bekanntes System im Universum und birgt noch immer zahlreiche ungelöste Rätsel. Die moderne Gehirnforschung verbindet dabei klassische anatomische Untersuchungen mit hochentwickelten bildgebenden Verfahren und molekularbiologischen Methoden. Von den grundlegenden Funktionsweisen einzelner Neuronen bis zu komplexen kognitiven Leistungen erschließt sich Schritt für Schritt das Verständnis unseres wichtigsten Organs. Die folgenden Seiten führen in die faszinierende Welt der Neurowissenschaften ein und zeigen, wie Forschende dem Gehirn seine Geheimnisse entlocken.

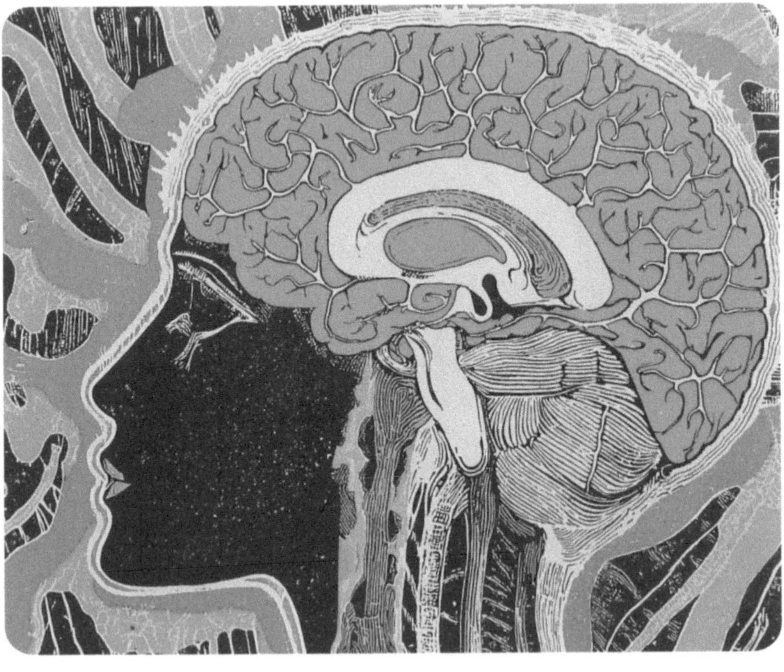

1. 1 Prinzipien der Neurowissenschaften

Dieses Kapitel „Prinzipien der Neurowissenschaften" beleuchtet die fundamentalen Bausteine und Prozesse des Nervensystems: Aufbau, Verschaltung und biochemische Grundlagen. Das Verständnis dieser Prinzipien ist essenziell, um die komplexen Funktionen des Gehirns – von der Wahrnehmung bis zum Verhalten – zu entschlüsseln. Gleichzeitig eröffnen sich hierdurch neue Perspektiven für die Bewältigung neurologischer Erkrankungen und die Optimierung kognitiver Fähigkeiten. Tauchen Sie ein in die faszinierende Welt der neuronalen Kommunikation und entdecken Sie die Geheimnisse des Gehirns.

Die Interaktion von Genen, Umwelt und Erfahrung formt die Struktur und Funktion des Gehirns kontinuierlich, von der pränatalen Entwicklung bis ins Erwachsenenalter.

Aufbau des Nervensystems

Das Nervensystem gliedert sich in das zentrale Nervensystem (ZNS) und das periphere Nervensystem (PNS). Das ZNS, bestehend aus Gehirn und Rückenmark, verarbeitet Informationen und steuert Körperfunktionen. Das PNS, ein Netzwerk aus Nerven, die den gesamten Körper durchziehen, leitet sensorische Informationen an das ZNS weiter und übermittelt motorische Befehle vom ZNS an Muskeln und Drüsen [s1]. Die Entwicklung des Gehirns, dem komplexesten Teil des ZNS, beginnt bereits in der dritten Schwangerschaftswoche und erstreckt sich bis in die späte Adoleszenz. Dieser Prozess ist dynamisch und wird sowohl von genetischen als auch von Umweltfaktoren beeinflusst [s1]. Schon früh in der Entwicklung entstehen übermäßige neuronale Verbindungen, die im Laufe der Zeit durch Erfahrungen geformt und durch einen Prozess des „Prunings“ reduziert werden [s1]. Etwa können frühkindliche Erfahrungen die synaptische Verschaltung im Gehirn nachhaltig beeinflussen und somit die Grundlage für spätere kognitive Fähigkeiten legen. Das reife Gehirn besteht aus über 100 Milliarden Neuronen, die durch mehr als 60 Billionen Synapsen miteinander verbunden sind und so komplexe neuronale Netzwerke bilden [s1]. Diese Netzwerke sind in graue Substanz, die hauptsächlich aus Neuronen besteht und weiße Substanz, die aus myelinisierten Axonen besteht, organisiert [s1]. Die Myelinisierung, die für die effiziente Signalübertragung im Nervensystem unerlässlich ist, setzt sich bis ins späte Jugendalter fort [s2]. Diese anhaltende Entwicklung der Myelinisierung unterstreicht die Bedeutung von Umwelteinflüssen und Erfahrungen während der Adoleszenz für die kognitive Entwicklung. Die sensorische Integration, ein Prozess, bei dem das Nervensystem sensorische Informationen aus verschiedenen Quellen wie dem vestibulären, propriozeptiven und taktilen System verarbeitet und integriert, ist entscheidend für die Ausführung von Handlungen und die Anpassung

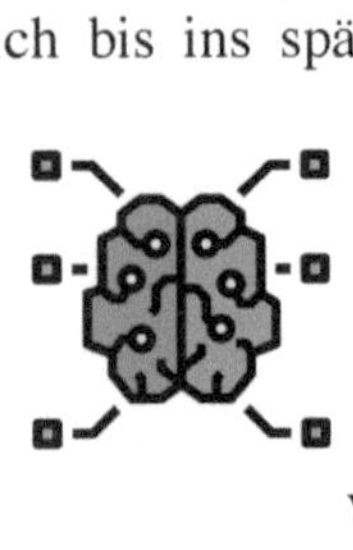

an die Umwelt [s3]. Eine gut funktionierende sensorische Integration ermöglicht es uns, etwa beim Gehen gleichzeitig das Gleichgewicht zu halten, die Position unserer Gliedmaßen im Raum wahrzunehmen und die Beschaffenheit des Bodens unter unseren Füßen zu spüren. Störungen in der sensorischen Modulation, die zu übermäßigen oder unzureichenden Reaktionen auf sensorische Reize führen, können den Alltag erheblich beeinträchtigen [s3]. Die Neuroplastizität, die Fähigkeit des Nervensystems, sich als Reaktion auf Erfahrungen zu verändern, spielt eine entscheidende Rolle bei der sensorischen Integration und ermöglicht es dem Gehirn, sich an veränderte sensorische Bedingungen anzupassen [s3].

Gut zu wissen

Myelinisierung

Die Myelinisierung ist die Bildung einer Myelinscheide um die Axone von Neuronen. Diese Myelinscheide wirkt wie eine Isolationsschicht und erhöht die Geschwindigkeit der Nervenleitgeschwindigkeit.

Neuron

Neuronen sind die spezialisierten Zellen des Nervensystems, die für die Übertragung von Informationen in Form von elektrischen und chemischen Signalen zuständig sind. Sie bestehen aus einem Zellkörper, Dendriten und einem Axon.

Neuroplastizität

Neuroplastizität beschreibt die Fähigkeit des Gehirns, sich im Laufe des Lebens strukturell und funktionell zu verändern. Diese Anpassungsfähigkeit ermöglicht es dem Gehirn, auf neue Erfahrungen und Lernprozesse zu reagieren und sich von Verletzungen zu erholen.

Sensorische Integration

Sensorische Integration ist die Fähigkeit des Gehirns, Informationen aus verschiedenen Sinnessystemen wie Sehen, Hören, Tasten, Riechen und Schmecken zu verarbeiten und zu einem einheitlichen Ganzen zu integrieren. Dies ermöglicht uns, unsere Umwelt wahrzunehmen und angemessen darauf zu reagieren.

Verteilung der Komponenten des Nervensystems

Ungefähre Verteilung der Zellen im menschlichen Nervensystem.

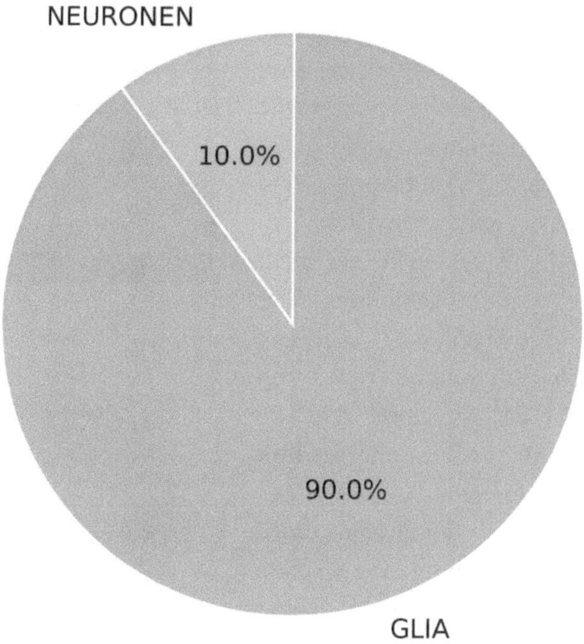

- GLIA: Gliazellen
- NEURONEN: Neuronen

Die große Mehrheit der Zellen im Nervensystem sind Gliazellen, was ihre wichtige unterstützende Rolle für die neuronale Funktion unterstreicht. Während Neuronen für die Informationsverarbeitung verantwortlich sind, deutet der größere Anteil an Gliazellen auf die Bedeutung der Aufrechterhaltung einer gesunden Umgebung für die neuronale Aktivität hin. Dies umfasst die Bereitstellung von struktureller Unterstützung, Isolierung und Nährstoffversorgung.

Neuronale Verschaltungen

Neuronale Verschaltungen bilden die Grundlage der Informationsverarbeitung im Gehirn. Aktuelle Forschungsprojekte konzentrieren sich darauf, diese komplexen Netzwerke detailliert zu kartieren, um die Prinzipien ihrer Organisation und ihren Einfluss auf Verhalten zu verstehen [s4]. Dabei geht es nicht nur um die reine Darstellung der Verbindungen zwischen Neuronen, sondern auch um die Entwicklung von Technologien, die eine Analyse dieser Daten in bisher unerreichter Auflösung ermöglichen [s5]. Wie bei der Erstellung eines Schaltplans wird versucht, die Verbindungen zwischen einzelnen Zellen und sogar Axonfasern im Gehirn von Menschen und Primaten zu erfassen [s6]. Diese Kartierung neuronaler Verschaltungen, ähnlich der Entschlüsselung eines komplexen elektronischen Schaltkreises, verspricht neue Einblicke in die Funktionsweise des Gehirns und die Entstehung von neurologischen Erkrankungen [s7]. Die Entwicklung von komplementären Bildgebungs- und Rekonstruktionstechnologien spielt dabei eine entscheidende Rolle, um verschiedene Forschungsfragen zu beantworten und spezifische Hypothesen zu testen [s5] [s6]. So können beispielsweise durch Elektronenmikroskopie und DNA-Sequenzierung

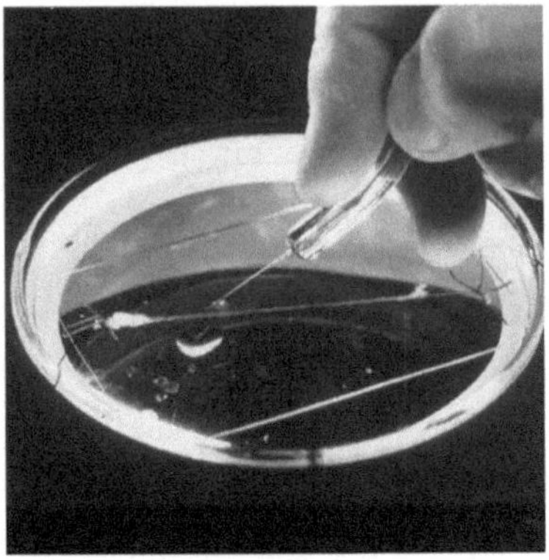

Axon [i1]

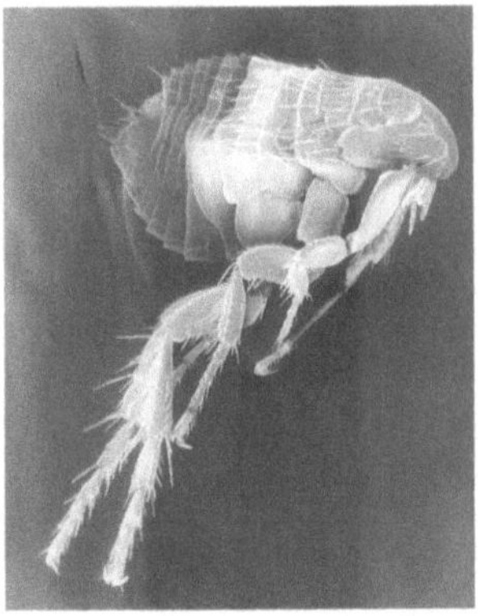

Elektronenmikroskop [i2]

Neuronen und ihre synaptischen Verbindungen im Nanometerbereich rekonstruiert werden, um die feinstrukturellen Details der neuronalen Kommunikation zu erforschen [s7]. Durch die Kombination verschiedener Methoden, wie der Nutzung viraler Vektoren zur Markierung spezifischer Neuronenpopulationen [s8], können Wissenschaftler die Eingangs- und Ausgangsstrukturen von Neuronen präzise definieren und deren funktionale Bedeutung im Verhalten untersuchen. Die Analyse der Konnektivität von Neuronen, also ihrer Verbindungen untereinander, ermöglicht es, neuronale

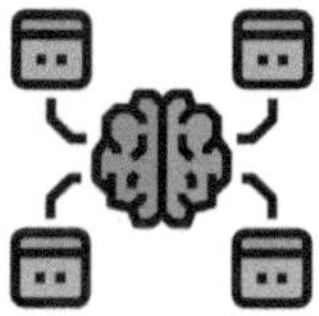

Schaltkreise zu identifizieren und deren Rolle bei der Informationsverarbeitung zu verstehen. Die Integration von anatomischen Daten mit funktionellen Messungen der neuronalen Aktivität liefert ein umfassendes Bild der Informationsverarbeitung im Gehirn [s8]. So können beispielsweise Rückkopplungsschleifen zwischen Neuronen, die in Lernzentren des Gehirns häufig vorkommen [s9], untersucht werden, um die neuronalen Grundlagen von Lernprozessen zu verstehen. Die Identifizierung von zentralen Knotenpunkten (Hubs) im neuronalen Netzwerk, die besonders viele Verbindungen aufweisen und oft mit Lernzentren assoziiert sind [s9], ermöglicht es, die Organisationsprinzipien neuronaler Schaltkreise zu entschlüsseln. Die Erforschung der neuronalen Verschaltungen ist somit ein Schlüssel zum Verständnis der komplexen Funktionen des Gehirns und bietet neue Ansatzpunkte für die Diagnose und Behandlung neurologischer Erkrankungen.

Gut zu wissen

Axon

Fortsatz einer Nervenzelle, der elektrische Signale vom Zellkörper zu anderen Nervenzellen, Muskeln oder Drüsen weiterleitet.

Nanometerbereich

Ein Bereich von extrem kleinen Größenordnungen, ein Nanometer ist ein Milliardstel Meter. Strukturen im Nanometerbereich sind mit bloßem Auge nicht sichtbar.

Rückkopplungsschleife

Ein Mechanismus, bei dem die Ausgabe eines Systems als Eingabe zurückgeführt wird, um die weitere Ausgabe zu beeinflussen. Im Gehirn spielen Rückkopplungsschleifen eine wichtige Rolle bei der Regulation neuronaler Aktivität und Lernprozessen.

Synapse

Verbindungsstelle zwischen zwei Nervenzellen oder zwischen einer Nervenzelle und einer anderen Zelle (z. B. Muskelzelle), an der Informationen übertragen werden.

Hubs

Im Kontext neuronaler Netzwerke sind Hubs Neuronen oder Hirnregionen mit einer besonders hohen Anzahl von Verbindungen zu anderen Neuronen oder Regionen. Sie spielen eine wichtige Rolle bei der Integration und Verteilung von Informationen im Gehirn.

Synaptische Stärke über Zeit

Veranschaulicht die Änderung der synaptischen Stärke basierend auf der Stimulationsfrequenz.

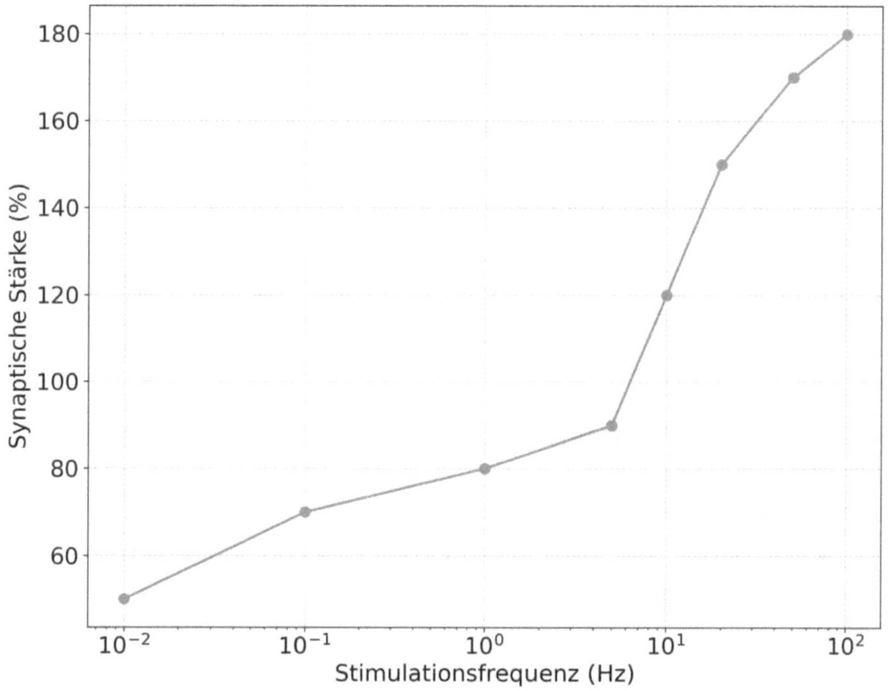

Dieser Graph zeigt das Hebbsche Prinzip in Aktion: häufige Stimulation führt zu Langzeitpotenzierung (LTP), die die synaptische Verbindung stärkt, während seltene Stimulation zu Langzeitdepression (LTD) führt, die die Verbindung schwächt. Diese dynamische Anpassung der synaptischen Stärke ist grundlegend für Lernen und Gedächtnis.

Biochemische Prozesse

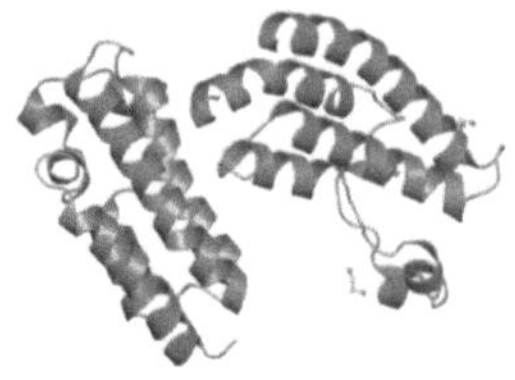

CREB [i3]

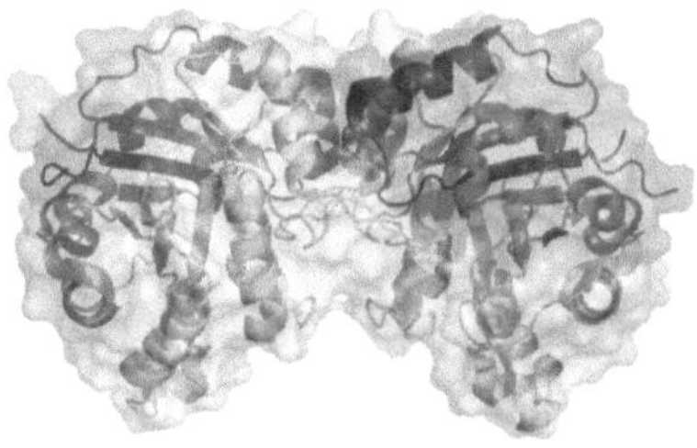

Enzyme [i4]

Biochemische Prozesse sind unabdingbar für die Funktion des Nervensystems und beeinflussen sowohl die Kommunikation zwischen Neuronen als auch die Entwicklung und Plastizität des Gehirns. Diese Prozesse basieren auf einer Vielzahl von Molekülen, darunter Neurotransmitter, Enzyme und Transkriptionsfaktoren, die in komplexen Interaktionen die Signalübertragung, den Stoffwechsel und die Genexpression steuern [s10]. Neurotransmitter, etwa Glutamat und GABA, ermöglichen die Kommunikation zwischen Neuronen an den Synapsen. Diese chemischen Botenstoffe binden an Rezeptoren auf der postsynaptischen Membran und lösen dort eine Kaskade von intrazellulären Signalen aus, die die Aktivität des postsynaptischen Neurons beeinflussen. Die Feinregulation dieser Signalübertragung ist entscheidend für die Informationsverarbeitung im Gehirn. Enzyme katalysieren biochemische Reaktionen, die für den Stoffwechsel und die Synthese von Neurotransmittern unerlässlich sind. Sie spielen auch eine Rolle bei der Modifikation von Proteinen, die an der synaptischen Plastizität beteiligt sind und beeinflussen somit Lern- und Gedächtnisprozesse. Transkriptionsfaktoren wie CREB regulieren die Genexpression und steuern die Synthese von Proteinen, die für die Bildung und den Erhalt von Synapsen benötigt werden [s10]. Die Aktivierung von CREB durch neuronale Aktivität kann die synaptische

Plastizität fördern und somit die Gedächtnisbildung unterstützen. Durch die Stärkung synaptischer Verbindungen, etwa durch wiederholte Aktivierung, können Gedächtnisinhalte langfristig gespeichert werden. Diese biochemischen Veränderungen an den Synapsen bilden die Grundlage für Lernprozesse und die Anpassung des Gehirns an neue Erfahrungen [s11]. Das Verständnis dieser Prozesse kann dazu beitragen, Strategien zur Verbesserung des Lernens zu entwickeln, indem die Salienz, Intensität und Wiederholung von Lerninhalten optimiert werden [s11]. So kann etwa konzentriertes Lernen mit regelmäßigen Wiederholungen die synaptische Plastizität und somit die Gedächtnisbildung fördern. Auch die neuronalen Netzwerke, die soziale Entscheidungsfindung und Moralität unterstützen, werden durch biochemische Prozesse beeinflusst [s12]. Dysfunktionen in diesen Netzwerken, etwa bei Psychopathie, können zu Veränderungen im Verhalten und der sozialen Interaktion führen [s12].

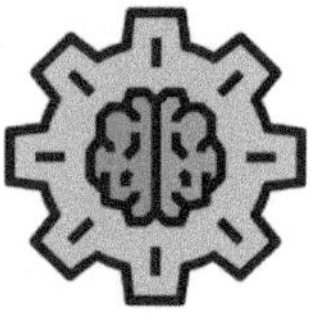

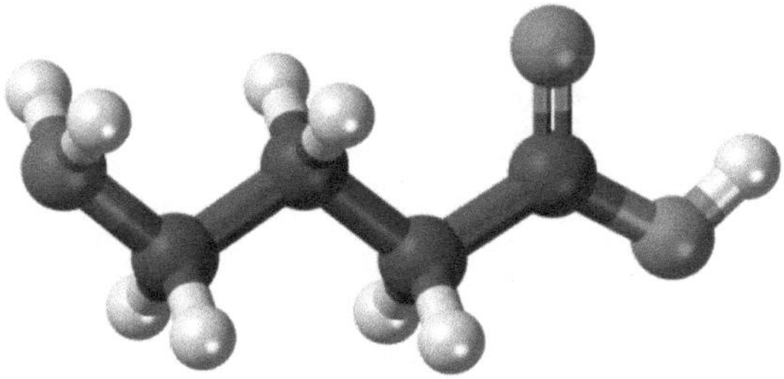

GABA [i5]

Gut zu wissen

CREB

CREB (cAMP response element-binding protein) ist ein Transkriptionsfaktor, der durch neuronale Aktivität aktiviert wird und die Expression von Genen reguliert, die an der synaptischen Plastizität und der Gedächtnisbildung beteiligt sind.

Intrazellulär

Intrazellulär bezieht sich auf Prozesse, die innerhalb einer Zelle ablaufen. Intrazelluläre Signale spielen eine wichtige Rolle bei der Verarbeitung von Informationen und der Steuerung von Zellfunktionen.

Neurotransmitter

Neurotransmitter sind chemische Botenstoffe, die Signale zwischen Nervenzellen über die Synapsen übertragen. Verschiedene Neurotransmitter haben unterschiedliche Funktionen im Gehirn und beeinflussen unter anderem Stimmung, Schlaf, Appetit und Lernen.

Transkriptionsfaktor

Transkriptionsfaktoren sind Proteine, die die Genexpression regulieren, indem sie die Transkription von DNA in RNA steuern. Sie beeinflussen die Synthese von Proteinen und spielen eine wichtige Rolle bei der Entwicklung und Funktion von Zellen.

Neurotransmitter Konzentration und Wirkung

Zusammenhang zwischen Neurotransmitter-Konzentration, Wirkungsstärke und Prävalenz im Gehirn.

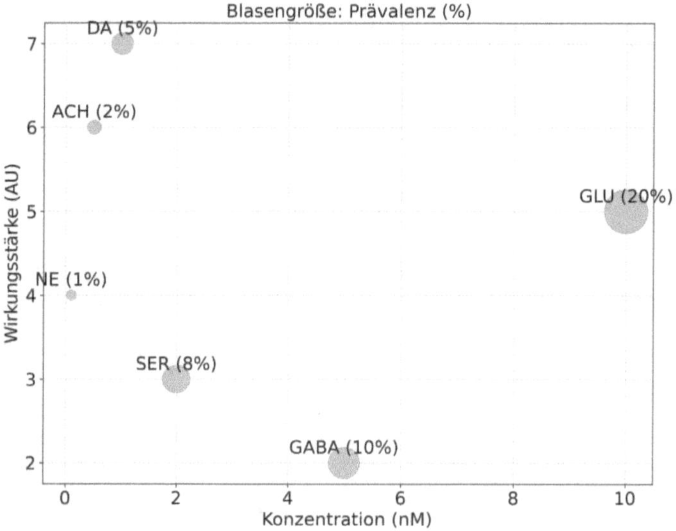

Blasengröße: Prävalenz (%)

ACH: Acetylcholin	DA: Dopamin
GABA: GABA	GLU: Glutamat
NE: Noradrenalin	SER: Serotonin

Höhere Konzentrationen bestimmter Neurotransmitter korrelieren im Allgemeinen mit stärkeren Wirkungen. Allerdings zeigen einige Neurotransmitter mit geringerer Prävalenz auch bei niedrigen Konzentrationen starke Wirkungen, was auf eine hohe Rezeptoraffinität oder lokalisierte Wirkung hindeutet. Die Variabilität der Größe spiegelt die Vielfalt der Rollen wider, die diese Neurotransmitter im Gehirn spielen, wobei größere Blasen einen breiteren Einfluss auf verschiedene kognitive Funktionen anzeigen.

Konkrete Ratschläge

- Sie haben nun die fundamentalen Prinzipien der Neurowissenschaften kennengelernt, die Aufbau, Verschaltung und biochemische Prozesse des Nervensystems umfassen.
- Die Erforschung der komplexen Interaktion dieser Ebenen birgt jedoch weiterhin große Herausforderungen.
- Zukünftige Forschung muss die dynamische Wechselwirkung zwischen genetischer Prädisposition und Umwelteinflüssen auf neuronaler Ebene detaillierter untersuchen.
- Dies erfordert interdisziplinäre Ansätze, die beispielsweise die Epigenetik, die sich mit der Regulation der Genaktivität befasst, stärker integrieren.
- Ein tiefergehendes Verständnis der molekularen Mechanismen, die der synaptischen Plastizität zugrunde liegen, ist essentiell, um Lernprozesse und Gedächtnisbildung umfassend zu erklären.
- Die Entwicklung innovativer Bildgebungsverfahren, die eine nicht-invasive Beobachtung neuronaler Aktivität in Echtzeit ermöglichen, wird die Forschung entscheidend voranbringen.
- Die Entschlüsselung der neuronalen Grundlagen von Bewusstsein und kognitiven Funktionen stellt eine weitere zentrale Herausforderung dar.
- Hier könnten mathematische Modelle und Simulationen neuronaler Netzwerke neue Erkenntnisse liefern.
- Die gewonnenen Erkenntnisse bieten das Potential für die Entwicklung personalisierter Therapien für neurologische und psychiatrische Erkrankungen.
- Die gezielte Modulation neuronaler Schaltkreise durch beispielsweise nicht-invasive Hirnstimulation könnte neue Behandlungsansätze eröffnen.

1. 2 Kognitive Neurowissenschaften

Kognitive Neurowissenschaften erforschen, wie unser Gehirn Informationen verarbeitet, speichert und nutzt, um Entscheidungen zu treffen. Von der Wahrnehmung der Umwelt über Gedächtnisfunktionen bis hin zu komplexen Entscheidungsprozessen – dieses Kapitel beleuchtet die neuronalen Grundlagen unserer kognitiven Fähigkeiten. Dabei werden sowohl die alltäglichen Vorteile einer optimalen kognitiven Leistung als auch die Herausforderungen bei deren Beeinträchtigung deutlich. Tauchen Sie ein in die faszinierende Welt der Kognition und entdecken Sie die Prozesse, die unser Denken und Handeln bestimmen.

Wahrnehmung ist kein passives Empfangen, sondern ein aktives Konstruieren unserer Realität, geprägt von individuellen Erfahrungen, kulturellem Hintergrund und neuronaler Plastizität.

Wahrnehmungsverarbeitung

Wahrnehmungsverarbeitung beschreibt, wie unser Gehirn sensorische Informationen aus unserer Umwelt aufnimmt, organisiert und interpretiert, um daraus eine sinnvolle Repräsentation der Welt zu konstruieren. Dieser Prozess ist nicht passiv, sondern aktiv und konstruktiv, beeinflusst durch unsere Erfahrungen, Erwartungen und unseren kulturellen Hintergrund [s13] [s14]. So nehmen Menschen aus ostasiatischen Kulturen eher kontextuelle Informationen wahr, während westliche Kulturen sich stärker auf zentrale Objekte konzentrieren [s13]. Diese kulturellen Unterschiede spiegeln sich in der neuronalen Aktivität im ventralen visuellen Kortex wider, der für die Wahrnehmungsverarbeitung zuständig ist. Ostasiaten zeigen dort eine stärkere Aktivierung bei der Verarbeitung von Kontextinformationen, während Westler stärker auf Objekte reagieren [s13]. Wer seine Wahrnehmungsfähigkeiten im Alltag schulen möchte, kann versuchen, bewusst die Umgebung als Ganzes wahrzunehmen, anstatt sich nur auf einzelne Objekte zu fokussieren. Achten Sie z.B. beim nächsten Spaziergang nicht nur auf den Weg vor sich, sondern auch auf die Bäume, Häuser und Menschen in Ihrer Umgebung. Die frühen Lebensjahre sind entscheidend für die Entwicklung der Wahrnehmungsverarbeitung [s15]. Die neuronale Plastizität ist in dieser Zeit besonders hoch, was bedeutet, dass Erfahrungen die Entwicklung der neuronalen Schaltkreise im Gehirn stark beeinflussen. So spezialisieren sich Säuglinge im Laufe der Zeit auf die Gesichter ihrer Umgebung und verlieren die Fähigkeit, zwischen Gesichtern anderer Kulturen so gut zu unterscheiden wie in den ersten Lebensmonaten [s15]. Dies zeigt, wie frühkindliche Erfahrungen die spätere Wahrnehmungsverarbeitung prägen.

Kulturelle Einflüsse zeigen sich auch in der Verarbeitung sozialer und emotionaler Reize [s14]. Die Amygdala, eine Gehirnregion, die an der Verarbeitung von Emotionen beteiligt ist, reagiert unterschiedlich auf soziale Signale, abhängig vom kulturellen Hintergrund. Dies deutet darauf hin, dass sowohl universelle als auch kulturspezifische Mechanismen die emotionale Wahrnehmung beeinflussen. Die Forschung in den kulturellen Neurowissenschaften nutzt bildgebende Verfahren wie die funktionelle Magnetresonanztomographie (fMRT) und ereignisbezogene Potentiale (ERPs), um die neuronalen Grundlagen kultureller Unterschiede in der Wahrnehmungsverarbeitung zu untersuchen [s14]. Zukünftige Forschung sollte den Einfluss von Faktoren wie sozioökonomischem Status und dem Prozess der Akkulturation auf die neuronale Verarbeitung genauer betrachten [s14].

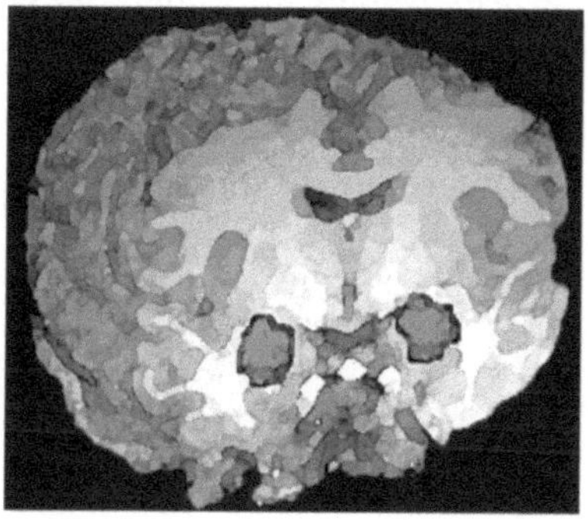

Amygdala [i6]

Die Entwicklung von Sprachfähigkeiten ist eng mit der Wahrnehmungsverarbeitung von Sprachlauten verbunden [s15] [s16]. Bereits früh im Leben können Säuglinge phonemische Einheiten unterscheiden und diese Fähigkeit korreliert mit späteren Sprach- und Lesekompetenzen [s16]. Soziale Interaktion spielt dabei eine wichtige Rolle, da sie die Aufmerksamkeit und das Engagement von Säuglingen fördert und so die Sprachverarbeitung verbessert [s16]. Auch hier zeigt sich die Bedeutung früher Erfahrungen für die Entwicklung der Wahrnehmungsverarbeitung.

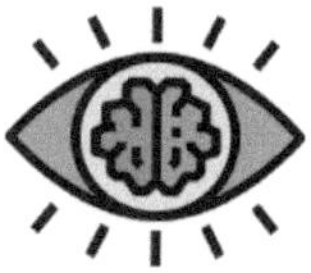

Zusammenfassend lässt sich sagen, dass die Wahrnehmungsverarbeitung ein komplexer, dynamischer Prozess ist, der durch eine Vielzahl von Faktoren beeinflusst wird. Von unseren frühen Erfahrungen und unserem kulturellen Hintergrund bis hin zu den neuronalen Mechanismen, die der Verarbeitung von sensorischen

Informationen zugrunde liegen, interagieren verschiedene Ebenen, um unsere individuelle Wahrnehmung der Welt zu formen. Das Verständnis dieser Prozesse kann uns helfen, unsere eigenen Wahrnehmungsfähigkeiten besser zu verstehen und zu optimieren.

Gut zu wissen

Akkulturation

Der Prozess der Anpassung an eine neue Kultur, der die Wahrnehmung, das Denken und Verhalten beeinflusst und sich auf die neuronale Verarbeitung auswirken kann.

Amygdala

Mandelförmige Struktur im Gehirn, die an der Verarbeitung von Emotionen, insbesondere Angst und Furcht, beteiligt ist und eine wichtige Rolle bei der emotionalen Bewertung von Situationen spielt.

Neuronale Plastizität

Die Fähigkeit des Gehirns, sich durch Erfahrungen zu verändern und anzupassen, indem neue neuronale Verbindungen gebildet oder bestehende verändert werden. Sie ist die Grundlage für Lernen und Entwicklung.

Phonemische Einheiten

Die kleinsten bedeutungsunterscheidenden Lauteinheiten einer Sprache, die die Grundlage für die Sprachwahrnehmung und -verarbeitung bilden.

Ventraler visueller Kortex

Dieser Teil des Gehirns spielt eine Schlüsselrolle bei der Objekterkennung und der visuellen Verarbeitung von Informationen, die für unser Verständnis der Welt entscheidend sind.

Verarbeitungszeit sensorischer Reize

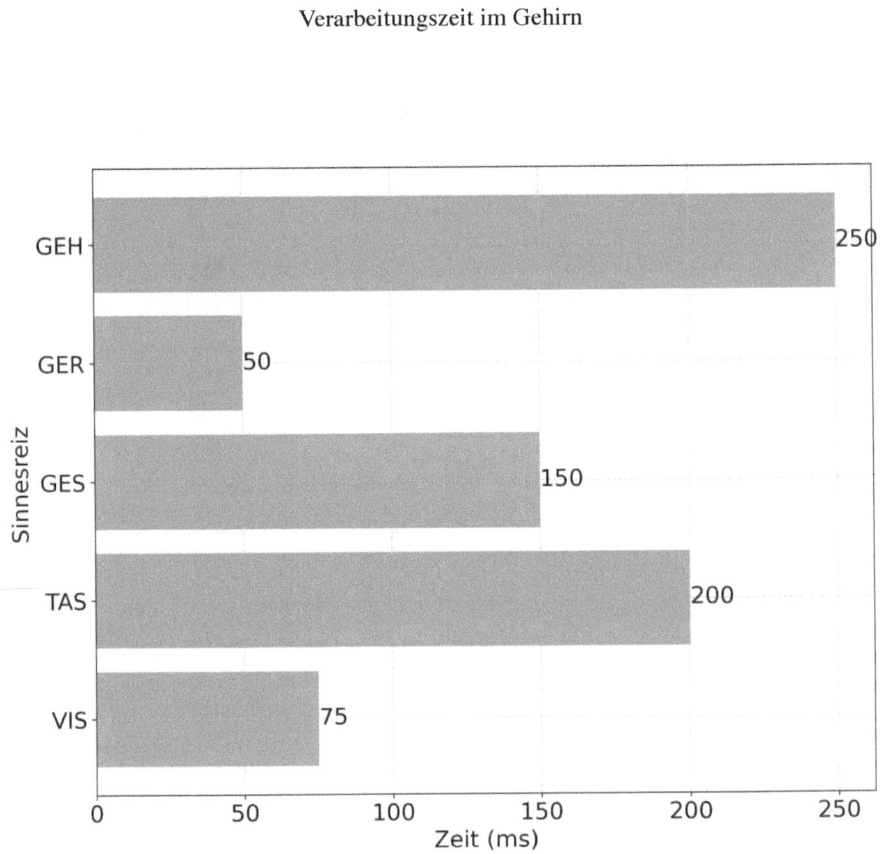

GEH: Gehörsinn

GER: Geruch

GES: Geschmack

TAS: Tastsinn

VIS: Sehen

Das horizontale Balkendiagramm visualisiert die geschätzte Verarbeitungszeit verschiedener Sinnesreize im Gehirn. Die schnellste Verarbeitung findet beim Tastsinn statt, gefolgt vom Gehörsinn. Geschmack und Geruch benötigen etwas länger und die visuelle Verarbeitung ist die komplexeste und zeitaufwändigste.

Gedächtnisfunktionen

Gedächtnisfunktionen sind vielschichtig und lassen sich in verschiedene Systeme unterteilen, die ineinandergreifen und unterschiedliche Aufgaben erfüllen [s17]. Ein Kernbereich ist das Arbeitsgedächtnis, das Informationen temporär speichert und bearbeitet [s17] [s18]. Es agiert wie ein Notizblock, der es uns ermöglicht, Telefonnummern kurzzeitig zu merken oder einen Gedankengang zu Ende zu führen, während wir gleichzeitig anderen Reizen ausgesetzt sind [s18]. Dieses System ist eng mit dem präfrontalen und dem posterioren parietalen Kortex verknüpft, Hirnregionen, die für höhere kognitive Funktionen zuständig sind [s17] [s18]. Nicht nur die anhaltende neuronale Aktivität, sondern auch kurzzeitige Veränderungen der synaptischen Verbindungen spielen eine Rolle bei der Funktionsweise des Arbeitsgedächtnisses [s18]. Durch die gezielte Lenkung der Aufmerksamkeit auf intern gespeicherte Repräsentationen, die aus dem Langzeitgedächtnis, sensorischen oder motorischen Informationen stammen, werden Informationen in das Arbeitsgedächtnis aufgenommen [s18]. Üben Sie, Ihre Konzentration zu fokussieren, indem Sie beispielsweise versuchen, sich eine Einkaufsliste einzuprägen, während Sie einer anderen Tätigkeit nachgehen wie dem Hören von Musik. Das deklarative Gedächtnis hingegen speichert Fakten und Ereignisse, die wir bewusst abrufen können - unser Wissen über die Welt und unsere persönlichen Erlebnisse [s17]. Der Hippocampus und der mediale Temporallappen sind zentrale Strukturen für die Bildung und den Abruf deklarativer Erinnerungen [s17]. Neben dem Arbeits- und dem deklarativen Gedächtnis existiert das nicht-deklarative Gedächtnis. Es umfasst Fertigkeiten, Gewohnheiten und Konditionierungen, die meist unbewusst wirken, wie Fahrradfahren oder das Tippen auf einer Tastatur [s17]. Schlaf ist essenziell für die Konsolidierung von Gedächtnisinhalten, wobei verschiedene Schlafphasen unterschiedliche Gedächtnisarten unterstützen [s17]. Eine ausgewogene Ernährung mit ausreichend Omega-3-Fettsäuren kann die synaptische Plastizität und

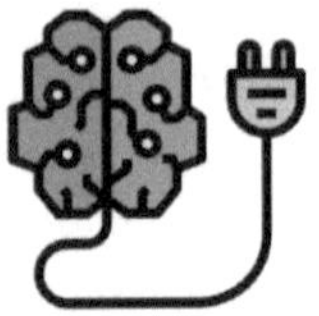

damit die Gedächtnisleistung positiv beeinflussen [s19]. Gleichzeitig können große Mengen gesättigter Fettsäuren die kognitive Verarbeitung beeinträchtigen [s19]. Auch die Kombination aus Ernährung und Bewegung wirkt sich förderlich auf die synaptische Plastizität und damit die Gedächtnisfunktion aus [s19]. Achten Sie auf eine ausreichende Zufuhr von Omega-3-Fettsäuren durch den Verzehr von fettreichem Fisch oder die Einnahme entsprechender Nahrungsergänzungsmittel. Kombinieren Sie dies mit regelmäßiger körperlicher Aktivität, um Ihre Gedächtnisleistung zu optimieren.

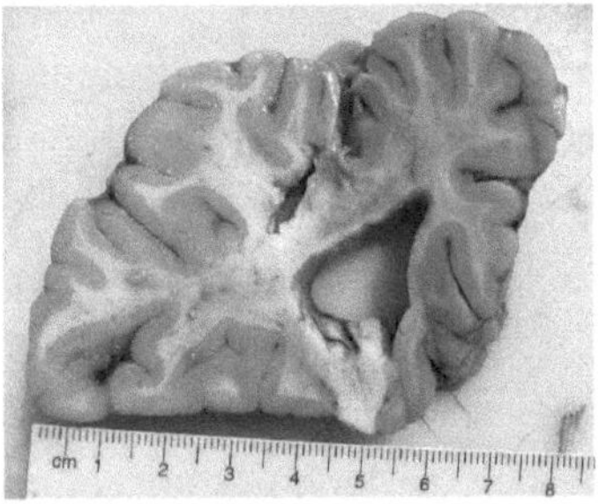

Parietallappen [i7]

Nicht-deklarative Gedächtnis

Das nicht-deklarative Gedächtnis, auch implizites Gedächtnis genannt, speichert prozedurales Wissen, Fertigkeiten, Gewohnheiten und Konditionierungen, die unbewusst abgerufen werden. Beispiele hierfür sind Fahrradfahren, Schwimmen oder das Spielen eines Musikinstruments. Dieses Gedächtnissystem ermöglicht es uns, automatisierte Handlungen auszuführen, ohne bewusst darüber nachdenken zu müssen.

posterioren parietalen Kortex

Der posteriore parietale Kortex ist an der Verarbeitung von räumlichen Informationen, der Steuerung von Bewegungen und der Aufmerksamkeit beteiligt. Er integriert sensorische Informationen aus verschiedenen Modalitäten, um eine kohärente Repräsentation der Welt um uns herum zu erstellen. Schädigungen in diesem Bereich können zu Schwierigkeiten bei der räumlichen Orientierung, der Ausführung von zielgerichteten Bewegungen und der visuellen Aufmerksamkeit führen.

Synaptische Verbindungen

Synaptische Verbindungen sind die Kontaktstellen zwischen Nervenzellen, an denen Informationen übertragen werden. Die Stärke und Effizienz dieser Verbindungen ist dynamisch und kann sich durch Lernen und Erfahrung verändern. Diese synaptische Plastizität ist die Grundlage für die Anpassungsfähigkeit des Gehirns und die Bildung von Erinnerungen.

Verteilung der Gedächtnisfunktionen

Visualisierung der Anteile verschiedener Gedächtnisarten innerhalb der kognitiven Architektur.

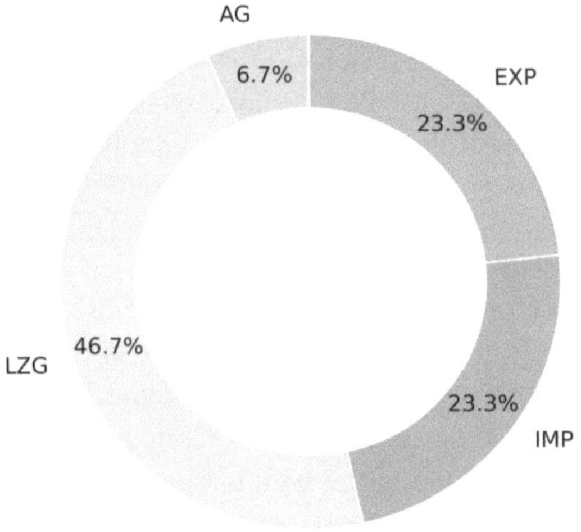

AG: Arbeitsgedächtnis

EXP: Explizites (Deklaratives) Gedächtnis (Teil des LZG)

IMP: Implizites (Nicht-Deklaratives) Gedächtnis (Teil des LZG)

LZG: Langzeitgedächtnis

Während das Langzeitgedächtnis in Bezug auf die Speicherkapazität dominiert, unterstreichen seine Unterteilungen in explizites (bewusstes) und implizites (unbewusstes) Gedächtnis die verschiedenen Arten, wie wir Informationen speichern und abrufen. Der relativ kleinere Anteil des Arbeitsgedächtnisses unterstreicht seine entscheidende Rolle als aktives Verarbeitungszentrum, das ständig Informationen aus sensorischen Eingaben und Langzeitspeicher manipuliert und aktualisiert. Dieses Zusammenspiel zwischen verschiedenen Gedächtnissystemen ermöglicht komplexe kognitive Funktionen.

Entscheidungsprozesse

Entscheidungsprozesse sind komplex und werden von vielfältigen Faktoren beeinflusst. Soziale Entscheidungen erfordern die Berücksichtigung von Absichten und Zielen anderer, wobei die sogenannte *Theory of Mind* eine zentrale Rolle einnimmt [s20]. Neuronale Netzwerke, die soziale Entscheidungen verarbeiten, umfassen Areale für die Bewertung von Stimuli, das Verstehen mentaler Zustände und die Reaktionsauswahl [s20]. Moralische Entscheidungen basieren auf der Integration von statistischen Erwartungen und normativen Überzeugungen, die durch kulturelle und historische Kontexte geformt werden [s20]. Dabei sind Empathie und Gerechtigkeitsmotivation entscheidende Faktoren, die die Sensibilität für Ungerechtigkeit beeinflussen [s20]. Soziale und moralische Entscheidungen sind eng mit der Fähigkeit verbunden, Intentionen zu verstehen und die Schwere von Schäden einzuschätzen [s20]. Fehlfunktionen in diesen neuronalen Netzwerken können zu Störungen wie Psychopathie führen, die durch einen Mangel an Empathie und moralischer Motivation gekennzeichnet ist [s20]. Zusätzlich zu sozialen und moralischen Entscheidungen gibt es weitere wichtige Aspekte der Entscheidungsfindung. Die Verarbeitung von Belohnung und Bestrafung erfolgt in separaten neuronalen Netzwerken. Das Belohnungssystem ist mit dem *ventromedialen präfrontalen Kortex* assoziiert, während das aversive System die *anteriore Insula* und den *anterioren cingulären Kortex* involviert [s20]. Diese Systeme interagieren bei Entscheidungen, die sowohl positive als auch negative Konsequenzen haben. Ein Ungleichgewicht in diesen Systemen kann zu Schwierigkeiten bei der Abwägung von kurzfristigen Belohnungen gegen langfristige Konsequenzen führen, was in Suchtverhalten beobachtet wird [s21]. Sucht kann als Störung der Entscheidungsfindung betrachtet werden, die durch eine Beeinträchtigung der Selbstkontrolle gekennzeichnet ist [s21]. Die Forschung zur Entscheidungsfindung nutzt *computergestützte Modelle*, um die Mechanismen des Belohnungslernens zu erklären

[s22]. Soziale Einflüsse wirken ebenfalls auf Entscheidungsprozesse, was durch die soziale Kognition erforscht wird [s22]. Nicht-invasive Hirnstimulationsmethoden werden untersucht, um ihre Auswirkungen auf die Entscheidungsfindung zu verstehen [s22]. Die

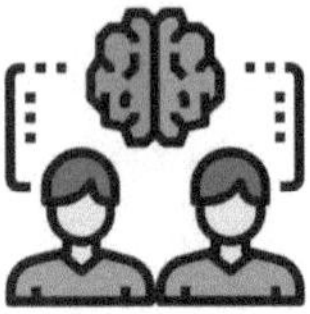

Fähigkeit, Entscheidungen zu treffen, basiert auf einem Zusammenspiel von spontaner neuronaler Aktivität und externen Einflüssen [s23]. Unbewusste neuronale Prozesse leiten Entscheidungen oft ein, bevor sie uns bewusst werden [s23]. Das *Bereitschaftspotential*, ein Indikator für Bewegungsvorbereitung, kann durch neuronales Hintergrundrauschen beeinflusst werden [s23]. Dennoch besitzen wir die Fähigkeit, bereits initiierte Bewegungen zu stoppen, was auf eine über die bewusste Entscheidungsfindung hinausgehende Kontrollinstanz hindeutet [s23]. Dieses Konzept des freien Willens basiert auf einem Repertoire an Fähigkeiten, die ohne ständige bewusste Kontrolle abgerufen werden können [s23]. Um die Entscheidungsfindung zu verbessern, können Sie Ihre Fähigkeit trainieren, impulsive Reaktionen zu unterdrücken. Wenn Sie beispielsweise den Drang verspüren, eine ungesunde Süßigkeit zu essen, halten Sie inne und überlegen Sie kurz die langfristigen Konsequenzen. Diese bewusste Unterbrechung des automatischen Verhaltens stärkt die kognitiven Kontrollprozesse und fördert eine ausgewogenere Entscheidungsfindung.

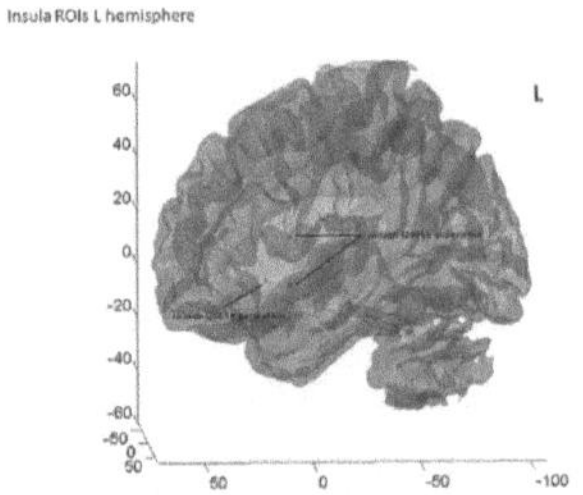

Anteriore Insula [i8]

Gut zu wissen

Bereitschaftspotential

Ein neuronales Signal, das im Gehirn kurz vor der Ausführung einer willkürlichen Bewegung auftritt. Es wird als ein Maß für die Vorbereitung des Gehirns auf die Bewegung interpretiert und kann mithilfe von Elektroenzephalographie (EEG) gemessen werden.

Nicht-invasive Hirnstimulationsmethoden

Techniken zur Beeinflussung der Gehirnaktivität, ohne dass ein chirurgischer Eingriff erforderlich ist. Beispiele hierfür sind die transkranielle Magnetstimulation (TMS) und die transkranielle Gleichstromstimulation (tDCS). Sie werden in der Forschung eingesetzt, um die Funktion bestimmter Hirnareale zu untersuchen und in der Therapie, um neurologische und psychiatrische Erkrankungen zu behandeln.

Ventromedialer präfrontaler Kortex

Ein Bereich im Frontallappen des Gehirns, der an der Verarbeitung von Emotionen, Belohnungen und der Entscheidungsfindung beteiligt ist. Läsionen in diesem Bereich können zu Veränderungen im Sozialverhalten und der Persönlichkeit führen.

Reaktionszeiten bei der Entscheidungsfindung

Durchschnittliche Reaktionszeiten für verschiedene Entscheidungstypen

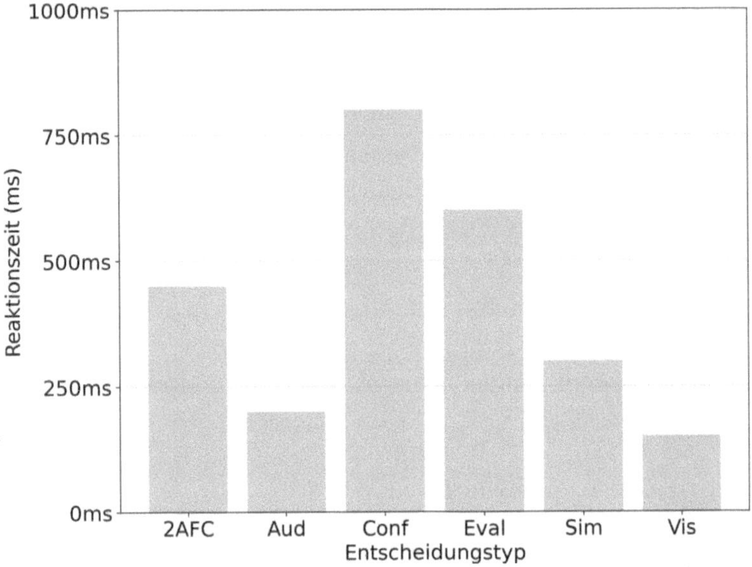

2AFC: 2-Alternative Erzwungene Wahl

Aud: Auditive Unterscheidung

Conf: Konfliktlösung (Stroop)

Eval: Wertebasierte Bewertung

Sim: Einfache Wahl

Vis: Visuelle Identifikation

Die Daten zeigen deutlich den Einfluss der Entscheidungskomplexität auf die Reaktionszeit. Einfache Entscheidungen, wie das Erkennen eines bekannten Objekts, erfordern minimale Verarbeitung und zeigen daher die schnellsten Reaktionszeiten. Mit zunehmender kognitiver Belastung bei Entscheidungen, die Bewertung, Vergleich oder Konflikt beinhalten, beobachten wir einen entsprechenden Anstieg der Reaktionszeit. Dies deutet darauf hin, dass komplexere Entscheidungen mehr Hirnregionen einbeziehen und eine aufwändigere Verarbeitung erfordern, was zu langsameren Reaktionen führt.

Konkrete Ratschläge

- Die kognitive Neurowissenschaft liefert grundlegende Erkenntnisse über die neuronalen Mechanismen von Wahrnehmung, Gedächtnis und Entscheidungsprozessen.
- Die Interaktion von genetischen Faktoren, Umwelteinflüssen und kulturellen Prägungen gestaltet die individuelle kognitive Architektur.
- Zukünftige Forschung sollte die dynamische Interaktion dieser Faktoren mittels multimodaler Bildgebung und computationaler Modellierung untersuchen.
- Ein vielversprechender Ansatz ist die Erforschung der neuronalen Plastizität im Kontext lebenslanger Lernprozesse und deren Einfluss auf kognitive Leistungen.
- Die Untersuchung der neuronalen Korrelate von Bewusstsein bei komplexen Entscheidungen bietet die Möglichkeit, das Verständnis von freiem Willen und Handlungskontrolle zu erweitern.
- Die Entwicklung personalisierter kognitiver Trainingsmethoden, basierend auf den individuellen neuronalen Voraussetzungen, könnte die kognitive Leistungsfähigkeit verbessern.
- Die Translation neurowissenschaftlicher Erkenntnisse in die Praxis erfordert die interdisziplinäre Zusammenarbeit von Grundlagenforschung, klinischer Anwendung und ethischer Reflexion.
- Sie sind aufgefordert, die dargestellten Perspektiven kritisch zu hinterfragen und die zukünftige Entwicklung dieses faszinierenden Forschungsfeldes aktiv mitzugestalten.

1. 3 Angewandte Neurowissenschaften

Angewandte Neurowissenschaften übersetzen Grundlagenforschung in Diagnostik und Therapie. Von der Messung neuronaler Aktivität mittels EEG und fMRT bis zur Stimulation spezifischer Hirnareale: Innovative Verfahren bieten neue Möglichkeiten, neurologische und psychiatrische Erkrankungen zu verstehen und zu behandeln. Gleichzeitig stellen die Komplexität des Gehirns und die Interpretation der gewonnenen Daten die Forschung vor Herausforderungen. Neuroplastizität, Lernprozesse und Motivation sind zentrale Themen, die das Potenzial für kognitive Verbesserung und Rehabilitation aufzeigen. Die Entwicklung personalisierter Therapien und die Optimierung bestehender Verfahren sind wichtige Ziele angewandter Neurowissenschaften. Tauchen Sie ein in die faszinierende Welt der angewandten Neurowissenschaften und entdecken Sie das wachsende Verständnis der Gehirnfunktion und seiner Beeinflussbarkeit.

> *Der Fortschritt in den angewandten Neurowissenschaften, insbesondere in der Diagnostik und Therapie, hängt maßgeblich von der synergistischen Kombination verschiedener Methoden und Technologien ab.*

Diagnostische Verfahren

Diagnostische Verfahren in den Neurowissenschaften entwickeln sich rasant, angetrieben durch neue Technologien und Erkenntnisse über die komplexe Funktionsweise des Gehirns. Die Untersuchung neuronaler Aktivität, von der Ebene einzelner Zellen bis hin zu großräumigen Netzwerken, ist entscheidend für das Verständnis von Hirnfunktionen und -störungen. Traditionelle Verfahren wie die Elektroenzephalographie (EEG) erfassen die elektrische Aktivität des Gehirns über Elektroden auf der Kopfhaut und liefern Informationen über die allgemeine Hirnaktivität in Echtzeit. Die Magnetoenzephalographie (MEG) misst die magnetischen Felder, die durch elektrische Ströme im Gehirn erzeugt werden und bietet eine höhere räumliche Auflösung als das EEG. Beide Verfahren sind nicht-invasiv und eignen sich zur Untersuchung von Hirnaktivität in verschiedenen Zuständen wie Schlaf, Wachheit und während kognitiver Aufgaben. [s24]

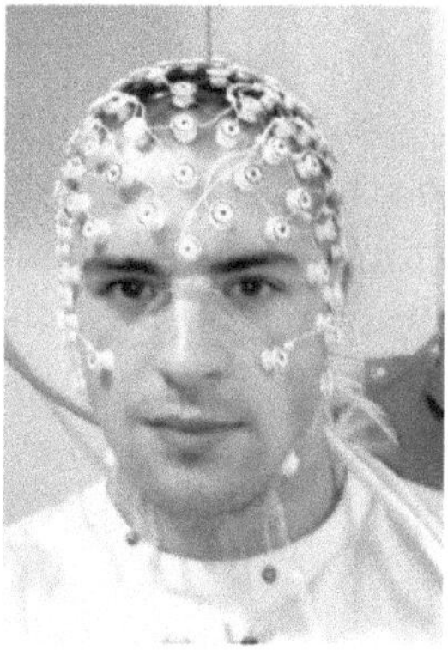

Elektroenzephalographie [i9]

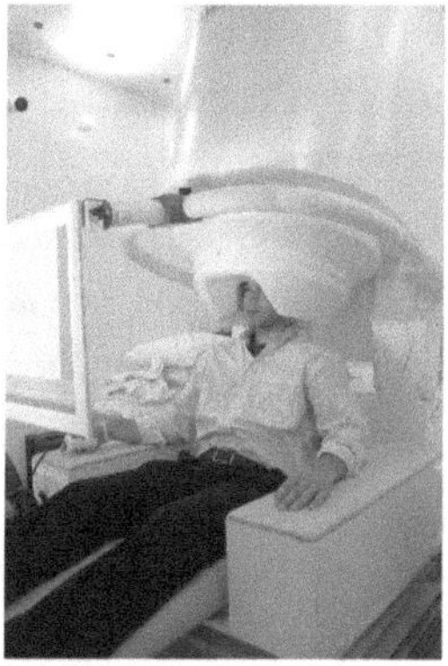

Magnetoenzephalographie [i10]

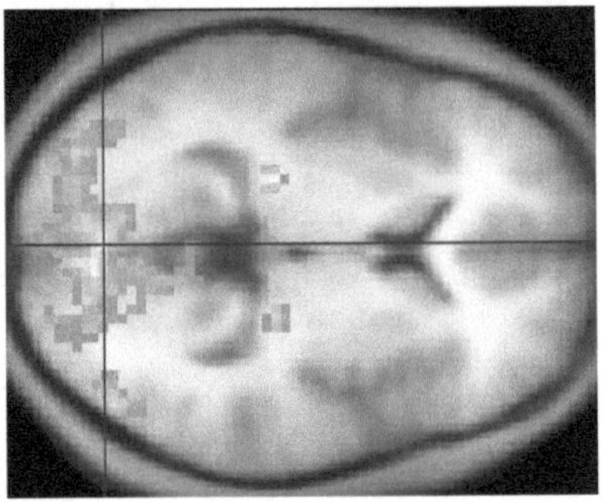

Magnetresonanztomographie [i11]

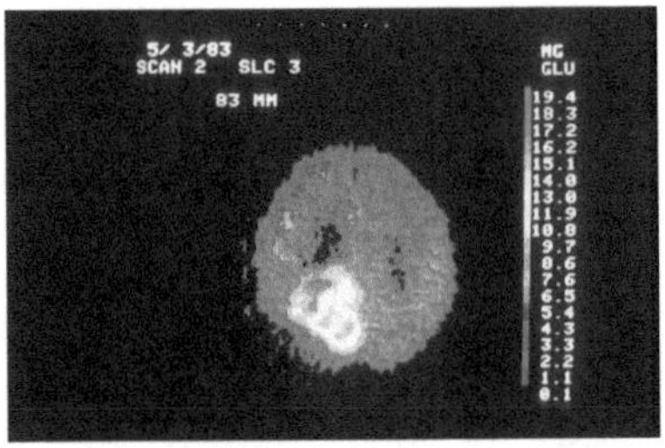

Positronen-Emissions-Tomographie [i12]

Bildgebende Verfahren spielen ebenfalls eine wichtige Rolle in der neurologischen Diagnostik. Die Magnetresonanztomographie (MRT) nutzt Magnetfelder und Radiowellen, um detaillierte Bilder der Gehirnstruktur zu erstellen. Sie ermöglicht die Darstellung von anatomischen Details wie grauer und weißer Substanz, Ventrikeln und Blutgefäßen. Die funktionelle MRT (fMRT) misst die Hirnaktivität indirekt über Veränderungen des Blutflusses, die mit neuronaler Aktivität korrelieren. Sie liefert Informationen über die räumliche Verteilung von Hirnaktivität während kognitiver Prozesse. Ein Patient mit Sprachstörungen könnte beispielsweise mittels fMRT untersucht werden, um die beteiligten Hirnareale während einer Sprachaufgabe zu identifizieren. Die Positronen-Emissions-Tomographie (PET) verwendet radioaktive Tracer, um Stoffwechselvorgänge im Gehirn darzustellen und kann Informationen über Neurotransmitteraktivität und Proteinablagerungen liefern. Diese Verfahren ermöglichen eine präzisere Lokalisierung von Hirnläsionen und Funktionsstörungen. [s24] Neue Entwicklungen in der Neurowissenschaft zielen darauf ab, dynamische Bilder der Gehirnfunktion zu erstellen, die neuronale und Schaltkreisaktivitäten über Zeit und Raum integrieren. [s24] Die Entwicklung von Methoden zur großflächigen Überwachung neuronaler Aktivität ermöglicht die Untersuchung komplexer Interaktionen zwischen verschiedenen Hirnarealen. Die präzise Manipulation neuronaler Schaltkreise mithilfe innovativer Interventionswerkzeuge ist unerlässlich, um die kausalen Zusammenhänge zwischen Gehirnaktivität und Verhalten zu verstehen. Ein tieferes Verständnis der Zelltypen im Gehirn und ihrer Verschaltung trägt dazu bei, die Grundlagen neuronaler Prozesse aufzuklären. [s24] Die Entwicklung neuer theoretischer und datenanalytischer Werkzeuge ermöglicht die Interpretation der riesigen Datenmengen, die durch moderne bildgebende Verfahren generiert werden. Die Forschung konzentriert sich zunehmend auf die menschliche Neurowissenschaft und die Entwicklung innovativer Technologien zur Untersuchung des menschlichen Gehirns und zur Behandlung seiner Störungen. [s24] Die Integration neuer technologischer und konzeptioneller Ansätze soll dazu beitragen, zu entdecken, wie dynamische Muster neuronaler Aktivität in Kognition, Emotion, Wahrnehmung und Handlung umgewandelt werden. Die Anwendung dieser Erkenntnisse in der klinischen Praxis eröffnet neue Möglichkeiten für die Diagnose und Behandlung neurologischer und psychiatrischer Erkrankungen. Ein Beispiel hierfür ist die Entwicklung personalisierter Therapien, die auf den individuellen neuronalen Schaltkreis eines Patienten abgestimmt sind. Die kontinuierliche Weiterentwicklung diagnostischer Verfahren in den Neurowissenschaften verspricht ein immer präziseres Verständnis der komplexen Funktionsweise des Gehirns und eröffnet neue Wege für die Diagnose, Behandlung und Prävention von neurologischen Erkrankungen.

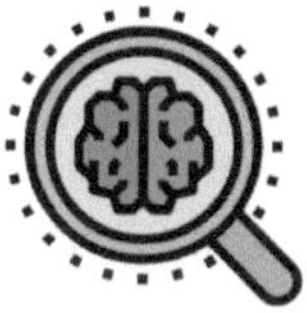

Diagnostische Methoden in der angewandten Neurowissenschaft

Häufigkeit diagnostischer Methoden in der neurowissenschaftlichen Forschung.

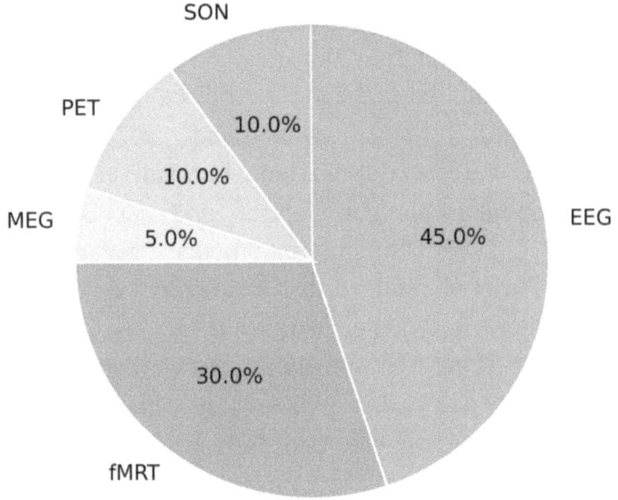

EEG: Elektroenzephalographie (EEG)

fMRT: Funktionelle Magnetresonanztomographie (fMRT)

MEG: Magnetoenzephalographie (MEG)

PET: Positronen-Emissions-Tomographie (PET)

SON: Sonstige (z.B. TMS, NIRS)

EEG dominiert als die am häufigsten verwendete Methode, wahrscheinlich aufgrund ihrer nicht-invasiven Natur, zeitlichen Auflösung und Erschwinglichkeit. fMRT folgt mit guter räumlicher Auflösung zur Untersuchung der Hirnaktivität. Während PET und MEG wertvolle Einblicke liefern, deutet ihre geringere Nutzung auf Einschränkungen durch Kosten, Invasivität oder Verfügbarkeit hin. Der relativ niedrige Prozentsatz von 'Sonstige' zeigt, dass die aufgeführten Methoden die Mehrheit der diagnostischen Ansätze in diesem Bereich umfassen.

Therapiemethoden

Therapiemethoden in den Neurowissenschaften bedienen sich eines breiten Spektrums an Interventionen, die auf die Verbesserung neuronaler Funktionen und die Behandlung neurologischer sowie psychiatrischer Erkrankungen abzielen. Ein Schwerpunkt liegt auf der Förderung der neuroplastizitaet, der Fähigkeit des Gehirns, sich durch Erfahrung zu verändern. Diverse Verfahren wie kognitive Trainings, körperliche Betätigung und nicht-invasive Hirnstimulation zielen darauf ab, diese Anpassungsfähigkeit des Gehirns zu nutzen und neuronale Verbindungen zu stärken oder neu zu organisieren [s25]. So kann etwa gezieltes kognitives Training bei Patienten mit kognitiven Defiziten neuroplastische Veränderungen im Gehirn fördern und die kognitive Leistungsfähigkeit verbessern [s25]. Ergänzend dazu zeigen innovative Ansätze wie Virtual Reality und Gehirn-Computer-Schnittstellen vielversprechende Ergebnisse bei der Verbesserung der Neuroplastizität und Rehabilitation [s25]. Neben diesen verhaltensbezogenen und technologischen Interventionen gewinnen pharmakologische Therapien an Bedeutung, die auf die Modulation synaptischer Übertragung und die Unterstützung der neuronalen Überlebensfähigkeit abzielen [s25]. Diese medikamentösen Behandlungen können die Effekte anderer Therapiemethoden verstärken

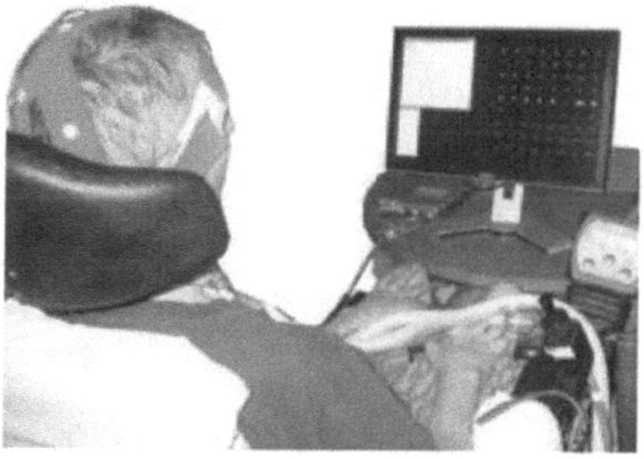

Gehirn-Computer-Schnittstellen [i13]

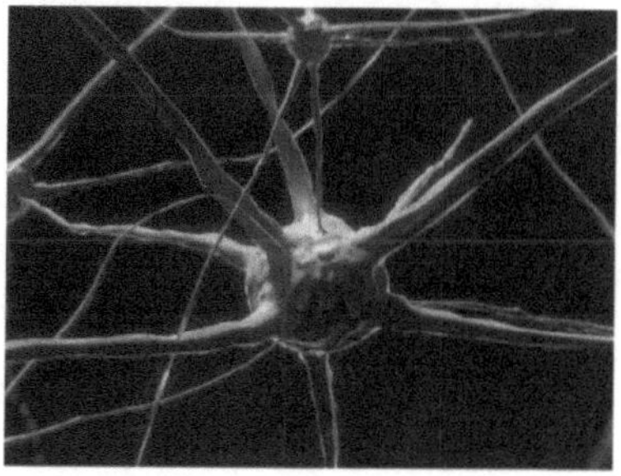

Neuroplastizität [i14]

und so zu einer umfassenderen Behandlung beitragen. Die Kombination verschiedener Therapieansätze kann synergistische Effekte erzeugen und die Rehabilitationsergebnisse verbessern [s25]. Die langfristige Wirksamkeit der durch Neuroplastizität erzielten Fortschritte ist jedoch ein Aspekt, der weiterer Forschung bedarf [s25]. Darüber hinaus bieten neurowissenschaftliche Methoden wie eeg und fmrt Einblicke in die neuronalen Grundlagen von Lernprozessen und Motivation [s26]. Die Erkenntnisse über die neuronalen Korrelate von Wachstumsmentalität und intrinsischer Motivation können zur Entwicklung von Interventionen beitragen, die diese Faktoren in Bildungskontexten stärken [s26]. Eine positive Lernumgebung, die die intrinsische Motivation fördert, kann die neuronalen Prozesse, die mit Dopamin und Belohnung im Zusammenhang stehen, positiv beeinflussen und so das Lernen effektiver gestalten [s27] [s26]. Auch die Hirnstimulation spielt eine wichtige Rolle in der Behandlung psychischer Störungen. Etablierte Verfahren wie die Elektrokrampftherapie, repetitive transkranielle Magnetstimulation und Vagusnervstimulation beeinflussen die neuronale Aktivität durch elektrische oder magnetische Impulse [s28]. Während die Elektrokrampftherapie bei schweren Depressionen eingesetzt wird, findet die Vagusnervstimulation, ursprünglich zur Epilepsiebehandlung entwickelt, auch bei anderen psychischen Erkrankungen Anwendung [s28]. Experimentelle Ansätze wie die magnetische Krampfstimulation und tiefe Hirnstimulation werden derzeit hinsichtlich ihrer Wirksamkeit bei psychischen Störungen untersucht [s28]. Die Weiterentwicklung und Kombination verschiedener Therapiemethoden, von kognitiven Trainings über Hirnstimulation bis hin zu pharmakologischen Interventionen, verspricht eine individualisierte und effektivere Behandlung neurologischer und psychiatrischer Erkrankungen. Die Integration von Erkenntnissen aus den Bereichen Neuroplastizität, Lernforschung und Motivation eröffnet zudem neue Wege zur Förderung kognitiver Fähigkeiten und des allgemeinen Wohlbefindens.

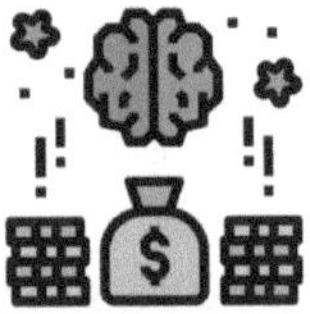

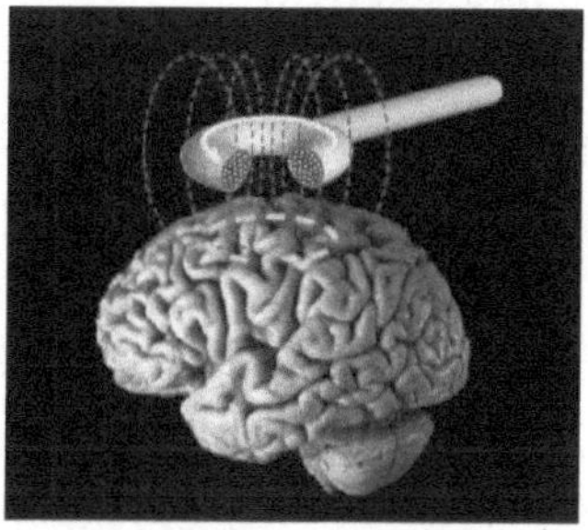

Repetitive transkranielle Magnetstimulation [i15]

Enzephalogramm-Auswertung

Die Auswertung eines Elektroenzephalogramms (EEG) ist ein komplexer Prozess, der die Interpretation von Hirnwellenmustern beinhaltet. Das EEG misst die elektrische Aktivität des Gehirns über Elektroden auf der Kopfhaut und liefert so Einblicke in die kortikale Funktion. Die Rohdaten des EEG bestehen aus einer Vielzahl von Wellenformen, die unterschiedlichen Frequenzbändern zugeordnet werden: Delta, Theta, Alpha, Beta und Gamma. Jedes dieser Bänder korreliert mit bestimmten Hirnzuständen und kognitiven Prozessen. So werden Delta-Wellen mit Tiefschlaf assoziiert, während Beta-Wellen für Wachheit und Konzentration stehen. Die Auswertung konzentriert sich auf die Identifizierung normaler und abnormaler Muster in diesen Frequenzbändern. Anormale Muster können auf neurologische Erkrankungen wie Epilepsie oder Schlafstörungen hinweisen, indem sie z. B. ungewöhnliche Spitzen oder Verlangsamungen der Hirnaktivität zeigen. [s29]

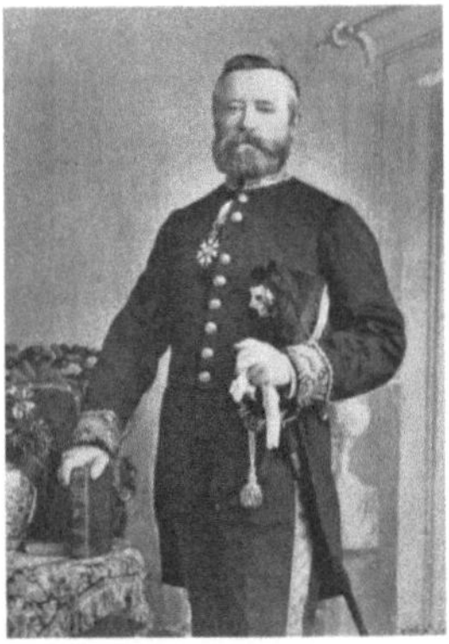

Neurophysiologe [i16]

Ein wichtiger Aspekt der EEG-Auswertung ist die Artefakterkennung. Artefakte sind unerwünschte Signale im EEG, die nicht von der Hirnaktivität stammen, sondern durch Augenbewegungen, Muskelaktivität oder technische Störungen verursacht werden. Diese Artefakte müssen identifiziert und aus den Daten entfernt werden, um eine korrekte Interpretation der Hirnwellen zu gewährleisten. Die präzise Interpretation eines EEG erfordert Erfahrung und Fachwissen. Ärzte und speziell ausgebildete Neurophysiologen analysieren die EEG-Daten, um diagnostische Schlussfolgerungen zu ziehen. Neben der visuellen Inspektion der

EEG-Kurven kommen auch computergestützte Verfahren zum Einsatz, die die Analyse der komplexen Daten erleichtern. Durch die Quantifizierung der EEG-Aktivität in verschiedenen Frequenzbändern können objektive Messwerte gewonnen und mit Normdaten verglichen werden.

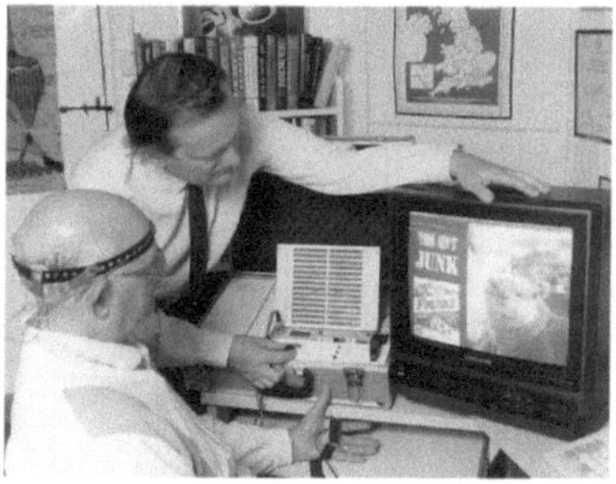

Neurofeedback [i17]

Ein Anwendungsgebiet der EEG-Auswertung ist das Neurofeedback. Hierbei wird die EEG-Aktivität in Echtzeit gemessen und dem Patienten rückgemeldet, z. B. durch visuelle oder akustische Signale. [s29] Der Patient lernt so, seine Hirnaktivität bewusst zu beeinflussen und bestimmte Frequenzbänder zu verstärken oder zu reduzieren. Neurofeedback wird unter anderem bei der Behandlung von ADHS, Angststörungen und Schlafstörungen eingesetzt. [s29] Die Wirksamkeit dieser Methode wird weiterhin erforscht, jedoch deuten Studien auf positive Effekte hin. Die Kombination von EEG-Auswertung mit Neurofeedback bietet ein vielversprechendes Werkzeug zur Verbesserung der Hirnfunktion und Behandlung neurologischer Erkrankungen. Die EEG-basierte Diagnostik und Therapie gewinnt zunehmend an Bedeutung und trägt zu einem vertieften Verständnis der komplexen Zusammenhänge zwischen Hirnaktivität und Verhalten bei. Dabei ist die kontinuierliche Weiterentwicklung von Auswertungsmethoden und -technologien entscheidend, um die Präzision und den Nutzen der EEG-basierten Verfahren weiter zu optimieren.

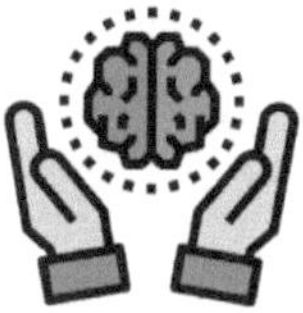

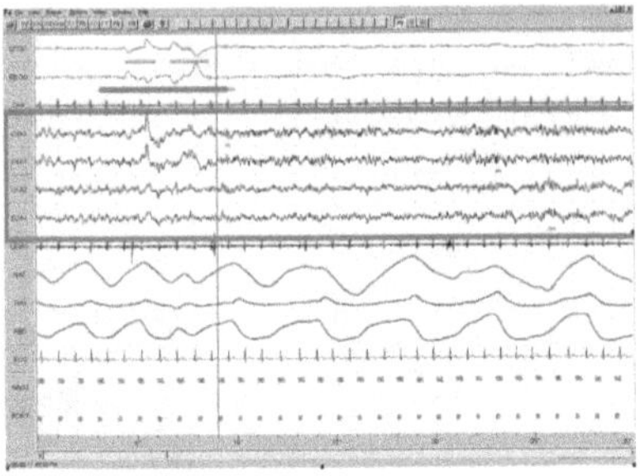

Artefakt (EEG) [i18]

Gut zu wissen

Artefakterkennung

Bei der EEG-Aufzeichnung können Artefakte auftreten, die nicht von der Gehirnaktivität stammen, sondern durch äußere Einflüsse wie Augenbewegungen, Muskelaktivität oder technische Störungen verursacht werden. Die Artefakterkennung ist wichtig, um diese Störsignale zu identifizieren und aus den Daten zu entfernen, damit die EEG-Auswertung korrekt ist.

Kortikale Funktion

Die kortikale Funktion bezieht sich auf die Aktivität der Großhirnrinde, der äußeren Schicht des Gehirns. Sie ist für höhere kognitive Funktionen wie Sprache, Denken, Gedächtnis und Planung zuständig. Die kortikale Funktion wird durch komplexe Interaktionen zwischen verschiedenen Hirnregionen und neuronalen Netzwerken gesteuert und ist entscheidend für unser bewusstes Erleben und Verhalten.

Neurophysiologen

Neurophysiologen sind Spezialisten, die sich mit der Funktionsweise des Nervensystems befassen. Sie führen neurophysiologische Untersuchungen wie EEG durch, um neurologische Erkrankungen zu diagnostizieren und zu behandeln. Sie interpretieren die Ergebnisse der Untersuchungen und entwickeln Therapiepläne.

Beispiel EEG Frequenzen

Dominante EEG-Frequenzen über die Zeit.

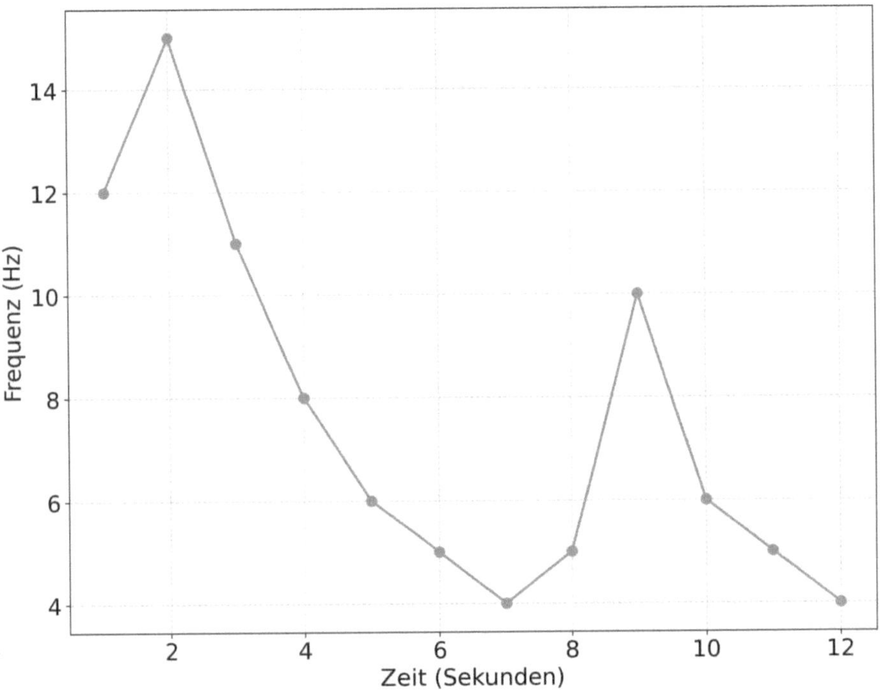

Dieser Graph zeigt eine Verschiebung der dominanten Gehirnwellenfrequenzen über einen Zeitraum. Anfänglich wird eine höhere Frequenzaktivität beobachtet, die möglicherweise auf einen wachen oder aktiven mentalen Zustand hinweist. Dies geht über in eine Dominanz niedrigerer Frequenzen, was auf einen Übergang zu einem entspannteren oder schläfrigen Zustand hindeutet. Das kurze Wiederauftreten höherer Frequenzen könnte eine momentane Schwankung in der Wachheit darstellen, bevor das Muster zu niedrigeren Frequenzen zurückkehrt.

Konkrete Ratschläge

- Die angewandten Neurowissenschaften eröffnen durch die Verknüpfung von Grundlagenforschung mit klinischer Praxis und technologischer Innovation transformative Möglichkeiten.
- Die Entwicklung präziser, nicht-invasiver Methoden zur Modulation neuronaler Aktivität, wie beispielsweise optogenetische Verfahren, verspricht individualisierte Therapieansätze für neurologische und psychiatrische Erkrankungen.
- Die Erforschung der Interaktion von Gehirn und künstlicher Intelligenz könnte zu einem tieferen Verständnis von Bewusstsein und Kognition führen.
- Die Kombination von virtueller Realität und Neurofeedback ermöglicht die Entwicklung immersiver Umgebungen für kognitive Rehabilitation und Training.
- Die Analyse großer neuronaler Datensätze mittels maschinellen Lernens bietet das Potenzial, prädiktive Biomarker für neurodegenerative Erkrankungen zu identifizieren.
- Die ethische Reflexion der Anwendung neurowissenschaftlicher Erkenntnisse, insbesondere im Bereich der Neuro-Enhancement, gewinnt zunehmend an Bedeutung.
- Die Erforschung der neuronalen Grundlagen menschlichen Verhaltens und Erlebens birgt ein enormes Potential zur Verbesserung der individuellen und gesellschaftlichen Lebensqualität.
- Die Translation dieser Erkenntnisse in die Praxis erfordert jedoch eine kontinuierliche kritische Auseinandersetzung mit den damit verbundenen Chancen und Risiken.
- Die angewandten Neurowissenschaften stehen am Beginn einer neuen Ära, die unser Verständnis vom Menschen grundlegend verändern wird.

Rückblick - 1. Grundlagen der Gehirnforschung

Dieses Kapitel über die Grundlagen der Gehirnforschung liefert einen essenziellen Überblick über Aufbau, Funktion und Untersuchungsmethoden des Nervensystems. Von der elementaren Ebene der Neuronen und Synapsen bis hin zu komplexen kognitiven Prozessen wie Wahrnehmung, Gedächtnis und Entscheidungsfindung vermittelt es ein fundiertes Verständnis der neuronalen Architektur und ihrer biochemischen Prozesse. Besonders hervorzuheben ist die Betonung der Neuroplastizität, die die dynamische Anpassungsfähigkeit des Gehirns an Erfahrungen und Lernen verdeutlicht und somit die Grundlage für therapeutische Interventionen bildet. Die dargestellten diagnostischen Verfahren, von EEG und MEG bis hin zu fMRT und PET, eröffnen vielfältige Möglichkeiten zur Untersuchung neuronaler Aktivität und zur Identifizierung von Funktionsstörungen. Dieser Einblick in die Funktionsweise des Gehirns ermöglicht nicht nur ein tieferes Verständnis neurologischer und psychiatrischer Erkrankungen, sondern bietet auch Ansatzpunkte für die Entwicklung innovativer Therapiemethoden.

Die im Kapitel beschriebenen Erkenntnisse bieten ein breites Spektrum an Anwendungsmöglichkeiten im Alltag. So können Sie beispielsweise die Prinzipien der Neuroplastizität nutzen, um Ihre kognitiven Fähigkeiten durch gezieltes Training und stimulierende Aktivitäten zu verbessern. Die Kenntnis der verschiedenen Gedächtnissysteme kann Ihnen helfen, Lernstrategien zu optimieren und Informationen effektiver zu speichern. Auch im Bereich der Entscheidungsfindung können Sie die Erkenntnisse über die neuronalen Grundlagen nutzen, um Ihre Fähigkeit zur Selbstkontrolle zu stärken und impulsive Reaktionen zu unterdrücken. Die Umsetzung dieser Empfehlungen kann jedoch durch verschiedene Barrieren erschwert werden, wie z.B. mangelnde Zeit, fehlende Ressourcen oder individuelle Unterschiede in der Lernfähigkeit. Es ist daher wichtig, realistische Ziele zu setzen und die Strategien an Ihre persönlichen Bedürfnisse anzupassen.

Trotz des umfassenden Überblicks über die Grundlagen der Gehirnforschung bleiben einige Herausforderungen und offene Fragen bestehen. Die Komplexität neuronaler Netzwerke und die Interaktion verschiedener Hirnareale sind noch nicht vollständig erforscht. Die Entwicklung präziserer und individualisierter Therapiemethoden erfordert ein tieferes Verständnis der neuronalen Mechanismen, die neurologischen und psychiatrischen Erkrankungen zugrunde liegen. Zukünftige Forschung sollte sich daher auf die Entwicklung innovativer diagnostischer und therapeutischer Verfahren konzentrieren, die auf die spezifischen Bedürfnisse jedes einzelnen Patienten zugeschnitten sind. Auch ethische Fragen im Zusammenhang mit der Anwendung von Hirnstimulationsmethoden und der Interpretation neurobiologischer Daten müssen kritisch diskutiert werden.

Zusammenfassend bietet das Kapitel "Grundlagen der Gehirnforschung" eine solide Basis für das Verständnis der komplexen Funktionsweise des Gehirns. Die dargestellten Erkenntnisse eröffnen vielfältige Möglichkeiten zur Verbesserung kognitiver Fähigkeiten und zur Behandlung neurologischer Erkrankungen. Die zukünftige Forschung wird dazu beitragen, die noch offenen Fragen zu beantworten und die Anwendung neurowissenschaftlicher Erkenntnisse im Alltag und in der klinischen Praxis weiter zu optimieren. Dabei ist eine interdisziplinäre Zusammenarbeit zwischen Neurowissenschaftlern, Medizinern, Psychologen und Pädagogen unerlässlich, um das volle Potenzial der Gehirnforschung auszuschöpfen.

2. Gehirnentwicklung im Lebensverlauf

Wie entwickelt sich aus einem winzigen Zellhaufen ein komplexes Gehirn, das denken, fühlen und lernen kann? Von der frühen Kindheit bis ins hohe Alter durchläuft unser Gehirn erstaunliche Veränderungen. Die Natur hat dabei einen präzisen Zeitplan - bestimmte Entwicklungsfenster öffnen und schließen sich in festgelegten Phasen. Besonders dramatisch zeigen sich diese Umbauprozesse während der Pubertät, wenn sich nicht nur der Körper, sondern auch das Denken und Fühlen grundlegend wandelt. Die neuesten Erkenntnisse der Gehirnforschung enthüllen, wie plastisch unser wichtigstes Organ tatsächlich ist und welche Faktoren seine Entwicklung beeinflussen.

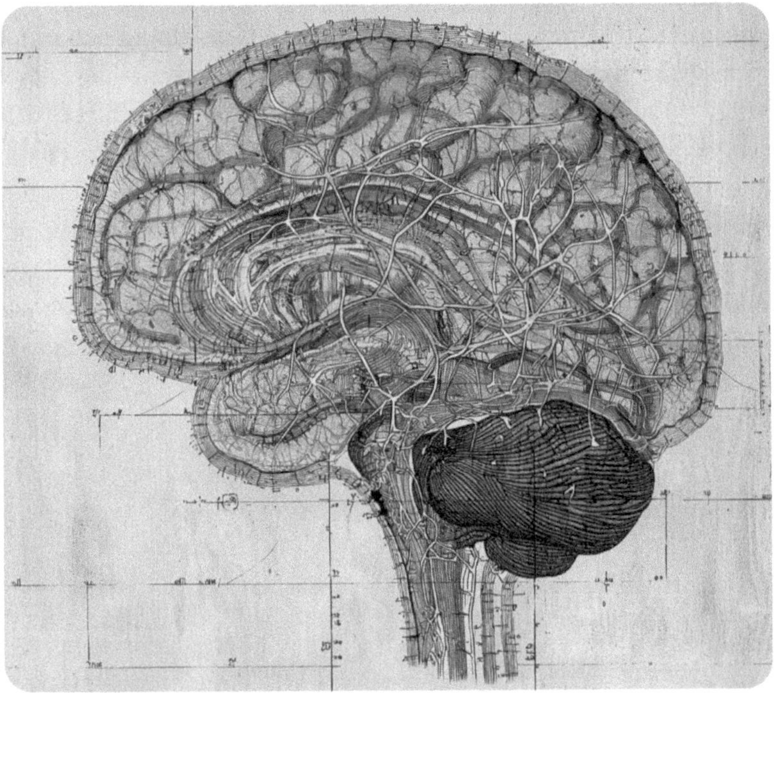

2. 1 Kindliche Gehirnentwicklung

Die kindliche Gehirnentwicklung prägt maßgeblich die kognitiven, emotionalen und sprachlichen Fähigkeiten eines Menschen. Von der pränatalen Phase bis in die Kindheit hinein formen Erfahrungen die neuronale Architektur und legen den Grundstein für lebenslanges Lernen. Diese Entwicklung ist jedoch anfällig für negative Einflüsse wie pränatalen Substanzkonsum oder Deprivation, die langfristige Folgen haben können. Die frühe Kindheit ist durch eine hohe neuronale Plastizität gekennzeichnet, die intensive Lernprozesse ermöglicht, aber auch besondere Schutzbedürftigkeit bedeutet. Sprachentwicklung, soziale Kompetenz und exekutive Funktionen sind nur einige Beispiele für die enormen Entwicklungsschritte in dieser Lebensphase. Das Verständnis dieser komplexen Prozesse ist essentiell, um optimale Bedingungen für die kindliche Entwicklung zu schaffen. Tauchen Sie ein in die faszinierende Welt der kindlichen Gehirnentwicklung und entdecken Sie, wie Erfahrungen die neuronale Architektur formen und die Weichen für ein erfülltes Leben stellen.

Die kindliche Gehirnentwicklung ist ein dynamischer Prozess, der stark von frühen Erfahrungen und Umwelteinflüssen geprägt wird. Positive Interaktionen und anregende Umgebungen fördern die Ausbildung neuronaler Netzwerke und die Entwicklung kognitiver Fähigkeiten. Schädliche Einflüsse hingegen, sowohl pränatal als auch postnatal, können die Gehirnentwicklung beeinträchtigen und langfristige Folgen haben.

Vorgeburtliche Phase

Die vorgeburtliche Gehirnentwicklung ist ein komplexer Prozess, der in der dritten Schwangerschaftswoche beginnt und die Grundlage für die spätere kognitive und emotionale Entwicklung legt [s30]. Nach der Bildung des Neuralrohrs, der ersten erkennbaren Hirnstruktur, differenzieren sich neurale Vorläuferzellen und beginnen, sich zu vermehren und zu wandern [s30]. Die Neuronenproduktion erreicht ihren Höhepunkt in der Mitte der Schwangerschaft und ist bis zur Geburt weitgehend abgeschlossen [s30]. Diese Neuronen wandern dann zu ihren endgültigen Positionen im sich entwickelnden Gehirn, wo sie sich mit anderen Neuronen vernetzen und komplexe neuronale Schaltkreise bilden [s30]. Die frühe Überproduktion von Neuronen und Synapsen in der pränatalen Phase wird später durch Prozesse wie Apoptose und synaptische Reduktion reguliert, die stark von Erfahrungen und Umwelteinflüssen abhängen [s31] [s32]. Die myelinisierung, die die Geschwindigkeit der Nervenimpulse erhöht, beginnt ebenfalls pränatal und setzt sich bis ins Erwachsenenalter fort [s31]. Die vorgeburtliche Phase ist besonders empfindlich gegenüber schädlichen Einflüssen wie Drogenkonsum oder Mangelernährung der Mutter. Nikotin und Alkohol können beispielsweise schwerwiegendere Entwicklungsstörungen verursachen als einige illegale Drogen und zu langfristigen kognitiven und aufmerksamkeitsbezogenen Problemen führen [s33]. Auch Cannabiskonsum während der Schwangerschaft kann die neuronale Entwicklung beeinträchtigen und zu kognitiven Defiziten bei den Nachkommen führen, unter anderem in den Bereichen Aufmerksamkeit und visuelle Wahrnehmung [s34]. Die pränatale Phase legt somit den Grundstein für die spätere Gehirnentwicklung und unterstreicht die Bedeutung einer gesunden Schwangerschaft für die langfristige Gesundheit des Kindes. Um die gesunde Entwicklung des kindlichen Gehirns zu fördern, sollten Schwangere auf eine ausgewogene Ernährung achten

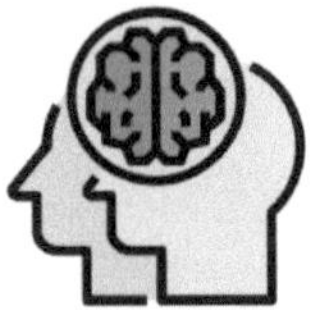

und schädliche Substanzen wie Alkohol, Nikotin und Drogen meiden. Pränatale Vorsorgeuntersuchungen können dabei helfen, Risiken frühzeitig zu erkennen und entsprechende Maßnahmen zu ergreifen.

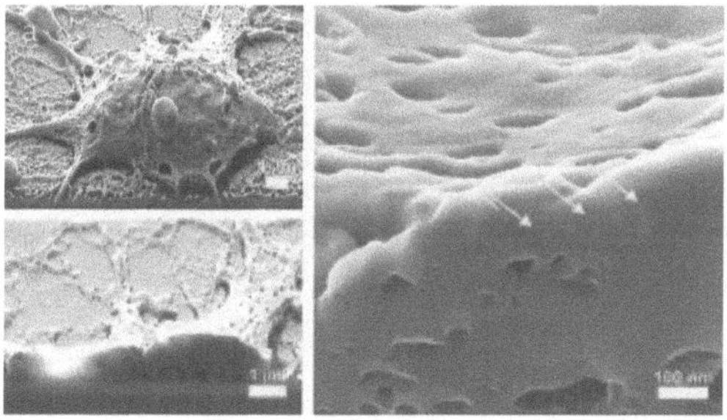

Neurale Vorläuferzelle [i19]

Fetale Gehirnentwicklung

Wachstum neuronaler Verbindungen während der Schwangerschaft.

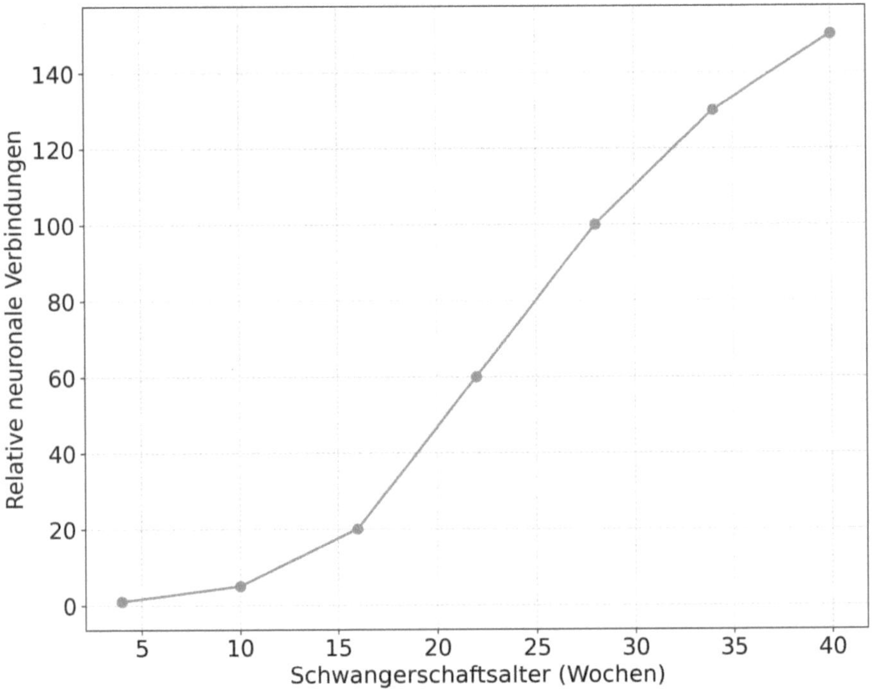

Der Graph zeigt den schnellen Anstieg der neuronalen Verbindungen, insbesondere während des zweiten und dritten Trimesters, was die entscheidende Bedeutung dieser Phase für die Gehirnentwicklung unterstreicht. Die Verlangsamung des Wachstums gegen Ende der Schwangerschaft könnte eine Verlagerung hin zur Verfeinerung und Spezialisierung der Verbindungen widerspiegeln. Dies unterstreicht die Anfälligkeit des sich entwickelnden Gehirns für Umwelteinflüsse während der gesamten Schwangerschaft.

Frühkindliche Lernprozesse

Nach der Geburt setzt sich die rasante Entwicklung des Gehirns fort. Die frühkindlichen Lernprozesse sind durch eine hohe neuronale_plastizitaet gekennzeichnet [s35]. Das bedeutet, dass sich die Verschaltungen im Gehirn, die Synapsen, in dieser Zeit besonders leicht verändern und an neue Erfahrungen anpassen können. Erfahrungen prägen die Architektur des Gehirns und legen den Grundstein für spätere Fähigkeiten. So bilden beispielsweise frühkindliche, positive soziale Interaktionen die Basis für die spätere soziale Kompetenz [s35]. Die ersten Lebensjahre sind zudem sensible Phasen für die Entwicklung bestimmter Fähigkeiten, wie beispielsweise der visuellen und auditiven Wahrnehmung [s36]. In diesen Phasen reagiert das Gehirn besonders empfänglich auf spezifische Reize und Erfahrungen. Qualitative, anregende Umgebungen, die reich an sensorischen, motorischen, sozialen und sprachlichen Inputs sind, unterstützen die Ausbildung komplexer neuronaler Netzwerke. Die Reifung des Kortex, der äußeren Schicht des Gehirns, schreitet während der Kindheit und Jugend weiter voran. Es kommt zu einer Überproduktion von dendritischen Verbindungen, gefolgt von einer selektiven Reduktion weniger genutzter Verbindungen. Dieser Prozess, auch als synaptisches Pruning bezeichnet, erhöht die Effizienz des Gehirns [s37].

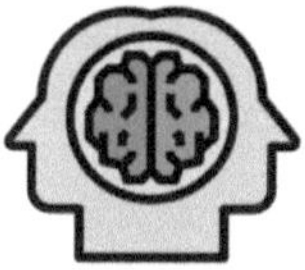

Gleichzeitig entwickelt sich die Myelinisierung, die die Geschwindigkeit der Nervenimpulse erhöht, weiter [s35]. Die Entwicklung der exekutiven Funktionen, die für zielgerichtetes Verhalten, Impulskontrolle und Entscheidungen notwendig sind, schreitet ebenfalls voran [s37]. Ein Kind, das lernt, seine Impulse zu kontrollieren und sich auf eine Aufgabe zu konzentrieren, profitiert von der fortschreitenden Reifung der präfrontalen Hirnrinde, die für die exekutiven Funktionen zuständig ist. Negative Einflüsse wie Deprivation, also der Mangel an erwarteten kognitiven und sozialen Inputs, können die Gehirnentwicklung beeinträchtigen und zu einer reduzierten Dicke und Volumen des Assoziationskortex führen [s38]. Ähnlich wirken sich Erfahrungen, die mit tatsächlichem oder drohendem Schaden verbunden sind, auf die neuronalen Schaltkreise aus, die für das Lernen von Angst zuständig sind, insbesondere in Amygdala und hippocampus [s38].

Relative Lerngeschwindigkeiten in der frühen Kindheit

Vergleich der Lerngeschwindigkeiten für verschiedene Fähigkeiten während der frühkindlichen Entwicklung.

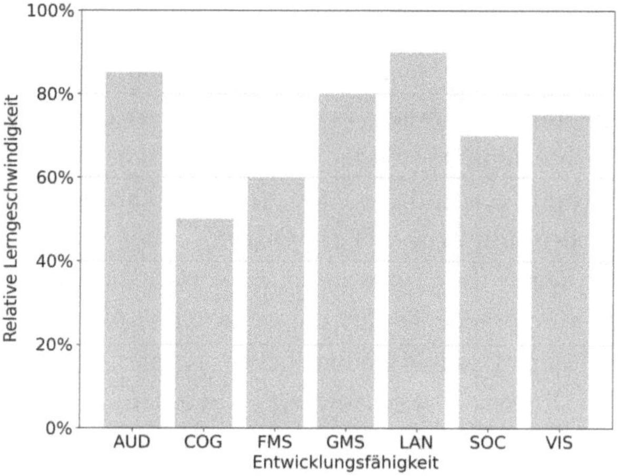

AUD: Auditive Verarbeitung

COG: Kognitive Fähigkeiten

FMS: Feinmotorik

GMS: Grobmotorik

LAN: Spracherwerb

SOC: Sozial-Emotional

VIS: Visuelle Wahrnehmung

Diese Grafik zeigt die unterschiedlichen Geschwindigkeiten, mit denen sich verschiedene Fähigkeiten in der frühen Kindheit entwickeln. Grobmotorische Fähigkeiten wie Gehen und Laufen entwickeln sich relativ schnell und erreichen früher als andere Fähigkeiten eine Spitzenkapazität. Die feinmotorische Kontrolle, die für Aufgaben wie Schreiben und Zeichnen wichtig ist, entwickelt sich stetig, braucht aber länger bis zur vollständigen Reife. Der Spracherwerb zeigt schnelle Fortschritte, besonders in den frühen Jahren, was die natürliche Eignung des Gehirns für Kommunikation widerspiegelt. Kognitive Fähigkeiten, einschließlich Problemlösung und logisches Denken, zeigen einen allmählicheren und nachhaltigeren Entwicklungsverlauf. Diese Visualisierung unterstreicht die Bedeutung einer angemessenen Stimulation und Unterstützung für jeden Entwicklungsbereich während der frühen Kindheit.

Sprachentwicklung

Die Sprachentwicklung ist ein dynamischer Prozess, der eng mit der Entwicklung des Gehirns verknüpft ist. Bereits in den ersten Lebensmonaten beginnt die Spezialisierung auf die Laute der Muttersprache, nachdem Säuglinge zunächst in der Lage sind, eine Vielzahl von Sprachlauten aus unterschiedlichen Sprachen zu differenzieren [s39]. Diese frühe Sensibilität für phonetische Unterschiede bildet die Grundlage für den späteren Spracherwerb und verdeutlicht, wie früh Erfahrungen die neuronale Entwicklung beeinflussen. Die Qualität des Inputs ist dabei entscheidend, denn die fortwährende Auseinandersetzung mit den Lauten der Muttersprache festigt die neuronalen Verbindungen, die für deren Verarbeitung zuständig sind [s39]. Kinder, die regelmäßig mit sprachlichen Reizen konfrontiert werden, entwickeln ein differenzierteres Hörvermögen und eine feinere Artikulation. Eltern können diesen Prozess aktiv unterstützen, indem sie ihren Kindern von Geburt an häufig vorlesen, singen und mit ihnen sprechen. Die Interaktion mit dem Kind sollte dabei im Vordergrund stehen, wobei auf eine deutliche Aussprache und abwechslungsreiche Sprachmelodie geachtet werden kann. Die neuronale_plastizitaet des Gehirns, also seine Fähigkeit, sich durch Erfahrungen zu verändern, ist in den ersten Lebensjahren besonders ausgeprägt [s39] [s40]. Diese Plastizität ermöglicht es Kindern, nicht nur ihre Muttersprache, sondern unter geeigneten Bedingungen auch mehrere Sprachen gleichzeitig zu erlernen. Bilinguale Kinder erwerben zwei Phonemsätze parallel, ohne dass dies die Geschwindigkeit des Spracherwerbs beeinträchtigt [s40]. Diese Fähigkeit zur parallelen Sprachverarbeitung unterstreicht das enorme Anpassungspotential des jungen Gehirns. Die frühe Mehrsprachigkeit wirkt sich positiv auf die kognitive Flexibilität und die Fähigkeit zum Aufgabenwechsel aus. Auch nach frühkindlichen Hirnschädigungen kann diese Plastizität dazu beitragen, dass Kinder dennoch normale Sprachfähigkeiten entwickeln, indem alternative neuronale Netzwerke aktiviert werden [s40]. Die frühe Exposition gegenüber sprachlichen Reizen beeinflusst nicht nur die Aussprache, sondern auch die spätere Sprachbeherrschung [s41].

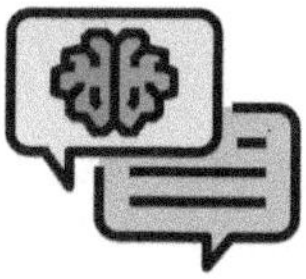

Studien zeigen, dass Erwachsene, die eine Zweitsprache in der frühen Kindheit erworben haben, häufig einen muttersprachlichen Akzent aufweisen und eine bessere grammatikalische Urteilsfähigkeit besitzen [s41]. Die frühe Sprachentwicklung wirkt sich somit nachhaltig auf die sprachlichen Fähigkeiten im Erwachsenenalter aus. Die Verarbeitung von Sprache hängt eng mit der Fähigkeit zusammen, unterschiedliche Töne wahrzunehmen und zu differenzieren [s41]. Eine abwechslungsreiche akustische Umgebung in der frühen Kindheit fördert daher die Entwicklung der neuronalen Strukturen, die für die Sprachverarbeitung zuständig sind. Erfahrungen mit Musik und rhythmischen Klängen können diese Entwicklung zusätzlich unterstützen.

Gut zu wissen

Akustisch

Bezieht sich auf den Schall und das Hören. Die akustische Umgebung spielt eine wichtige Rolle bei der Entwicklung des Gehirns, insbesondere bei der Sprachentwicklung und der Ausbildung von Hörfähigkeiten.

Kognitiv

Bezieht sich auf die geistigen Prozesse, die mit Denken, Lernen, Erinnern, Wahrnehmen und Verstehen zusammenhängen. Die kognitive Entwicklung im Kindesalter ist eng mit der Gehirnentwicklung verknüpft.

Phonem

Phoneme sind die kleinsten bedeutungsunterscheidenden Einheiten einer Sprache. Die Entwicklung der Fähigkeit, Phoneme zu unterscheiden und zu produzieren, ist zentral für den Spracherwerb und die Entwicklung der Sprachkompetenz.

Phonetik

Die Phonetik untersucht die physikalischen Eigenschaften von Sprachlauten, ihre Produktion, akustischen Merkmale und Wahrnehmung. Für die kindliche Gehirnentwicklung ist sie relevant, da die Wahrnehmung von Lauten die Grundlage für den Spracherwerb bildet und die neuronale Entwicklung beeinflusst.

Sprachentwicklung im Kindesalter

Entwicklungsschritte der Sprachentwicklung

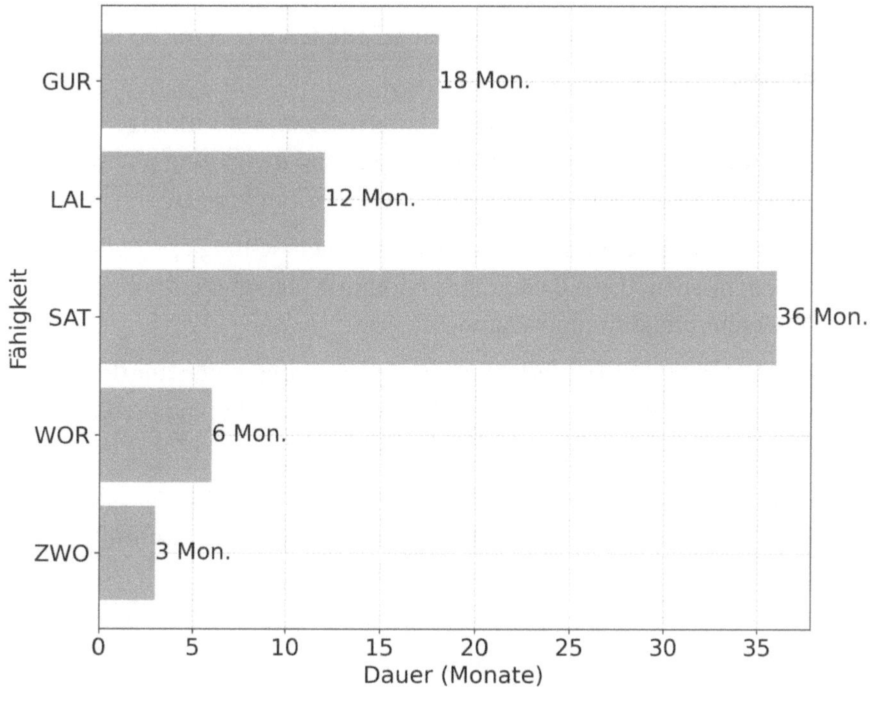

GUR: Gurren

LAL: Lallen

SAT: Satzbau

WOR: Erste Wörter

ZWO: Zweiwortsätze

Das horizontale Balkendiagramm visualisiert die durchschnittliche Entwicklungsdauer verschiedener Sprachfähigkeiten. Komplexere Fähigkeiten wie der Satzbau benötigen deutlich länger als das Erlernen erster Wörter. Dies verdeutlicht die zunehmende Komplexität der sprachlichen Verarbeitung im Gehirn.

Konkrete Ratschläge

- Die kindliche Gehirnentwicklung zeichnet sich durch eine außergewöhnliche Plastizität aus, die durch Erfahrung und Umwelt maßgeblich geformt wird.
- Die Interaktion von genetischer Prädisposition und Umwelteinflüssen beeinflusst die Ausbildung neuronaler Schaltkreise und prägt kognitive Fähigkeiten wie Sprache und exekutive Funktionen.
- Zukünftige Forschung sollte die langfristigen Auswirkungen frühkindlicher Erfahrungen auf die Gehirnentwicklung und deren Einfluss auf die Entstehung psychischer Erkrankungen untersuchen.
- Ein vielversprechender Ansatz ist die Untersuchung epigenetischer Mechanismen, die die Genexpression in Abhängigkeit von Umwelteinflüssen modulieren.
- Die Entwicklung individueller Förderprogramme, die auf den spezifischen Bedürfnissen des Kindes basieren, könnte die kognitive Entwicklung optimieren.
- Ein besseres Verständnis der neuronalen Grundlagen von Lernprozessen im Kindesalter könnte zu innovativen Lehrmethoden führen.
- Die Erforschung der Interaktion zwischen genetischen Faktoren und frühkindlichen Traumata könnte neue Wege zur Prävention psychischer Störungen eröffnen.
- Die Untersuchung der Auswirkungen digitaler Medien auf die kindliche Gehirnentwicklung ist angesichts der zunehmenden Digitalisierung von großer Bedeutung.
- Die Entwicklung neuer diagnostischer Verfahren, die eine frühzeitige Erkennung von Entwicklungsstörungen ermöglichen, könnte präventive Maßnahmen verbessern.

2. 2 Teenagergehirn

Die Adoleszenz ist eine Phase tiefgreifender Veränderungen im Gehirn, die sowohl Chancen als auch Herausforderungen mit sich bringt. Hormonelle Schwankungen, die neuronale Umbauprozesse beeinflussen, prägen Verhalten, emotionale Regulation und Entscheidungsfindung. Diese Entwicklung birgt das Potenzial für gesteigerte Lernfähigkeit und soziale Anpassung, geht aber auch mit erhöhter Risikobereitschaft und Vulnerabilität für psychische Probleme einher. Erfahren Sie in diesem Kapitel, wie die komplexe Interaktion von Biologie und Umwelt das jugendliche Gehirn formt.

Die Asynchronität in der Entwicklung des emotionalen limbischen Systems und des rationalen präfrontalen Kortex im jugendlichen Gehirn erklärt die erhöhte Risikobereitschaft, da starke Emotionen die noch unreifen Kontrollmechanismen überlagern können.

Hormonelle Einflüsse

Hormonelle Veränderungen prägen die Pubertät und beeinflussen die Gehirnentwicklung. Die steigenden Geschlechtshormone bewirken eine dauerhafte Reorganisation des Gehirns, wobei neuronale Netzwerke für hormonelle Einflüsse sensibilisiert werden [s42]. Diese Veränderungen betreffen nicht nur die körperliche Reifung, sondern auch Verhalten, Entscheidungsfindung und emotionale Regulation [s43]. So hemmen beispielsweise Androgene bei Jungen die Ausschüttung des Corticotropin-Releasing-Hormons (CRH), während Östrogene bei Mädchen die HPA-Achse stimulieren. Das führt zu unterschiedlichen Stressanfälligkeiten [s42]. Ein Jugendlicher, der unter starkem Stress leidet, könnte, anstatt sich zurückzuziehen, aktiv soziale Kontakte suchen, um durch die Interaktion Stress abzubauen. Die neuronalen Verbindungen zwischen amygdala und Frontallappen werden dichter, was zu einer Verkopplung von emotionalen und kognitiven Prozessen führt [s44]. Gleichzeitig entwickelt sich das sozio-emotionale System schneller als das kognitive Kontrollsystem. Dieser zeitliche Unterschied kann Aspekte des jugendlichen Risikoverhaltens erklären [s44]. Hormone beeinflussen neuronale Schaltkreise und führen zu Verhaltensänderungen, die oft als „wütende Hormone" abgetan werden [s44]. Das Verständnis von „heißer" und „kalter" Kognition ist hier hilfreich. „Heiße" Kognition beschreibt emotional aufgeladene Situationen, während „kalte" Kognition in weniger emotionalen Kontexten stattfindet [s44]. In einer Prüfungssituation („kalte" Kognition) kann ein Jugendlicher gut vorbereitet sein und die Aufgaben lösen. In einer stressigen sozialen Situation („heiße" Kognition), wie einem Streit mit Freunden, können jedoch die Emotionen die kognitiven Fähigkeiten überlagern und zu impulsivem Verhalten führen. Die Pubertät löst eine Kaskade hormoneller Veränderungen aus, die mit der biologischen Reifung einhergehen [s45]. Die asynchrone Entwicklung des limbischen und des kortikalen Systems führt zu erhöhter Belohnungssensibilität und Risikobereitschaft

[s45]. Hormonelle, genetische, verhaltensbezogene und neuronale Einflüsse sind eng miteinander verwoben und beeinflussen die soziale Entwicklung [s45]. Die Adoleszenz ist eine Phase erhöhter Anpassungsfähigkeit, in der soziale Ziele die Entwicklungspfade beeinflussen [s45]. Die hormonellen Veränderungen erhöhen auch das Risiko für psychische Probleme, da viele psychische Erkrankungen im Erwachsenenalter ihren Ursprung in der Adoleszenz haben [s45]. Die Wechselwirkungen zwischen Hormonen, Gehirnentwicklung und sozialen Erfahrungen sind entscheidend für das Verständnis von Verhalten und psychischer Gesundheit in der Adoleszenz [s45].

Gut zu wissen

Frontallappen

Der vorderste Teil des Gehirns, der für höhere kognitive Funktionen wie Planung, Entscheidungsfindung, Arbeitsgedächtnis und Impulskontrolle zuständig ist. Er reift im Jugendalter vergleichsweise spät.

Kognitive Kontrollsystem

Ein Netzwerk von Gehirnregionen, das die Fähigkeit zur Planung, Entscheidungsfindung, Impulskontrolle und Unterdrückung unerwünschter Reaktionen steuert. Es ermöglicht zielgerichtetes Verhalten.

Kortikales System

Die Großhirnrinde, die für höhere kognitive Funktionen wie Sprache, Denken, Planen und Problemlösen zuständig ist. Sie ist der evolutionär jüngste Teil des Gehirns.

Sozio-emotionales System

Ein Netzwerk von Gehirnregionen, das an der Verarbeitung und Interpretation sozialer Informationen sowie an der Entstehung und Regulation von Emotionen beteiligt ist. Es spielt eine wichtige Rolle in sozialen Interaktionen.

Heiße Kognition

Bezieht sich auf Denkprozesse, die unter starkem emotionalen Einfluss, wie z.B. Stress, Angst oder Aufregung, stattfinden. In solchen Situationen können Emotionen die rationalen Denkprozesse überlagern.

Hormoneller Einfluss auf das jugendliche Gehirn

Hormonspiegel und deren Auswirkungen auf Hirnregionen während der Adoleszenz.

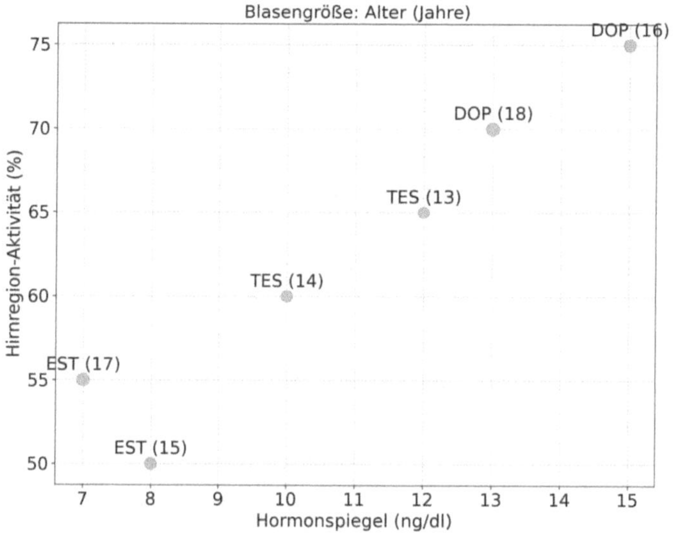

Blasengröße: Alter (Jahre)

- DOP: Dopamin - Nucleus Accumbens
- EST: Östrogen - Amygdala
- TES: Testosteron - Präfrontaler Kortex

Die Grafik zeigt, dass höhere Testosteron-Konzentrationen (TES) mit erhöhter Impulsivität verbunden sind, während Östrogen (EST) eine Korrelation mit verstärkter emotionaler Verarbeitung aufweist. Dopamin-Spiegel (DOP) scheinen während der mittleren Adoleszenz ihren Höhepunkt zu erreichen, was möglicherweise das erhöhte Risikoverhalten in dieser Zeit erklärt. Die unterschiedlichen Blasengrößen über die Hirnregionen hinweg deuten darauf hin, dass der hormonelle Einfluss nicht einheitlich ist, wobei der präfrontale Kortex ausgeprägtere Effekte zeigt als die Amygdala.

Soziale Entwicklung

Soziale Interaktionen gewinnen während der Adoleszenz zunehmend an Bedeutung und prägen die Persönlichkeitsentwicklung. Die Reifung des frontallappens, der für exekutive Funktionen zuständig ist, beeinflusst die sozialen Fähigkeiten maßgeblich. Planung, Impulskontrolle und die Fähigkeit, Belohnungen aufzuschieben, verbessern sich mit fortschreitender neuro-maturationaler Entwicklung des Gehirns [s46]. Jugendliche lernen so, ihre Impulse besser zu steuern und langfristige Konsequenzen ihres Handelns zu berücksichtigen. Dies zeigt sich etwa in der Fähigkeit, in einer Diskussion nicht sofort emotional zu reagieren, sondern den Standpunkt des Gegenübers zu reflektieren, bevor man antwortet. Gleichzeitig beeinflusst auch der Umgang mit Genussmitteln die soziale Entwicklung. Der Konsum von Substanzen kann die neurokognitive Leistungsfähigkeit beeinträchtigen, was sich auf Aufmerksamkeit, Gedächtnis und Verarbeitungsgeschwindigkeit auswirkt [s47]. Die sich in der Adoleszenz entwickelnden neuronalen Strukturen – Myelinisierung und synaptisches Pruning – sind besonders anfällig für Störungen durch regelmäßigen Konsum. Die resultierenden Defizite können die soziale Interaktion erschweren und langfristige Folgen für die soziale und akademische Funktionsfähigkeit haben [s47]. Positive soziale Beziehungen fördern hingegen die Entwicklung von Resilienz und die Fähigkeit, Herausforderungen zu bewältigen [s48]. Ein unterstützendes soziales Umfeld, das emotionale Sicherheit bietet, kann Jugendlichen helfen, schwierige Situationen zu meistern und Selbstvertrauen zu entwickeln.

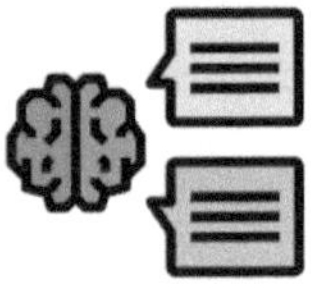

Soziale Interaktionsformen bei Jugendlichen

Verteilung der sozialen Interaktionsformen bei Jugendlichen.

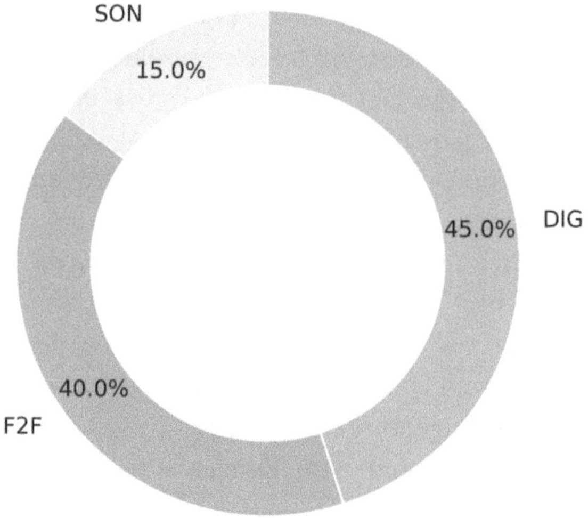

- DIG: Digitale Kommunikation (Soziale Medien, Textnachrichten, Online-Gaming)
- F2F: Persönliche Interaktion (Von Angesicht zu Angesicht)
- SON: Sonstiges (Telefonanrufe, Briefe, etc.)

Die Visualisierung zeigt die Dominanz der digitalen Kommunikation bei der sozialen Interaktion von Jugendlichen. Während persönliche Interaktion weiterhin bedeutend bleibt, unterstreicht der erhebliche Anteil des Online-Engagements die Wichtigkeit, dessen Auswirkungen auf die jugendliche Entwicklung zu verstehen. Dies umfasst mögliche Effekte auf soziale Fähigkeiten, emotionale Regulation und Identitätsbildung. Der kleinere Anteil, der anderen Kommunikationsformen gewidmet ist, legt eine weitere Untersuchung ihrer sich entwickelnden Rolle im digitalen Zeitalter nahe.

Risikobereitschaft

Das jugendliche Gehirn ist durch eine erhöhte Risikobereitschaft gekennzeichnet, die auf ein komplexes Zusammenspiel von neurobiologischen und psychosozialen Faktoren zurückzuführen ist [s49] [s50]. Die Reifung des präfrontalen Kortex, der für Planung, Impulskontrolle und Entscheidungsfindung zuständig ist, verläuft langsamer als die Entwicklung des limbischen Systems, welches emotionale Reaktionen und Belohnung verarbeitet [s49]. Diese Asynchronität erzeugt eine Disbalance: Emotionale Impulse und das Verlangen nach neuen Erfahrungen können die noch unreifen Kontrollmechanismen des präfrontalen Kortex überlagern. Jugendliche neigen daher dazu, die möglichen negativen Folgen ihres Handelns zu unterschätzen und die positiven Aspekte zu überschätzen [s50]. Dies zeigt sich etwa im Kontext von Gruppenzwang, wo der Wunsch nach sozialer Anerkennung und Zugehörigkeit riskante Entscheidungen begünstigen kann, wie das Ausprobieren von Drogen oder gefährliche Mutproben. Diese Tendenz zur Risikobereitschaft ist zwar nicht per se negativ, da sie auch Neugier, Exploration und die Entwicklung von Autonomie fördert, doch birgt sie gleichzeitig die Gefahr von Fehlentscheidungen mit potenziell schwerwiegenden Konsequenzen [s50]. Ein Jugendlicher, der etwa beschließt, ohne Helm Fahrrad zu fahren, um vor seinen Freunden cool zu wirken, geht ein hohes Risiko für Kopfverletzungen ein, obwohl er sich der Gefahren durchaus bewusst sein könnte. Ein reflektierter Umgang mit Risiken und die Entwicklung von Strategien zur Impulskontrolle sind daher wichtige Lernprozesse in der Adoleszenz.

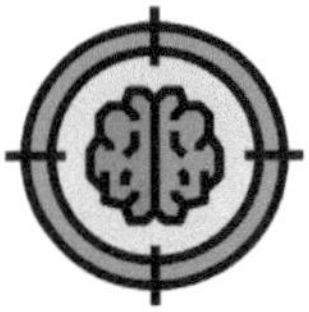

Gut zu wissen

Adoleszenz

Der Übergang zwischen Kindheit und Erwachsenenalter, der durch tiefgreifende körperliche, psychische und soziale Veränderungen gekennzeichnet ist. In dieser Phase reift das Gehirn weiterhin, insbesondere der präfrontale Kortex, was zu einer verbesserten Impulskontrolle und Entscheidungsfindung führt.

Asynchronität

Bezieht sich im Kontext der Gehirnentwicklung auf das ungleichzeitige Reifen verschiedener Gehirnregionen. Die Asynchronität zwischen dem limbischen System und dem präfrontalen Kortex trägt zur erhöhten Impulsivität und Risikobereitschaft von Jugendlichen bei.

Limbisches System

Eine Gruppe von Gehirnstrukturen, die an Emotionen, Motivation, Gedächtnis und Lernen beteiligt sind. Im Jugendalter ist das limbische System besonders empfindlich für Belohnungsreize, was die Risikobereitschaft erhöhen kann.

Präfrontaler Kortex

Der Teil des Gehirns, der sich im vorderen Bereich des Frontallappens befindet und eine entscheidende Rolle bei höheren kognitiven Funktionen wie Planung, Entscheidungsfindung und Arbeitsgedächtnis spielt. Seine Entwicklung ist im Jugendalter noch nicht abgeschlossen, was zu Impulsivität und Schwierigkeiten bei der langfristigen Planung führen kann.

Jugendliches Risikoverhalten in verschiedenen Kontexten

Relative Level des jugendlichen Risikoverhaltens in verschiedenen Szenarien.

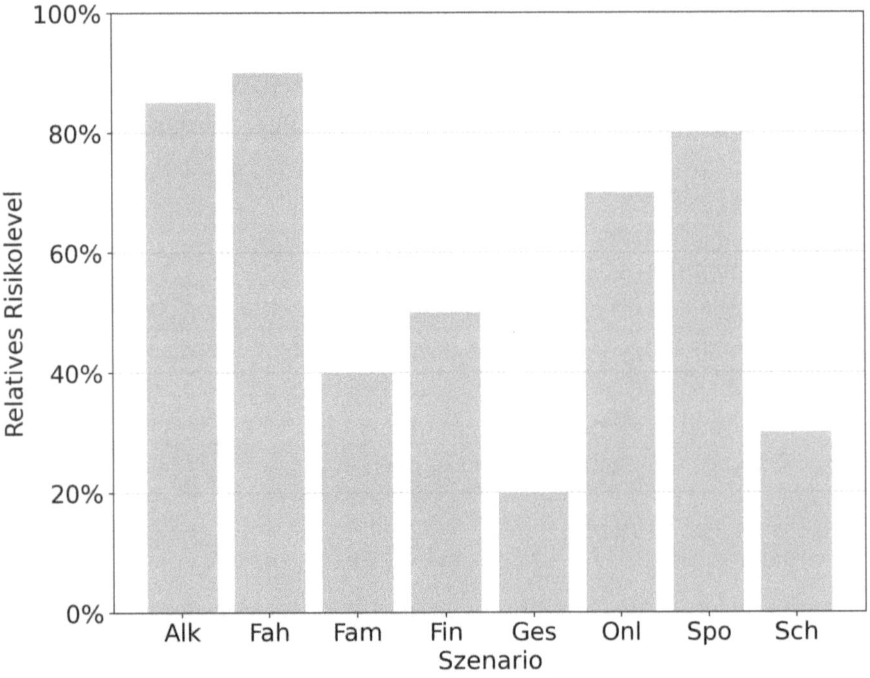

Alk: Alkohol/Drogenkonsum

Fah: Fahren mit Gleichaltrigen

Fam: Familienkonflikt

Fin: Finanzielle Entscheidung

Ges: Gesundheitsentscheidung

Onl: Online Interaktion

Sch: Schultest

Spo: Sportaktivität

Diese Grafik zeigt, dass Jugendliche je nach Situation unterschiedliche Risikobereitschaft aufweisen. Soziale Kontexte, insbesondere solche mit Gleichaltrigen, scheinen das Risikoverhalten deutlich zu erhöhen. Im Gegensatz dazu sind Situationen mit klaren negativen Konsequenzen, wie akademische oder gesundheitsbezogene Szenarien, tendenziell mit geringerem Risikoverhalten verbunden. Dies deutet darauf hin, dass wahrgenommene soziale Belohnungen und potenzielle Konsequenzen eine entscheidende Rolle bei der Entscheidungsfindung von Jugendlichen spielen.

Konkrete Ratschläge

- Das jugendliche Gehirn, geprägt durch dynamische Umbauprozesse, befindet sich in einem Zustand stetiger Veränderung.
- Die Interaktion von hormonellen Schwankungen, neuronaler Plastizität und sozialen Erfahrungen gestaltet die Entwicklung kognitiver und emotionaler Fähigkeiten.
- Zukünftige Forschung sollte den Einfluss digitaler Medien auf die neuronale Entwicklung und die Entstehung von psychischen Erkrankungen im Jugendalter untersuchen.
- Die Erforschung individueller Unterschiede in der Vulnerabilität für Risikoverhalten könnte präventive Strategien verbessern.
- Die Analyse der neuronalen Korrelate von sozialer Kognition und Empathie könnte neue Einblicke in die Entstehung von prosozialem Verhalten liefern.
- Die Entwicklung von altersgerechten Interventionsprogrammen, die die Förderung von Selbstregulation und emotionaler Kompetenz berücksichtigen, erscheint vielversprechend.
- Die longitudinale Untersuchung des Einflusses von Peer-Beziehungen auf die Gehirnentwicklung könnte unser Verständnis von Sozialisationsprozessen erweitern.
- Die Integration von neurowissenschaftlichen Erkenntnissen in die pädagogische Praxis könnte die Gestaltung von lernförderlichen Umgebungen optimieren.
- Die ethische Reflexion des Einsatzes neuer Technologien zur Beeinflussung der Gehirnentwicklung im Jugendalter ist unerlässlich.
- Sie sind aufgefordert, die komplexen Wechselwirkungen zwischen Gehirn, Verhalten und Umwelt im Jugendalter kritisch zu reflektieren.

2. 3 Plastisches Gehirn

Das plastische Gehirn verändert sich lebenslang durch Erfahrungen. Diese Anpassungsfähigkeit, die Neuroplastizität, ermöglicht Lernen, Gedächtnisbildung und Regeneration, birgt aber auch Herausforderungen. Neuronale Veränderungen durch Stress oder Erkrankungen können kognitive Funktionen beeinträchtigen. Die Erforschung der Neuroplastizität ist daher essentiell, um diese Prozesse zu verstehen und therapeutisch zu nutzen. Entdecken Sie die faszinierenden Mechanismen des plastischen Gehirns und ihr Potential für die lebenslange Gehirngesundheit.

Lebenslanges Lernen und anregende Umgebungen fördern die Anpassungsfähigkeit des Gehirns und stärken seine Widerstandsfähigkeit gegenüber altersbedingten Veränderungen und Stress.

Neuroplastizität

Neuroplastizität beschreibt die lebenslange Anpassungsfähigkeit des Gehirns an Erfahrungen. Diese Anpassungen äußern sich in Veränderungen der Struktur und Funktion des Gehirns [s51]. Die Mechanismen dieser Plastizität sind nicht statisch, sondern variieren im Laufe des Lebens und werden von Faktoren wie Alter, Geschlecht und neurologischen Erkrankungen beeinflusst [s51]. So sind die kritischen Phasen für erfahrungsabhängige Plastizität in der frühen Kindheit besonders relevant, können aber auch später reaktiviert werden [s51]. Die Hirnentwicklung verläuft hierarchisch, wobei spätere Entwicklungsschritte auf früheren aufbauen [s52]. Erfahrungen im ersten Lebensjahr prägen die Plastizität und beeinflussen so die Entwicklung von Verhaltensweisen [s52]. Die Bildung neuer Synapsen und deren selektive Reduktion (Pruning) sind dabei entscheidend für die Flexibilität des jungen Gehirns [s52].

Sensorische Inputs beeinflussen die Plastizität, wobei anregende Umgebungen die Plastizität fördern und verlängern können [s51]. Die Wechselwirkung von genetischen Faktoren und Umwelteinflüssen prägt die Lernprozesse und die Reorganisation neuronaler Netze [s53]. Wiederholte Aktivität stärkt neuronale Verbindungen, während weniger genutzte abgebaut werden [s53]. Eine Umgebung mit ausreichend Schlaf, gesunder Ernährung und kognitiven Anregungen fördert die Neuroplastizität [s53]. Die Entwicklung des Gehirns verläuft in verschiedenen Phasen, von der Neurogenese bis zur myelinisierung [s54]. Erfahrungen prägen die neuronale Struktur und Funktion, wobei das junge Gehirn deutlich empfänglicher für diese Einflüsse ist als das

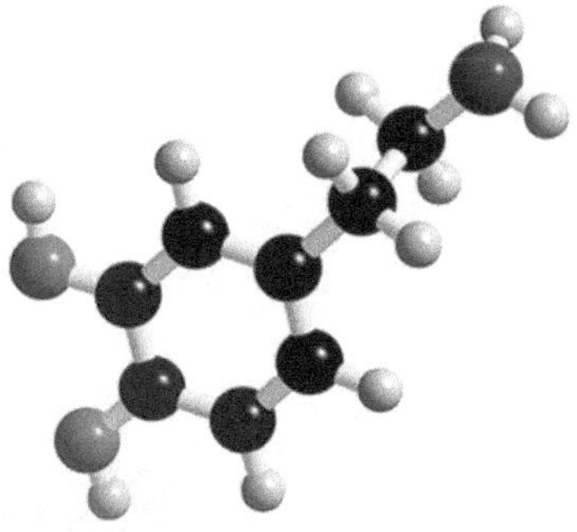

Dopamin [i20]

erwachsene [s54]. Wer ein Instrument lernt, verändert die Struktur der Hirnareale, die für die Motorik und die auditive Wahrnehmung zuständig sind [s55]. Diese strukturellen Veränderungen sind auch im Erwachsenenalter noch möglich, was die lebenslange Anpassungsfähigkeit des Gehirns verdeutlicht [s55]. Neuromodulatorische Systeme, wie das cholinerge und dopaminerge System, modulieren die Plastizität und können durch Interventionen beeinflusst werden [s51]. Individuelle Unterschiede in der neuromodulatorischen Aktivität beeinflussen die Plastizität und die kognitiven Fähigkeiten, was für personalisierte Therapien relevant ist [s51]. Kognitive Trainings können das neuronale Volumen erhöhen, ein Indikator für Neuroplastizität, jedoch sind die Langzeiteffekte und die Übertragbarkeit auf andere kognitive Bereiche begrenzt [s56]. Ältere Erwachsene rekrutieren zusätzliche neuronale Schaltkreise, um kognitive Funktionen aufrechtzuerhalten – eine Kompensation für altersbedingte neuronale Veränderungen [s56]. Auch im Alter bleibt das Gehirn durch kognitive Trainings plastisch und kann sich reorganisieren [s56]. Regelmäßiges kognitives Training kann die kognitive Funktion verbessern und das Risiko altersbedingter kognitiver Abnahme reduzieren [s56]. Sportliche Betätigung wirkt sich positiv auf die Gehirnstruktur und die kognitiven Fähigkeiten aus, was die Plastizität des Gehirns auch im Alter fördert [s57].

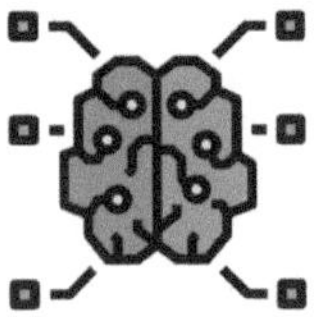

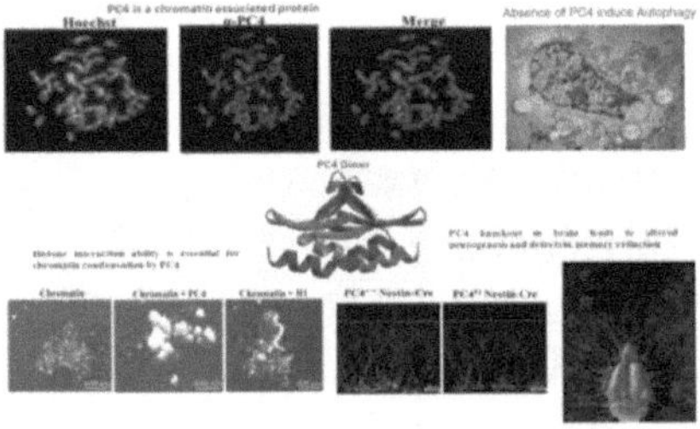

Neurogenese [i21]

Synaptische Stärke über Zeit

Zeigt, wie sich die synaptische Stärke bei wiederholter Stimulation verändert.

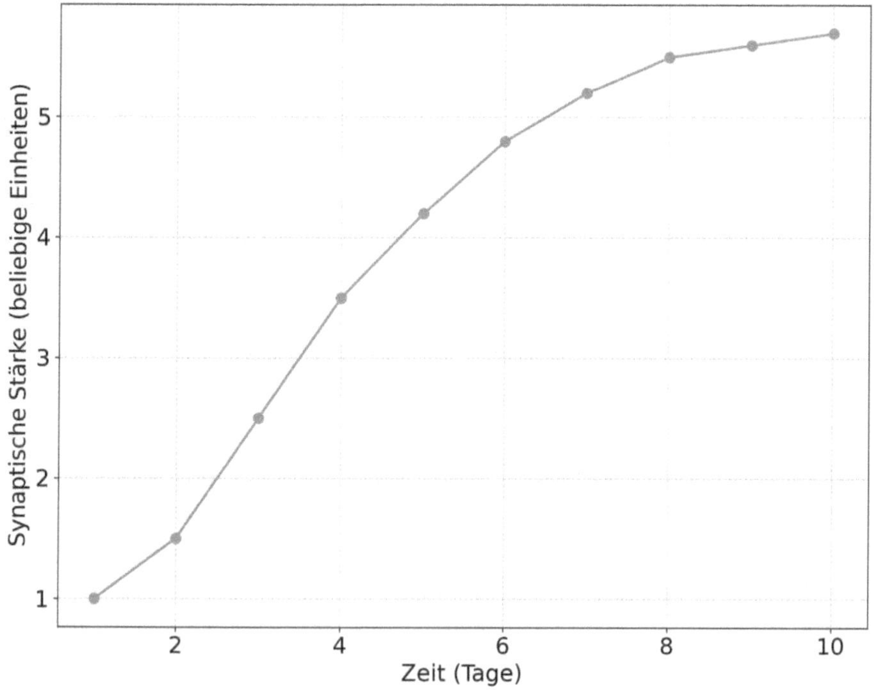

Dieser Graph demonstriert das Prinzip der Neuroplastizität. Anfänglich sind synaptische Verbindungen schwach. Mit wiederholter Stimulation (Lernen oder Übung) nimmt die Stärke dieser Verbindungen zu, was sich im aufsteigenden Trend widerspiegelt. Diese Verstärkung repräsentiert eine verbesserte Effizienz der Signalübertragung und ist die Grundlage für Lernen und Gedächtnisbildung. Das Plateau deutet auf eine Grenze des Verstärkungspotentials hin, möglicherweise aufgrund biologischer Einschränkungen.

Regenerationsfähigkeit

Das Gehirn besitzt eine bemerkenswerte Fähigkeit zur Regeneration, die als neuroplastizitaet bezeichnet wird. Diese Fähigkeit zur Anpassung und Reorganisation neuronaler Strukturen und Funktionen ist nicht nur während der Entwicklung, sondern lebenslang vorhanden [s58] [s59]. Neuroplastizität ermöglicht es dem Gehirn, auf innere und äußere Reize zu reagieren, indem es bestehende neuronale Verbindungen stärkt, neue Verbindungen zwischen Hirnarealen schafft und sogar neue Nervenzellen bildet (neurogenese) [s58] [s60]. Diese Prozesse sind dynamisch und werden von Faktoren wie Alter, genetischer Veranlagung und Umwelt beeinflusst [s60]. Die Neurogenese, die Bildung neuer Neuronen, findet auch im erwachsenen Gehirn statt, vornehmlich in Bereichen wie dem Hippocampus, der für Lernen und Gedächtnis zuständig ist [s60]. Dieser Prozess wird durch verschiedene Faktoren reguliert, darunter Hormone, Wachstumsfaktoren und Umwelteinflüsse [s60]. Eine anregende Umgebung mit kognitiven Herausforderungen kann die Neurogenese fördern und so zur Regeneration des Gehirns beitragen. Musik, die multimodale Hirnregionen aktiviert, kann langanhaltende Veränderungen in der synaptischen Stärke hervorrufen und so die Plastizität fördern [s58]. Das Erlernen eines Instruments beispielsweise führt zu strukturellen Veränderungen in den Hirnarealen, die für Motorik und auditive Verarbeitung verantwortlich sind und diese Anpassungen bleiben auch im Erwachsenenalter bestehen [s58]. Neben der Neurogenese tragen weitere Mechanismen zur Regeneration bei. Dendritisches Remodelling, die Veränderung der Struktur von Dendriten (den Empfangsantennen von Nervenzellen), ermöglicht eine Feinabstimmung der synaptischen Verbindungen [s61]. Synaptische Plastizität, die Fähigkeit von Synapsen, ihre Stärke zu verändern, ist grundlegend für Lernen und Gedächtnis. Kortikale Reorganisation, die Umverteilung von Funktionen zwischen verschiedenen Hirnarealen, ermöglicht die Kompensation von Funktionsverlusten, wie sie nach einem Schlaganfall auftreten können [s61]. Nach einem Schlaganfall zeigt das Gehirn eine

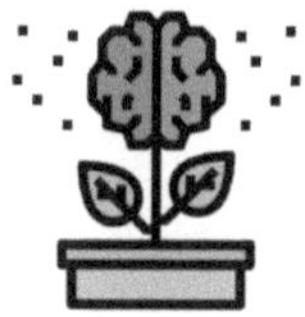

beachtliche Fähigkeit zur Erholung durch diese neuroplastischen Mechanismen [s61]. Eine frühzeitige und kontinuierliche Rehabilitation nach einem Schlaganfall maximiert die Möglichkeit neuroplastischer Veränderungen und fördert die funktionelle Erholung [s61]. Verschiedene Therapien können die Neuroplastizität gezielt fördern und die Regeneration unterstützen [s59]. Kognitive Trainings, körperliche Aktivität und nichtinvasive_hirnstimulation sind Beispiele für solche Interventionen. Die Kombination verschiedener Therapieansätze kann synergistische Effekte erzeugen und die Rehabilitationsergebnisse verbessern [s59]. Regelmäßiges kognitives Training kann kognitive Funktionen verbessern und das Risiko altersbedingter kognitiver Abnahme mindern. Sportliche Betätigung wirkt sich positiv auf die Gehirnstruktur und kognitive Fähigkeiten aus und fördert die Plastizität des Gehirns auch im Alter. Wer regelmäßig Sport treibt, unterstützt damit die Regeneration seines Gehirns und erhält seine kognitiven Fähigkeiten.

Regenerationspotenzial von Hirnregionen

Relatives Regenerationspotenzial von Hirnregionen.

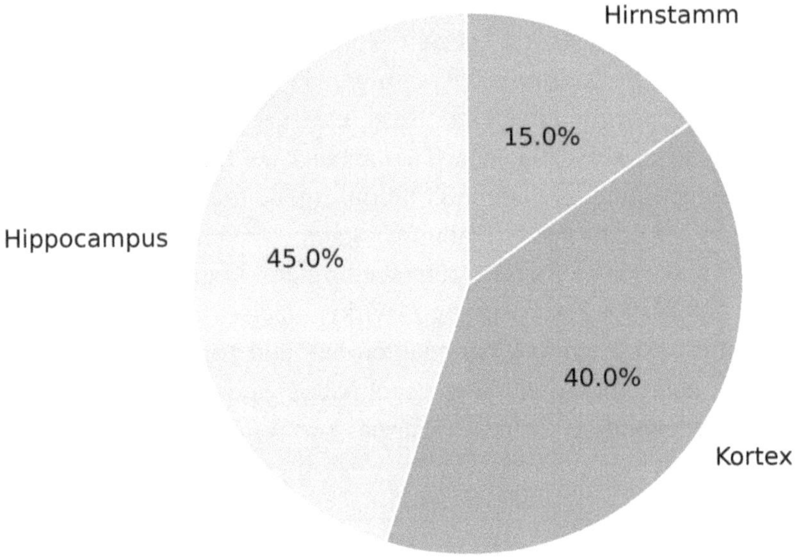

- BST: Hirnstamm
- CTX: Kortex
- HIP: Hippocampus

Der Hippocampus zeigt die höchste regenerative Kapazität, was darauf hindeutet, dass er sich am besten an Veränderungen und Erholung anpassen kann. Der Kortex zeigt ein moderates Potenzial, was auf eine gewisse Fähigkeit zur Reparatur und Plastizität hinweist. Der Hirnstamm zeigt eine begrenzte Regeneration, was seine kritische Rolle bei grundlegenden Lebensfunktionen widerspiegelt, bei denen Stabilität Vorrang vor Anpassungsfähigkeit hat.

Anpassungsmechanismen

Anpassungsmechanismen des Gehirns ermöglichen es, auf Veränderungen zu reagieren und sich diesen anzupassen. Diese Anpassungen manifestieren sich auf neuronaler Ebene durch Veränderungen in der Struktur und Funktion von Synapsen, der Bildung neuer Neuronen (neurogenese) und der Reorganisation kortikaler Areale [s62]. synaptische_plastizitaet, die Fähigkeit von Synapsen, ihre Stärke zu verändern, ist dabei grundlegend für Lern- und Gedächtnisprozesse sowie für die Erholung von Hirnverletzungen [s62]. Ein weiterer Mechanismus, die Metaplastizität, beschreibt die Veränderung der synaptischen Plastizität selbst und beeinflusst so die Anpassungsfähigkeit des Gehirns [s62]. Homöostatische Plastizität erhält die neuronale Aktivität im Gleichgewicht und trägt zur Stabilität neuronaler Netzwerke bei [s62]. Stress, ein häufiger Faktor im Alltag, beeinflusst diese Anpassungsmechanismen und kann sowohl positive als auch negative Auswirkungen auf das Gehirn haben [s63]. Chronischer Stress kann etwa zu strukturellen Veränderungen im Hippocampus und praefrontalen_kortex führen, die mit kognitiven Beeinträchtigungen einhergehen können [s63]. Umgekehrt kann die Bewältigung von Stressoren die Anpassungsfähigkeit des Gehirns stärken und die Widerstandsfähigkeit gegenüber zukünftigen Belastungen erhöhen [s63]. Musik, die multisensorische Hirnregionen aktiviert, bietet ein gutes Beispiel für die Induktion neuronaler Plastizität [s64]. Musizieren erfordert die Koordination von auditorischen, motorischen und kognitiven Prozessen und kann zu strukturellen und funktionalen Veränderungen im Gehirn führen, die sich positiv auf kognitive Fähigkeiten auswirken [s64]. Wer regelmäßig ein Instrument spielt, trainiert nicht nur seine musikalischen Fähigkeiten, sondern fördert gleichzeitig die Anpassungsfähigkeit seines Gehirns.

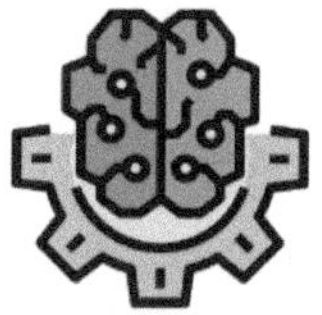

Gehirnplastizität und Anpassungsfähigkeit

Kognitive Anpassungsfähigkeit in verschiedenen Gehirnregionen und -funktionen.

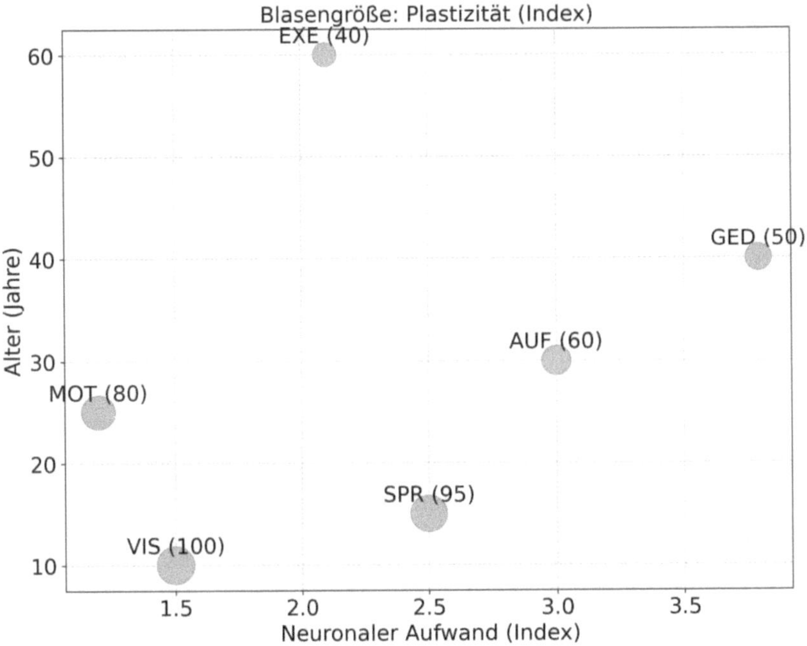

Blasengröße: Plastizität (Index)

AUF: Aufmerksamkeit

EXE: Exekutive Funkt.

GED: Gedächtnis

MOT: Motorische Fähigkeiten

SPR: Sprache

VIS: Visuelle Verarbeitung

Die Grafik zeigt unterschiedliche Plastizitätsniveaus in verschiedenen Gehirnfunktionen. Motorische Fähigkeiten und Spracherwerb zeigen eine hohe Anpassungsfähigkeit, besonders bei jüngeren Personen, was durch größere Blasen dargestellt wird. Gedächtnis und exekutive Funktionen zeigen zwar Anpassungsfähigkeit, aber weniger Plastizität, was darauf hindeutet, dass diese von anderen Faktoren als erfahrungsabhängigen Veränderungen beeinflusst werden. Die Visualisierung deutet auch auf eine mögliche Korrelation zwischen dem Plastizitätsniveau und dem für die Anpassung erforderlichen kognitiven Aufwand hin.

Konkrete Ratschläge

- Die lebenslange Formbarkeit des Gehirns, die Neuroplastizität, ermöglicht Anpassung und Lernen über alle Entwicklungsstufen hinweg.
- Die Erforschung der Interaktion von genetischen Faktoren, Umwelteinflüssen und epigenetischen Modifikationen bietet neue Perspektiven für das Verständnis individueller Unterschiede in der Plastizität.
- Zukünftige Forschung sollte die Dynamik der Neuroplastizität im Kontext von Alterungsprozessen und neurodegenerativen Erkrankungen genauer untersuchen.
- Die Entwicklung personalisierter Interventionen, die die Neuroplastizität gezielt fördern, könnte neue therapeutische Ansätze für neurologische und psychiatrische Erkrankungen eröffnen.
- Die Untersuchung der neuronalen Grundlagen von Resilienz und deren Einfluss auf die Plastizität des Gehirns verspricht neue Erkenntnisse für die Stressbewältigung und die Förderung psychischer Gesundheit.
- Die Erforschung der Auswirkungen von technologischen Entwicklungen, wie z.B. Virtual Reality, auf die Neuroplastizität könnte innovative Trainingsmethoden hervorbringen.
- Die Entwicklung von Biomarkern für Neuroplastizität könnte die Diagnostik und Therapie von neurologischen Erkrankungen verbessern.
- Die ethische Reflektion der Möglichkeiten und Grenzen der gezielten Beeinflussung der Neuroplastizität ist unerlässlich.
- Sie sind aufgefordert, die dargestellten Perspektiven kritisch zu hinterfragen und die zukünftige Forschung zur Neuroplastizität aktiv mitzugestalten.

Rückblick - 2. Gehirnentwicklung im Lebensverlauf

Dieses Kapitel hat die faszinierende Reise der Gehirnentwicklung von der pränatalen Phase bis ins Erwachsenenalter beleuchtet. Es wurde deutlich, wie dynamisch und plastisch das Gehirn im Laufe des Lebens ist und wie stark es durch Erfahrungen und Umwelteinflüsse geformt wird. Die dargestellten Entwicklungsprozesse, von der Neurogenese und Synapsenbildung bis hin zur Myelinisierung und synaptischen Reduktion, verdeutlichen die fortwährende Anpassungsfähigkeit des Gehirns an neue Herausforderungen. Besonders prägnant ist die Erkenntnis, dass diese Plastizität nicht auf die Kindheit beschränkt ist, sondern auch im Erwachsenenalter erhalten bleibt, wenn auch in abgeschwächter Form. Dies eröffnet Möglichkeiten für lebenslanges Lernen und die Kompensation von altersbedingten neuronalen Veränderungen.

Die im Kapitel beschriebenen sensiblen Phasen, insbesondere in der frühen Kindheit und Adoleszenz, unterstreichen die Bedeutung gezielter Fördermaßnahmen. Eine anregende Umgebung, reich an sensorischen, motorischen und sozialen Inputs, kann die neuronale Entwicklung positiv beeinflussen und die Grundlage für spätere kognitive und emotionale Fähigkeiten legen. Gleichzeitig verdeutlicht die Anfälligkeit des sich entwickelnden Gehirns für negative Einflüsse wie Deprivation oder Substanzkonsum die Notwendigkeit präventiver Maßnahmen. Hierbei gilt es, die individuellen Bedürfnisse und Entwicklungsverläufe zu berücksichtigen, um passgenaue Unterstützung anbieten zu können. Die Umsetzung solcher Maßnahmen erfordert interdisziplinäre Zusammenarbeit zwischen Pädagogen, Therapeuten und Eltern, wobei auch gesellschaftliche Rahmenbedingungen, wie der Zugang zu frühkindlicher Bildung und Gesundheitsversorgung, eine entscheidende Rolle spielen.

Die im Kapitel dargestellten Erkenntnisse werfen auch kritische Fragen auf. So ist die Interaktion von genetischen Faktoren und Umwelteinflüssen bei der Gehirnentwicklung weiterhin Gegenstand intensiver Forschung. Die zunehmende Digitalisierung unserer Lebenswelt stellt eine neue Herausforderung dar, deren Auswirkungen auf die neuronale Entwicklung, insbesondere im Jugendalter, noch nicht vollständig erfasst sind. Die Erforschung des Zusammenhangs zwischen Gehirnentwicklung und psychischer Gesundheit gewinnt zunehmend an Bedeutung, da viele psychische Erkrankungen ihren Ursprung in der Kindheit oder Adoleszenz haben. Ein tieferes Verständnis dieser Zusammenhänge kann dazu beitragen, präventive Maßnahmen zu entwickeln und frühzeitig therapeutisch einzugreifen.

Abschließend lässt sich festhalten, dass das Verständnis der Gehirnentwicklung im Lebensverlauf essentiell ist, um individuelles Lernen und Entwicklungspotenziale optimal zu fördern. Die Erkenntnisse der Neurowissenschaften bieten wertvolle Anhaltspunkte für die Gestaltung von Bildungs- und Erziehungsprozessen sowie für die Entwicklung präventiver und therapeutischer Interventionen. Die weitere Erforschung der komplexen Interaktionen zwischen genetischen Faktoren, Umwelt und neuronaler Plastizität wird dazu beitragen, die lebenslange Anpassungsfähigkeit des Gehirns noch besser zu verstehen und gezielt zu nutzen. Dabei sollte der Fokus stets auf einem ganzheitlichen Ansatz liegen, der die individuellen Bedürfnisse und Entwicklungsverläufe in den Mittelpunkt stellt.

3. Gehirnmedizin und Gesundheit

Was geschieht, wenn unser komplexestes Organ aus dem Gleichgewicht gerät? Das menschliche Gehirn benötigt für seine Funktion präzise Bedingungen und eine kontinuierliche Versorgung mit Nährstoffen. Die moderne Medizin hat bemerkenswerte Fortschritte im Verständnis der Zusammenhänge zwischen Gehirngesundheit und Lebensweise erzielt. Von der Prävention bis zur Rehabilitation eröffnen sich neue Perspektiven für die Behandlung neurologischer Erkrankungen. Die faszinierenden Erkenntnisse der letzten Jahre werfen dabei ein völlig neues Licht auf die Frage, wie wir unser Gehirn ein Leben lang gesund erhalten können.

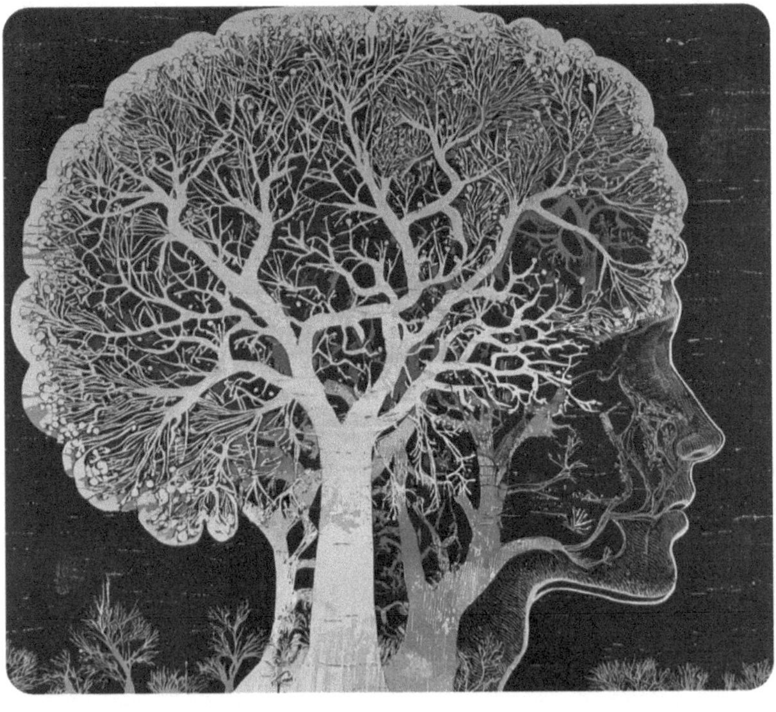

3. 1 Gehirnschaden

Hirnschäden stellen eine immense Herausforderung für Medizin und Betroffene dar. Prävention umfasst Maßnahmen von Schutzkleidung bis zur Reduktion von Risikofaktoren wie Stress. Die Rehabilitation nutzt die Neuroplastizität des Gehirns, um verlorene Funktionen wiederherzustellen – von Bewegungstherapie bis zu innovativen Technologien wie Hirnstimulation und virtueller Realität. Zusätzlich bieten medikamentöse und therapeutische Ansätze weitere Möglichkeiten, die Folgen von Hirnschäden zu behandeln. Erfahren Sie in diesem Kapitel mehr über die vielfältigen Strategien im Kampf gegen Hirnschäden und für ein besseres Leben nach einer Hirnverletzung.

Effektive Behandlung von Hirnschäden erfordert oft eine Kombination verschiedener Therapieansätze, die sowohl etablierte Methoden als auch innovative Technologien nutzen, um die individuellen Bedürfnisse der Patienten zu adressieren und optimale Ergebnisse zu erzielen.

Präventionsmaßnahmen

Präventionsmaßnahmen zielen darauf ab, das Risiko von Hirnschäden zu reduzieren oder deren Folgen zu minimieren. Ein wichtiger Aspekt ist der Schutz vor traumatischen Hirnverletzungen. Helme beim Fahrradfahren oder beim Sport reduzieren die Schwere von Kopfverletzungen. [s65] Neben solchen mechanischen Schutzmaßnahmen ist die Vermeidung von wiederholten Kopfverletzungen, besonders im Sport, entscheidend für den Schutz vor langfristigen Schäden. [s65] Auch bei leichten traumatischen Hirnverletzungen ist eine standardisierte Erfassung und Behandlung wichtig. [s66] Die Forschung unterstreicht die Bedeutung geschlechtsspezifischer Faktoren bei der Entstehung, Behandlung und Erforschung von Hirnschäden. [s66] Daher sollten Präventionsstrategien und Therapien diese Unterschiede berücksichtigen und sowohl für Männer als auch für Frauen optimiert werden. [s66] Ein weiterer Schwerpunkt der Prävention liegt auf der Reduktion von Schlaganfallrisikofaktoren. Die Kontrolle dieser Faktoren kann nicht nur Schlaganfälle verhindern, sondern möglicherweise auch das Risiko für Demenz verringern. [s67] Aktuelle Forschung befasst sich zudem mit Umwelteinflüssen wie Stress oder chemischen Substanzen und deren Auswirkungen auf neurologische Erkrankungen. [s67] Die gewonnenen Erkenntnisse aus der Schlaganfallprävention sollen zukünftig auch auf andere neurologische Störungen angewendet werden. [s67] Wie diese Beispiele zeigen, umfasst die Prävention von Hirnschäden ein breites Spektrum von Maßnahmen, von der Reduktion individueller Risikofaktoren bis hin zu gesellschaftlichen Strategien wie der Verbesserung von Sicherheitsstandards.

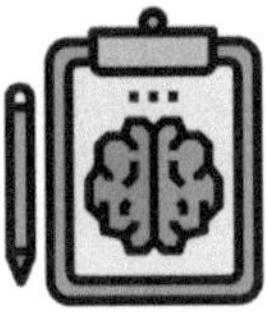

Neurologische Erkrankungen

Neurologische Erkrankungen umfassen ein breites Spektrum von Störungen des Nervensystems, die das Gehirn, das Rückenmark und die peripheren Nerven betreffen können. Die Erforschung neurologischer Erkrankungen zielt darauf ab, die zugrundeliegenden Mechanismen zu verstehen und neue Behandlungsmöglichkeiten zu entwickeln.

Traumatische Hirnverletzungen

Traumatische Hirnverletzungen entstehen durch äußere Gewalteinwirkung auf den Kopf und können je nach Schweregrad zu unterschiedlichen Beeinträchtigungen der Gehirnfunktionen führen. Die Forschung konzentriert sich unter anderem auf die Entwicklung neuer diagnostischer und therapeutischer Verfahren zur Verbesserung der Behandlung und Rehabilitation von Patienten mit traumatischen Hirnverletzungen.

Wirksamkeit von Präventionsmaßnahmen gegen Gehirnschäden

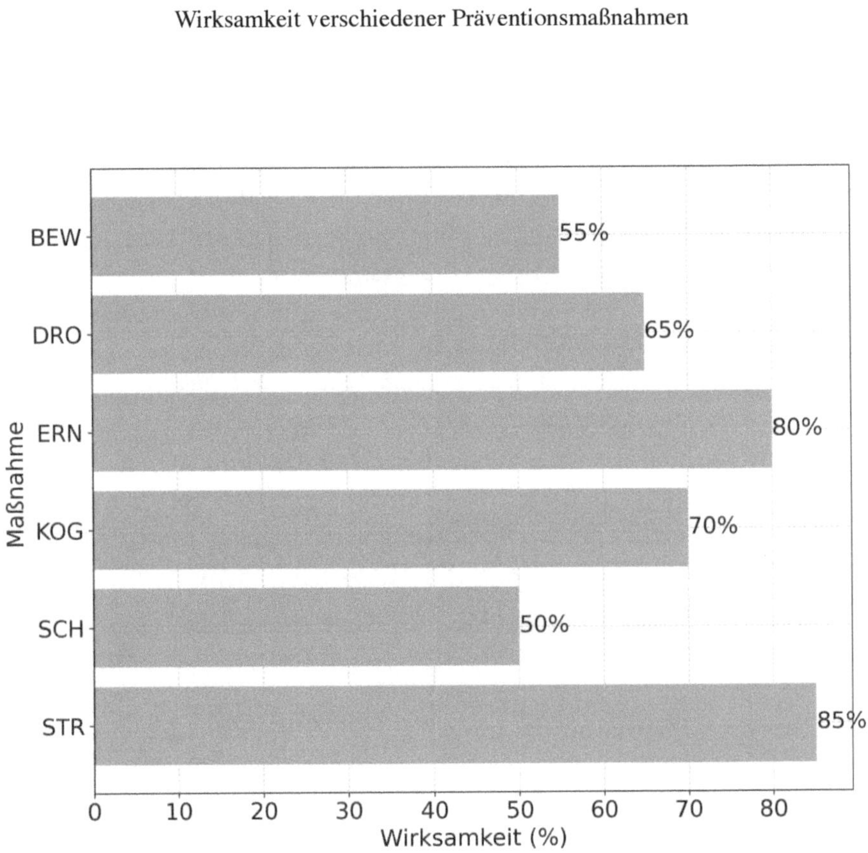

BEW: Regelmäßige Bewegung
DRO: Kein Drogenkonsum
ERN: Gesunde Ernährung
KOG: Kognitive Stimulation
SCH: Ausreichend Schlaf
STR: Stressmanagement

Regelmäßige Bewegung und kognitive Stimulation zeigen die höchste Wirksamkeit, während eine gesunde Ernährung und ausreichend Schlaf ebenfalls wichtige Faktoren sind. Stressmanagement und der Verzicht auf Drogenkonsum haben einen moderaten, aber dennoch relevanten Einfluss auf die Gehirngesundheit.

Rehabilitationsmethoden

Rehabilitationsmethoden nach einem Hirnschaden konzentrieren sich auf die Wiederherstellung verlorener Funktionen und die Verbesserung der Lebensqualität. Ein wichtiger Ansatz nutzt die neuroplastizitaet, die Fähigkeit des Gehirns, sich neu zu organisieren und anzupassen. [s68] Durch gezieltes Training können neuronale Verbindungen gestärkt und neue gebildet werden, was die Wiedererlangung von Fähigkeiten ermöglicht. So zwingen beispielsweise bei der einschränkungsinduzierten Bewegungstherapie Therapeuten Patienten, das betroffene Körperglied im Alltag einzusetzen, um die neuronale Reorganisation zu fördern und die Funktion zu verbessern. [s68] Wiederholtes Üben spezifischer motorischer Aufgaben stärkt die synaptischen_verbindungen und unterstützt ebenfalls die kortikale_reorganisation. [s68] Kognitive Rehabilitationstechniken setzen strukturierte Übungen ein, um Funktionen wie Gedächtnis, Aufmerksamkeit und Problemlösung zu verbessern. Darüber hinaus bieten virtuelle Realität und spielerische Ansätze interaktive Umgebungen, die die Motivation der Patienten steigern und die neuronale Reorganisation durch gezielte Übungen fördern. [s68] Auch für die Wiederherstellung von Sprache und Kommunikation nach einem Hirnschaden kommen neuroplastische Ansätze zum Einsatz. [s68] Ergänzend zu diesen etablierten Methoden eröffnen technologische Fortschritte neue Möglichkeiten in der Neurorehabilitation. Nicht-invasive Hirnstimulationsverfahren wie die repetitive transkranielle Magnetstimulation (rTMS), die transkranielle Gleichstromstimulation (tDCS) und die transkranielle Wechselstromstimulation (tACS) beeinflussen die neuronale Aktivität und können die kognitive Leistung verbessern. [s69] Während rTMS neuronale Aktivität stimuliert und hemmende oder anregende Effekte auslösen kann, moduliert tDCS die kortikale Aktivität durch einen milden elektrischen Strom. [s69] tACS wiederum stimuliert natürliche Gehirnwellen bei bestimmten Frequenzen. [s69] Auch die Niederenergetische Lasertherapie (LLLT) zeigt vielversprechende

Ergebnisse durch neuroprotektive Eigenschaften, die den Zelltod reduzieren und die Bildung neuer Blutgefäße sowie die neurogenese fördern. [s69] Virtuelle Realität (VR) bietet eine sichere Umgebung für motorische und kognitive Rehabilitation und hat sich bei der Verbesserung von Bewegungsfähigkeiten und exekutiven Funktionen als wirksam erwiesen. [s69] Diese Verfahren ermöglichen personalisierte Ansätze, die auf die individuellen Bedürfnisse der Patienten zugeschnitten sind. [s68] So kann unter anderem durch virtuelle Realität ein Patient in einer simulierten Umgebung alltägliche Aufgaben üben, ohne den Risiken der realen Welt ausgesetzt zu sein. Die Kombination von traditionellen Rehabilitationsmethoden mit innovativen Technologien bietet ein breites Spektrum an Möglichkeiten, um die Erholung nach einem Hirnschaden zu unterstützen und die Lebensqualität der Betroffenen zu verbessern.

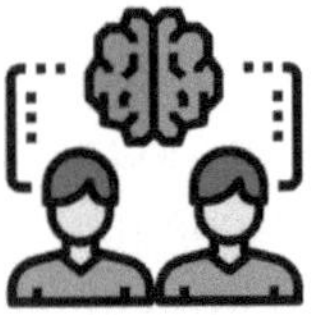

Rehabilitationsmethoden bei Hirnverletzungen

Verteilung der Rehabilitationsansätze für die Genesung von Hirnverletzungen.

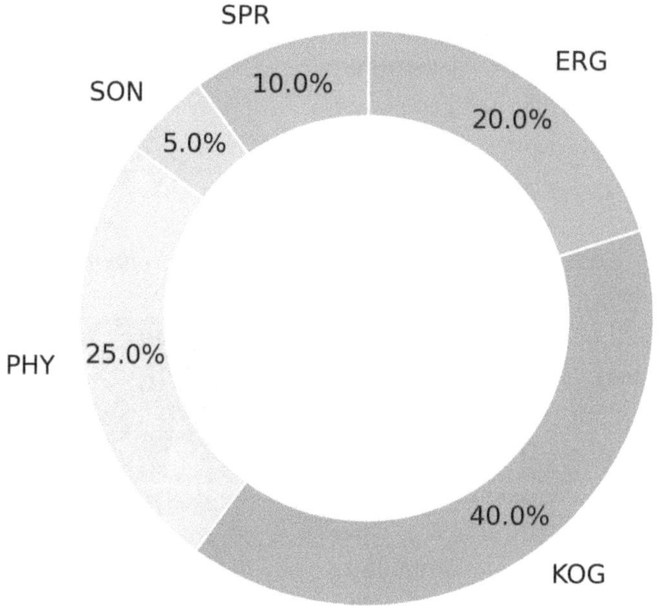

ERG: Ergotherapie

PHY: Physiotherapie

SPR: Sprach- und Sprechtherapie

KOG: Kognitive Rehabilitation

SON: Sonstige Therapien

Die kognitive Rehabilitation stellt den größten Teil der Therapien dar und unterstreicht ihre Bedeutung bei der Behandlung kognitiver Beeinträchtigungen. Physio- und Ergotherapie spielen, wenn auch in kleinerem Umfang, eine entscheidende Rolle bei der Wiedererlangung der motorischen Funktion und Selbstständigkeit. Die Sprach- und Sprechtherapie behandelt Kommunikationsprobleme, während die Kategorie 'Sonstige' wahrscheinlich neue Therapieformen und individualisierte Ansätze umfasst.

Therapieansätze

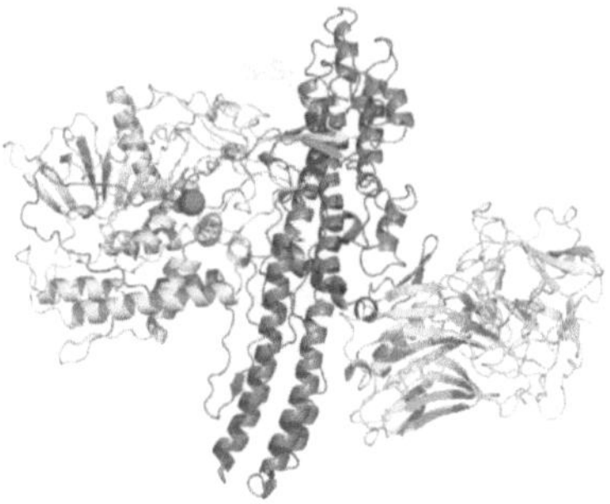

Botulinumtoxin [i22]

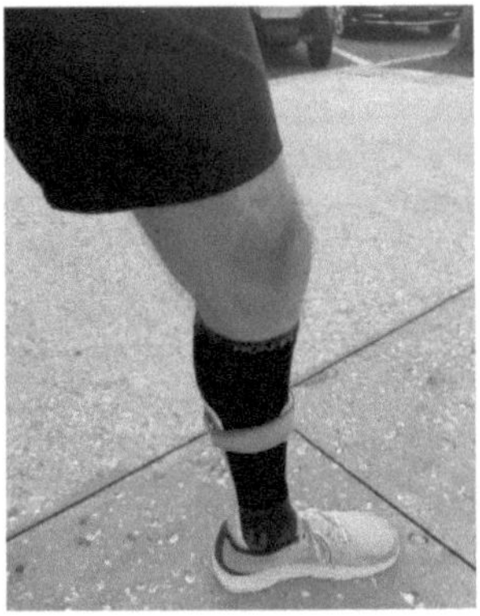

Orthese [i23]

Therapieansätze bei Hirnschäden verfolgen das Ziel, verlorene Funktionen wiederherzustellen und die Lebensqualität zu steigern. Neben den im vorherigen Abschnitt genannten Rehabilitationsmethoden, wie etwa der einschraenkungsinduzierten_bewegungstherapie oder kognitiven Rehabilitationstechniken, existieren weitere Behandlungsstrategien, die je nach Art und Schweregrad des Hirnschadens zum Einsatz kommen. Bei traumatischen Hirnverletzungen konzentriert sich die Akutbehandlung auf die Stabilisierung der Vitalfunktionen und die Vermeidung weiterer Schädigungen. [s70] Medikamentöse Therapien können Schmerzen lindern, Krampfanfälle unterdrücken, die Blutgerinnung regulieren, den Hirndruck senken und die Durchblutung fördern. [s70] Zusätzlich können Stimulanzien, Antidepressiva und angstlösende Medikamente verabreicht werden, um die Symptome zu behandeln. [s70] Bei Zerebralparese, einer frühkindlichen Hirnschädigung, zielt die Behandlung auf die Verbesserung der motorischen und kognitiven Fähigkeiten ab. Physiotherapie und Ergotherapie fördern die Muskelkraft, das Gleichgewicht und die Bewältigung alltäglicher Aktivitäten. [s71] Medikamente, wie etwa Botulinumtoxin, können überaktive Muskeln entspannen, während Hilfsmittel wie Orthesen oder Rollstühle die Mobilität und Kommunikation unterstützen. [s71] Pharmakologische Therapien, die auf die Neuroplastizität abzielen, verbessern die synaptische Übertragung und unterstützen die funktionelle Wiederherstellung. [s72] Kognitive Trainingsprogramme und Neuromodulationstechniken, wie die transkranielle Magnetstimulation, bieten weitere Möglichkeiten zur Rehabilitation. [s72] Durch die Kombination verschiedener Therapieansätze können synergistische Effekte erzielt und die Rehabilitationsergebnisse verbessert werden. [s72] Ein Patient mit motorischen Einschränkungen nach einem Schlaganfall könnte etwa durch Physiotherapie, kognitive Trainingsprogramme und den Einsatz von gehirncomputerschnittstellen seine motorischen Funktionen verbessern und seine Selbstständigkeit im Alltag zurückgewinnen. Gehirn-Computer-Schnittstellen erlauben es, externe Geräte mithilfe neuronaler Signale zu steuern, was die Neuroplastizität fördert. [s73] Sprach- und Sprechtherapie unterstützt die Wiedererlangung der Kommunikationsfähigkeit nach Hirnschäden, während die Berufstherapie auf die Wiederherstellung der Fähigkeit zur Durchführung alltäglicher Aufgaben und das Erreichen funktionaler Unabhängigkeit fokussiert. [s73]

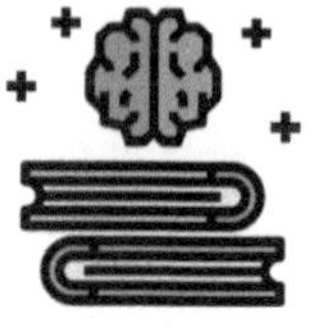

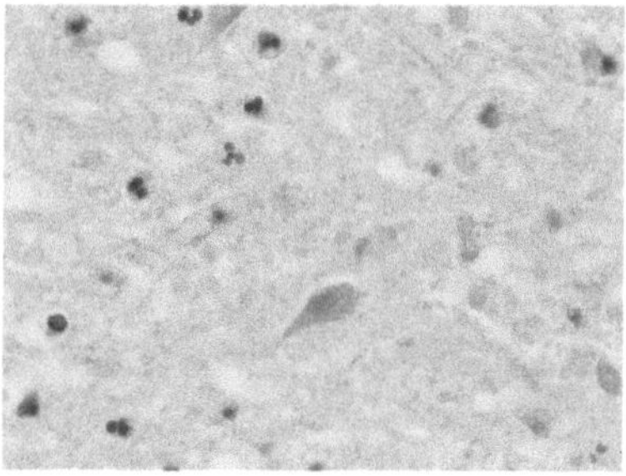

Schlaganfall [i24]

Gut zu wissen

Berufstherapie

Eine Therapieform, die Menschen nach einer Hirnschädigung dabei unterstützt, alltägliche Aktivitäten und berufliche Aufgaben wieder ausführen zu können.

Kognitive Rehabilitationstechniken

Übungen und Strategien, die darauf abzielen, kognitive Funktionen wie Gedächtnis, Aufmerksamkeit und Problemlösungsfähigkeiten nach einer Hirnschädigung zu verbessern.

Sprach- und Sprechtherapie

Eine Therapieform, die Menschen mit Sprach- und Sprechstörungen nach Hirnschäden hilft, ihre Kommunikationsfähigkeiten zu verbessern oder wiederzuerlangen.

Transkranielle Magnetstimulation

Eine nicht-invasive Methode der Hirnstimulation, bei der magnetische Impulse verwendet werden, um die Aktivität in bestimmten Hirnregionen zu beeinflussen und so die Rehabilitation nach Hirnschäden zu unterstützen.

Therapieansätze bei Hirnschäden

Wirksamkeit von Therapien zur Rehabilitation von Hirnverletzungen

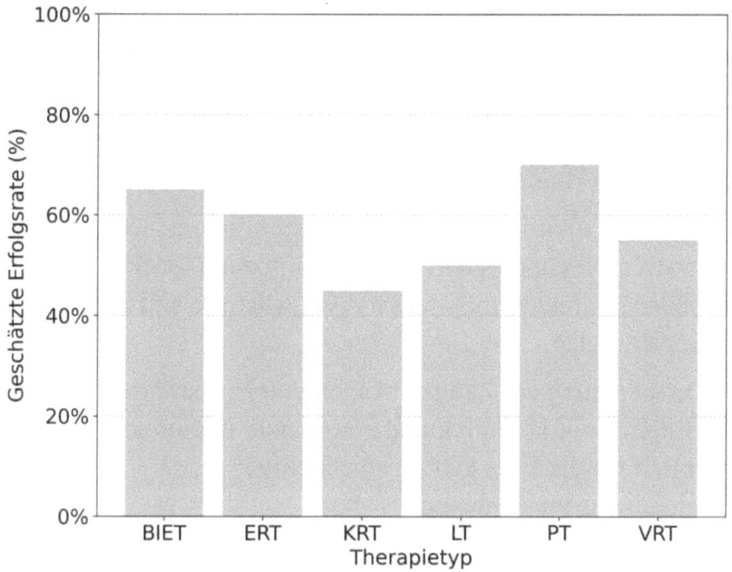

BIET: Bewegungseinschränkende Induzierte Therapie

ERT: Ergotherapie

KRT: Kognitive Rehabilitationstherapie

LT: Logopädie-Therapie

PT: Physiotherapie

VRT: Virtuelle Realitätstherapie

Während die bewegungseinschränkende induzierte Therapie (BIET) vielversprechende Ergebnisse bei der Wiederherstellung der motorischen Funktion zeigt, variiert die Wirksamkeit der kognitiven Rehabilitationstherapie (KRT) je nach kognitivem Bereich. Die virtuelle Realitätstherapie (VRT) zeigt Potenzial, erfordert jedoch weitere Forschung zur Festigung ihrer Wirksamkeit. Insgesamt deuten die Daten darauf hin, dass ein mehrdimensionaler Ansatz, der verschiedene Therapien kombiniert, wahrscheinlich den umfassendsten Nutzen für Patienten bringt.

Konkrete Ratschläge

- Hirnschäden stellen eine komplexe Herausforderung für die Medizin dar, deren Bewältigung innovative und interdisziplinäre Ansätze erfordert.
- Die Erforschung der individuellen Reaktionen auf Schädigungen, insbesondere unter Berücksichtigung genetischer und epigenetischer Faktoren, ist entscheidend für personalisierte Therapien.
- Die Entwicklung zielgerichteter pharmakologischer Interventionen, die regenerative Prozesse im Gehirn stimulieren, bietet vielversprechende Möglichkeiten.
- Die Kombination von etablierten Rehabilitationsmethoden mit innovativen Technologien, wie Gehirn-Computer-Schnittstellen und virtueller Realität, ermöglicht individualisierte und adaptive Therapieansätze.
- Die Erforschung der Langzeitfolgen von Hirnschäden, insbesondere im Hinblick auf kognitive und emotionale Beeinträchtigungen, ist essentiell für die Entwicklung nachhaltiger Unterstützungsmaßnahmen.
- Sie sollten die Bedeutung der Prävention von Hirnschäden, beispielsweise durch die Reduktion von Risikofaktoren wie Bluthochdruck und Diabetes, berücksichtigen.
- Die Förderung von Forschung zur Verbesserung diagnostischer Verfahren, die eine frühzeitige Erkennung von Hirnschäden ermöglichen, ist von großer Bedeutung.
- Die Entwicklung neuer Biomarker könnte die Früherkennung und Verlaufskontrolle von Hirnschäden verbessern und die Entwicklung zielgerichteter Therapien beschleunigen.

3. 2 Gehirnenergie

Das Gehirn benötigt enorme Energiemengen für komplexe Prozesse wie Nervenimpulse und Neurotransmittersynthese. Diese Energie, hauptsächlich aus Glukose gewonnen, stellt die Grundlage für kognitive Funktionen dar. Doch die Energieversorgung des Gehirns ist anfällig für Störungen durch Faktoren wie unausgewogene Ernährung, vaskuläre Probleme oder neurodegenerative Erkrankungen. Neben Glukose spielen alternative Energiequellen wie Laktat und Ketonkörper eine wichtige Rolle, insbesondere unter besonderen Stoffwechselbedingungen. Darüber hinaus beeinflussen Faktoren wie Schlaf, Musik und Bewegung die kognitive Leistungsfähigkeit. Verstehen Sie die komplexen Zusammenhänge der Gehirnenergie und entdecken Sie, wie diese die Gesundheit und Leistungsfähigkeit Ihres Gehirns beeinflusst.

Die Energieversorgung des Gehirns ist ein komplexes Zusammenspiel verschiedener Faktoren, das über die reine Glukosezufuhr hinausgeht und Ernährung, Schlaf, Bewegung, soziale Interaktion und kognitives Training umfasst, um optimale Gehirnfunktion und -gesundheit zu gewährleisten.

Stoffwechselprozesse

Stoffwechselprozesse im Gehirn sind komplex und eng mit der Energieversorgung und Funktion von Neuronen verknüpft. Das Gehirn benötigt für seine Aktivität große Mengen an Energie, etwa 20% des gesamten Körperenergiebedarfs [s74] [s75]. Diese Energie wird hauptsächlich aus Glukose gewonnen, die über den Blutkreislauf ins Gehirn transportiert wird. Neuronen, die 75% bis 80% der im Gehirn produzierten Energie verbrauchen [s75], nutzen diese Glukose zusammen mit Sauerstoff zur Energiegewinnung. Diese Energie ist für die Aufrechterhaltung des Ruhemembranpotentials, die Erzeugung und Weiterleitung von Nervenimpulsen sowie die Synthese von Neurotransmittern und anderen wichtigen Molekülen unerlässlich. Die Energieanforderungen im Gehirn sind dynamisch und nicht gleichmäßig verteilt [s75]. Sie steigen in den aktiven Hirnregionen an, was eine flexible Anpassung der Energieversorgung erfordert. Diese Anpassung erfolgt durch die sogenannte neurovaskuläre Kopplung, die den Blutfluss und damit die Zufuhr von Sauerstoff und Glukose an die aktiven Neuronen reguliert [s75]. Astrozyten, eine Art von Gliazellen, spielen dabei eine Schlüsselrolle [s75]. Sie registrieren die neuronale Aktivität und signalisieren den Blutgefäßen, die Durchblutung in den aktiven Bereichen zu erhöhen. Eine Hypothese besagt, dass Astrozyten auch Laktat produzieren, das von Neuronen als zusätzlicher Energielieferant genutzt werden kann [s75]. Die Ernährung hat einen direkten Einfluss auf die Stoffwechselprozesse und die kognitive Funktion des Gehirns [s76]. Eine ausreichende Zufuhr von Omega-3-Fettsäuren unterstützt die synaptische Funktion und kognitive Prozesse [s76]. Im Gegensatz dazu kann eine Ernährung mit vielen gesättigten Fettsäuren die molekularen Grundlagen kognitiver Prozesse beeinträchtigen [s76]. Die Nahrungsaufnahme beeinflusst nicht nur die Energiebereitstellung, sondern auch die synaptische_plastizitaet, die Fähigkeit des Gehirns, seine Verbindungen zu verändern und sich an neue Informationen anzupassen [s76]. Hormone wie Leptin und Ghrelin, die im Magen-

Darm-Trakt produziert werden, beeinflussen die kognitive Funktion und das emotionale Wohlbefinden [s76]. Weitere wichtige Faktoren sind BDNF (Brain-Derived Neurotrophic Factor), Insulin und IGF1 (Insulin-like Growth Factor 1), die die synaptische Aktivität und kognitive Verarbeitung modulieren [s76]. Eine Kombination aus gesunder Ernährung und regelmäßiger Bewegung verstärkt die positiven Effekte auf die synaptische Plastizität und die kognitive Funktion [s76]. Auch eine kalorische Restriktion kann die synaptische Plastizität fördern [s76]. Die Aufnahme von Antioxidantien bietet Schutz vor oxidativem Stress [s76]. Etwa der tägliche Verzehr von Beeren, die reich an Antioxidantien sind, kann dazu beitragen, die kognitive Leistungsfähigkeit zu erhalten. Störungen der Stoffwechselprozesse können schwerwiegende Folgen für die Gehirnfunktion haben. Bei neurodegenerativen Erkrankungen kommt es zu einer reduzierten Glukoseaufnahme und einer verminderten Energieproduktion [s74]. Chronische Entzündungen im Gehirn, die durch Fehlfunktionen der Gliazellen entstehen, können die normale Funktion der Neuronen beeinträchtigen [s74]. Vaskuläre Probleme, wie Arteriosklerose oder Mini-Schlaganfälle, gefährden die Blutzufuhr zum Gehirn und damit die Versorgung mit Sauerstoff und Nährstoffen [s74]. Sauerstoffmangel (Hypoxie) und oxidativer Stress sind wichtige Faktoren, die die neuronale Funktion regulieren und bei neurodegenerativen Erkrankungen eine Rolle spielen [s75]. HIF-1α (Hypoxie-induzierbarer Faktor 1 alpha) ist ein zentraler Regulator der Reaktion auf Hypoxie und beeinflusst die metabolische Anpassung von Neuronen [s75]. Störungen im oxidativen Metabolismus und in der mitochondrialen Funktion sind charakteristisch für neurodegenerative Erkrankungen [s75].

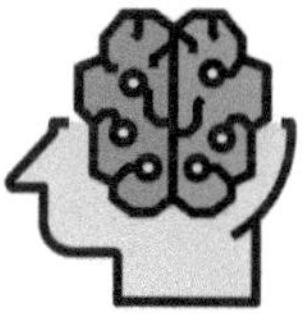

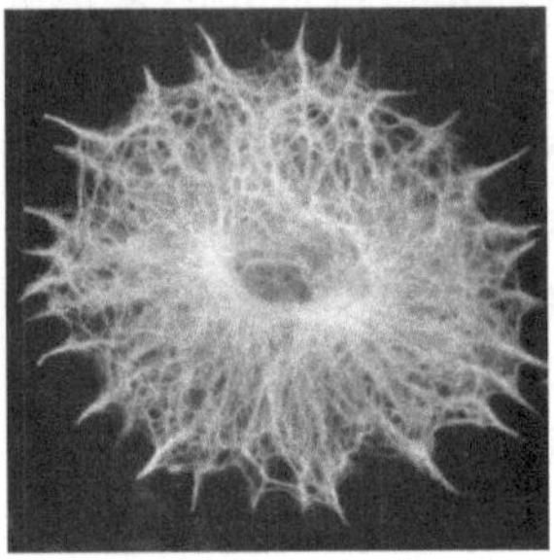

Astrozyt [i25]

Gut zu wissen

Kalorische Restriktion

Kalorische Restriktion, also eine reduzierte Kalorienzufuhr ohne Mangelernährung, kann die synaptische Plastizität und die Widerstandsfähigkeit des Gehirns gegenüber Schädigungen erhöhen.

Neurovaskuläre Kopplung

Die neurovaskuläre Kopplung beschreibt den Mechanismus, der die lokale Blutversorgung an die neuronale Aktivität anpasst. Eine erhöhte neuronale Aktivität führt zu einer Erweiterung der Blutgefäße und somit zu einer verstärkten Zufuhr von Sauerstoff und Glukose.

Oxidativer Stress

Oxidativer Stress entsteht durch ein Ungleichgewicht zwischen der Produktion von freien Radikalen und der Fähigkeit des Körpers, diese zu neutralisieren. Oxidativer Stress kann zu Zellschäden führen und spielt eine Rolle bei der Entstehung neurodegenerativer Erkrankungen.

Ruhemembranpotential

Das Ruhemembranpotential ist die elektrische Spannung, die über der Zellmembran eines Neurons im Ruhezustand besteht. Die Aufrechterhaltung dieses Potentials erfordert Energie und ist essentiell für die Fähigkeit des Neurons, auf Reize zu reagieren.

Energieverbrauch der Hirnregionen

Energieverbrauch nach Hirnregion, skaliert nach Regionsvolumen.

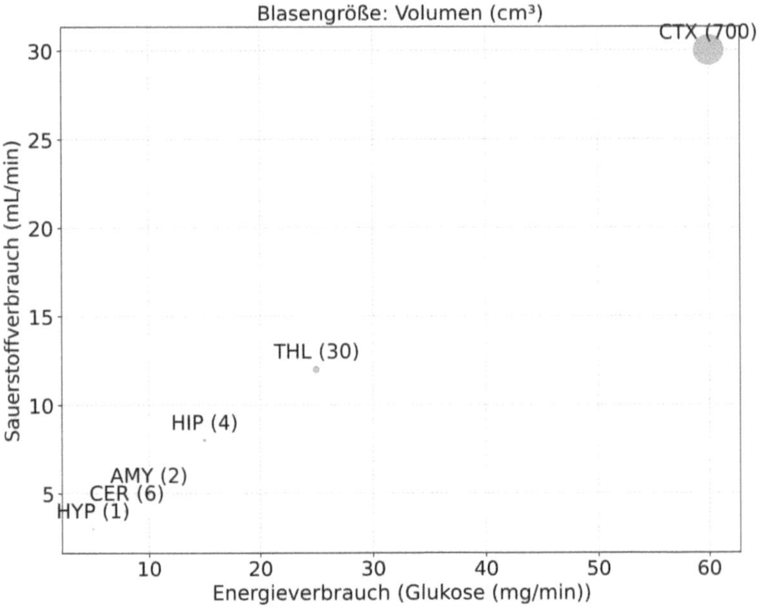

Blasengröße: Volumen (cm3)

AMY: Amygdala	CER: Kleinhirn
CTX: Kortex	HIP: Hippocampus
HYP: Hypothalamus	THL: Thalamus

Die visuelle Darstellung hebt den erheblichen Energiebedarf bestimmter Hirnregionen trotz ihrer unterschiedlichen Größen hervor. Größere Regionen wie der Kortex zeigen trotz ihres signifikanten Energieverbrauchs eine relativ geringere Energiedichte im Vergleich zu kleineren, aber hochaktiven Bereichen wie dem Hippocampus. Dies deutet darauf hin, dass spezifische Funktionen wie Gedächtnisbildung und kognitive Verarbeitung unverhältnismäßig hohe Energieeinsätze erfordern.

Energieversorgung

Die Energieversorgung des Gehirns basiert primär auf Glukose, doch alternative Substrate gewinnen an Bedeutung, insbesondere unter besonderen Stoffwechselbedingungen. So kann das Gehirn Laktat, ein Nebenprodukt des Glukosestoffwechsels, direkt aus dem Blut aufnehmen und verwerten [s77]. Dies ist nicht nur während körperlicher Aktivität, wenn die Laktatproduktion im Körper erhöht ist, von Bedeutung, sondern auch im Ruhezustand trägt Laktat zur Energieversorgung des Gehirns bei [s77]. Studien zeigen, dass der Anteil von Laktat an der gesamten Energiebereitstellung des Gehirns im Ruhezustand etwa 8 % beträgt und unter Belastung, etwa bei Laktatinfusion oder sportlicher Betätigung, auf bis zu 27% ansteigen kann [s77]. Die Fähigkeit des Gehirns, Laktat zu nutzen, erweitert die Flexibilität seiner Energieversorgung und unterstreicht die komplexe Interaktion zwischen verschiedenen Stoffwechselwegen. Zusätzlich zu Laktat können auch Ketonkörper, die bei längerem Fasten oder kohlenhydratarmer Ernährung vermehrt in der Leber gebildet werden, als alternative Energiequelle dienen [s78]. Sowohl während der Entwicklung als auch im erwachsenen Gehirn sind die notwendigen Enzyme für die Verwertung von Ketonkörpern vorhanden [s78]. In Situationen mit Glukosemangel, wie etwa bei Hypoglykämie, kann das Gehirn kurzfristig auf Glykogen und Aminosäuren zurückgreifen, allerdings sind diese Reserven begrenzt [s78]. Ein anhaltender Mangel an Glukose oder Sauerstoff führt zu einer Beeinträchtigung der Gehirnfunktion und kann letztlich zum Zelltod führen [s78]. Die Bedeutung einer kontinuierlichen und ausreichenden Versorgung des Gehirns mit Energie wird durch die Tatsache unterstrichen, dass Neuronen, die Hauptverbraucher der im Gehirn produzierten Energie, Glukose und Laktat für die Aufrechterhaltung ihrer Funktionen benötigen [s79]. Simulationen zeigen, dass Glukose effizient zu Neuronen transportiert wird, wo sie verstoffwechselt wird und unter anderem zur Bildung von Laktat beiträgt [s79]. Dieser neuronale Laktat

kann wiederum von benachbarten Zellen, etwa Astrozyten, aufgenommen und weiterverarbeitet werden, was die Bedeutung des Laktat-Shuttles zwischen Neuronen und Gliazellen für die Energiehomöostase im Gehirn unterstreicht [s80]. Astrozyten spielen auch eine wichtige Rolle bei der Glykogenolyse, der Umwandlung von Glykogen in Laktat, welches dann Neuronen als Energiequelle zur Verfügung steht, insbesondere bei erhöhtem Energiebedarf [s80]. Diese komplexen Stoffwechselvorgänge verdeutlichen die fein abgestimmte Regulation der Energieversorgung im Gehirn und die Bedeutung verschiedener Substrate für die Aufrechterhaltung der neuronalen Funktion. Eine ausgewogene Ernährung, die reich an komplexen Kohlenhydraten, gesunden Fetten und ausreichend Proteinen ist, unterstützt die optimale Versorgung des Gehirns mit Energie und trägt zur langfristigen Gesundheit des Gehirns bei. So kann etwa der regelmäßige Verzehr von Vollkornprodukten, die komplexe Kohlenhydrate liefern und den Blutzuckerspiegel stabil halten, die kontinuierliche Energieversorgung des Gehirns gewährleisten.

Energiequellen des Gehirns

Verteilung der Energiequellen für die Gehirnfunktion.

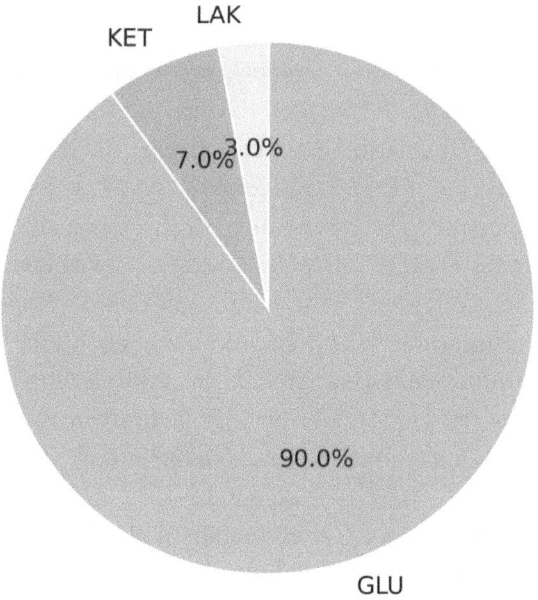

- GLU: Glukose
- KET: Ketone
- LAK: Laktat

Das Gehirn ist für seinen Energiebedarf stark auf Glukose angewiesen und macht einen erheblichen Teil seines Energieverbrauchs aus. Während Ketone als alternative Energiequelle dienen können, ist ihr Beitrag deutlich geringer. Laktat spielt eine untergeordnete Rolle und deutet darauf hin, dass es unter bestimmten Bedingungen verwendet wird. Dies unterstreicht die Abhängigkeit des Gehirns von einer konstanten Glukoseversorgung für eine optimale Funktion.

Leistungsoptimierung

Leistungsoptimierung im Kontext der Gehirnenergie betrachtet nicht nur die reine Versorgung mit Glukose, Laktat oder ketonkoerpern, sondern bezieht weitere Faktoren ein, die die kognitiven Fähigkeiten beeinflussen. Ausreichend Schlaf ist essenziell für die Regeneration und „Entgiftung“ des Gehirns [s81]. Mindestens sieben Stunden Schlaf pro Nacht ermöglichen dem glymphatischen System, Abfallprodukte zu entfernen und das Gehirn für den nächsten Tag vorzubereiten. Diese nächtliche „Reinigung“ wirkt sich positiv auf Gedächtnisleistung, Stoffwechselregulation und die Reduktion mentaler Ermüdung aus [s81]. Neben der Schlafdauer ist auch die Schlafarchitektur, also der Wechsel zwischen verschiedenen Schlafphasen, entscheidend für die neuronale Regeneration und Gedächtniskonsolidierung [s81]. Musik kann ebenfalls die kognitiven Funktionen beeinflussen [s82]. Durch die Aktivierung des limbischen Systems, welches für emotionale und Gedächtnisprozesse zuständig ist, kann Musikhören Gedächtnis, Aufmerksamkeit und sogar das Verhalten positiv beeinflussen [s82]. Zusätzlich zu diesen eher passiven Strategien, fördern auch aktive Maßnahmen die kognitive Gesundheit. Regelmäßige Bewegung, z.B. tägliche Spaziergänge, wirkt sich nicht nur positiv auf den Körper, sondern auch auf das

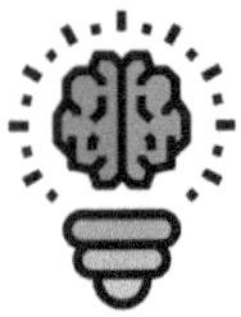

Gehirn aus, indem sie die Produktion von BDNF (Brain-Derived Neurotrophic Factor) anregt [s83]. BDNF fördert die synaptische_plastizitaet und die Bildung neuer Neuronen, was die Lernfähigkeit und das Gedächtnis verbessert [s83]. Auch die Aufrechterhaltung der kardiovaskulären Gesundheit durch die Kontrolle des Blutdrucks trägt zur kognitiven Leistungsfähigkeit bei [s84]. Der Aufbau und die Pflege sozialer Kontakte wirken sich ebenfalls schützend auf die kognitive Gesundheit aus [s84]. Gezieltes kognitives Training, wie Gedächtnisübungen oder das Erlernen neuer Fähigkeiten, kann dazu beitragen, die kognitiven Funktionen im Alter zu erhalten [s84].

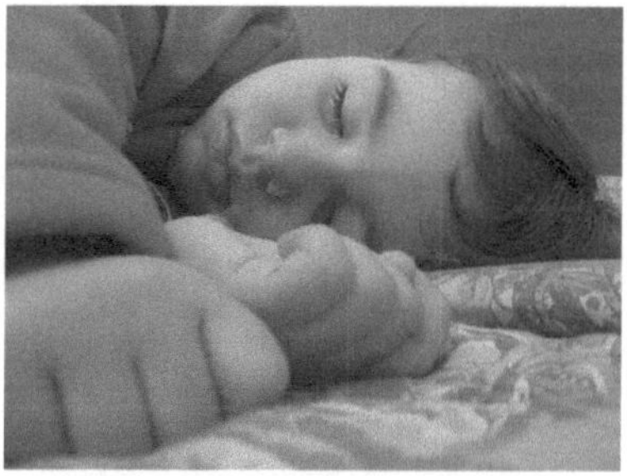

Schlafarchitektur [i26]

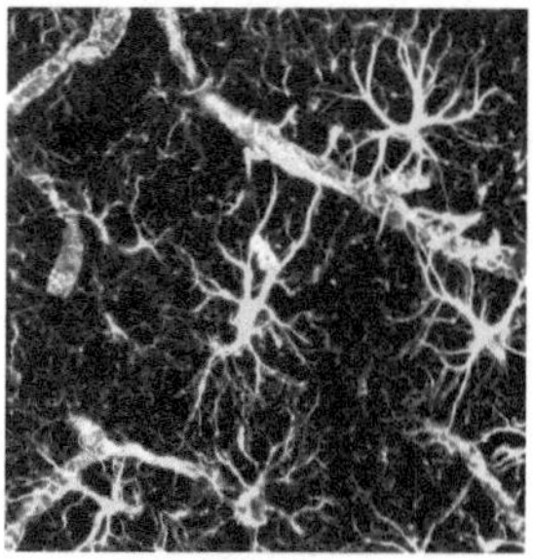

Glymphatisches System [i27]

Gut zu wissen

Glukose

Glukose ist die Hauptenergiequelle für das Gehirn und wird über die Blutbahn zu den Gehirnzellen transportiert. Eine konstante Versorgung mit Glukose ist entscheidend für die Aufrechterhaltung der Gehirnfunktionen.

Glymphatisches System

Das glymphatische System ist ein Netzwerk von Kanälen im Gehirn, das für den Abtransport von Stoffwechselabfallprodukten verantwortlich ist. Es ist besonders aktiv während des Schlafs und trägt zur Gesunderhaltung des Gehirns bei.

Kardiovaskuläre Gesundheit

Die kardiovaskuläre Gesundheit bezieht sich auf die Gesundheit des Herzens und der Blutgefäße. Ein gesundes Herz-Kreislauf-System ist wichtig für die ausreichende Versorgung des Gehirns mit Sauerstoff und Nährstoffen.

Gehirnleistungsoptimierung

Kognitive Leistungsänderungen im Zeitverlauf mit Optimierungsstrategien.

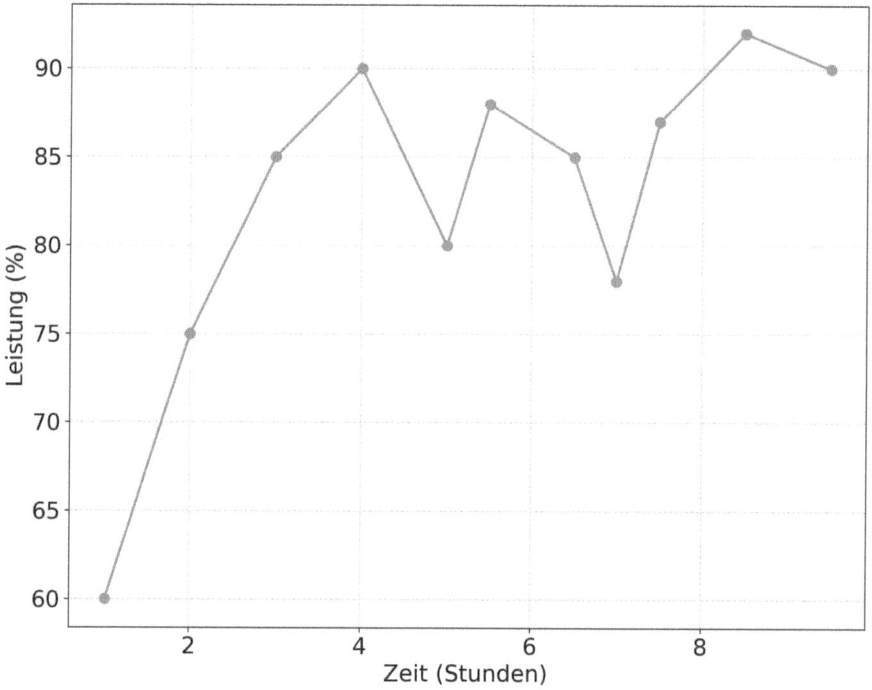

Die anfängliche Leistung zeigt bei konzentrierter Anstrengung einen stetigen Anstieg mit einem Höhepunkt um Stunde 4. Nach diesem Zeitpunkt nimmt die Leistung ab, was auf das Einsetzen mentaler Ermüdung hindeutet. Die Einführung strategischer Pausen (etwa um Stunde 5 und 7) führt zu signifikanten Leistungssteigerungen und zeigt die Bedeutung von Ruhephasen für eine anhaltende kognitive Funktion. Die letzten Datenpunkte deuten auf eine anhaltend hohe Leistung hin, was auf eine erfolgreiche Optimierung schließen lässt.

Konkrete Ratschläge

- Die Aufrechterhaltung der Gehirnenergie ist fundamental für neuronale Funktionen und kognitive Leistungen.
- Sie haben gesehen, wie Glukose, Laktat und Ketonkörper die Energieversorgung des Gehirns sichern und wie diese Prozesse durch Ernährung, Bewegung und Schlaf beeinflusst werden.
- Zukünftige Forschung sollte die dynamische Interaktion dieser Faktoren unter Berücksichtigung individueller Stoffwechselprofile genauer untersuchen.
- Die Entwicklung personalisierter Ernährungsstrategien, die die Energieversorgung des Gehirns optimieren, könnte kognitive Leistungen verbessern und neurodegenerativen Erkrankungen vorbeugen.
- Die Erforschung des Laktat-Shuttles zwischen Neuronen und Gliazellen bietet neue Ansatzpunkte für das Verständnis der Energiehomöostase im Gehirn.
- Die Rolle von Astrozyten bei der Regulation des Energiestoffwechsels und der neurovaskulären Kopplung erfordert weitere wissenschaftliche Aufklärung.
- Innovative Bildgebungsverfahren könnten die nicht-invasive Messung des Energieverbrauchs in verschiedenen Hirnregionen ermöglichen und so neue Einblicke in die Funktionsweise des Gehirns liefern.
- Die Modulation der mitochondrialen Funktion durch pharmakologische Interventionen könnte neue Therapieansätze für neurodegenerative Erkrankungen eröffnen.
- Sie sind aufgefordert, diese komplexen Zusammenhänge kritisch zu reflektieren und die zukünftige Forschung zur Gehirnenergie aktiv mitzugestalten.

3. 3 Gehirnernährung

Die richtige Gehirnernährung beeinflusst kognitive Leistungen, emotionales Wohlbefinden und die Regeneration nach neurologischen Erkrankungen. Vom Kindesalter bis ins hohe Alter verändert sich der Bedarf an essenziellen Nährstoffen wie Vitaminen, Mineralstoffen und Fettsäuren. Unausgewogene Ernährung oder Mangelzustände können die Hirnentwicklung und -funktion beeinträchtigen und das Risiko für neurodegenerative Erkrankungen erhöhen. Eine optimale Nährstoffversorgung hingegen unterstützt die Leistungsfähigkeit und fördert die Gesundheit des Gehirns. Erfahren Sie in diesem Kapitel, wie Sie Ihr Gehirn durch die richtige Ernährung stärken können.

Für ein gesundes Gehirn ist eine optimale Nährstoffversorgung in jeder Lebensphase unerlässlich, wobei eine ausgewogene Ernährung mit natürlichen Nährstoffquellen die Basis bildet und Nahrungsergänzungsmittel nur gezielt eingesetzt werden sollten.

Nährstoffbedarf

Der Nährstoffbedarf des Gehirns verändert sich im Laufe des Lebens und ist abhängig von verschiedenen Faktoren wie Alter, Gesundheitszustand und kognitiver Belastung. Während der frühen Entwicklung, insbesondere in den ersten 1000 Tagen von der Empfängnis bis zum zweiten Lebensjahr, benötigt das Gehirn eine hohe Konzentration spezifischer Nährstoffe für Wachstum und Entwicklung [s85] [s86] [s87]. Nährstoffe wie Proteine, langkettige mehrfach ungesättigte Fettsäuren, Eisen, Zink, Jod, Cholin, Folsäure und Vitamin B12 sind in dieser Phase besonders wichtig [s85] [s86] [s87]. Ein Mangel an diesen Nährstoffen kann zu langfristigen Beeinträchtigungen der kognitiven, sozialen und emotionalen Entwicklung führen [s85]. So kann beispielsweise ein Eisenmangel in der frühen Kindheit Entwicklungsstörungen verursachen [s85]. Auch im Erwachsenenalter benötigt das Gehirn weiterhin eine stetige Zufuhr an Nährstoffen, um seine Funktionen aufrechtzuerhalten. Mikronährstoffe wie B-Vitamine, Vitamin D, Vitamin E und Antioxidantien wirken sich positiv auf die kognitive Funktion aus [s88]. Omega-3-Fettsäuren unterstützen kognitive Prozesse und die synaptische Funktion, während ein hoher Konsum gesättigter Fette die kognitive Verarbeitung beeinträchtigen kann [s88]. Glukose dient als primäre Energiequelle des Gehirns [s89]. Astrozyten, spezialisierte Gliazellen im Gehirn, spielen eine wichtige Rolle beim Glukosetransport und der Verteilung von Metaboliten [s89]. Nach akuten neurologischen Erkrankungen wie traumatischer Hirnverletzung oder Schlaganfall steigt der Nährstoffbedarf, um die metabolischen Prozesse der Regeneration zu unterstützen [s90]. Eine optimierte Nährstoffversorgung kann in solchen Fällen die neurologische Genesung fördern und Entzündungen reduzieren [s90]. Auch im Alter ist eine ausgewogene Ernährung wichtig, um kognitiven Abbau vorzubeugen. Diäten wie die mediterrane, nordische, DASH- und MIND-Diät werden mit einem geringeren Risiko für kognitive Abnahme und Demenz in Verbindung gebracht [s91]. Diese Diäten betonen den Verzehr von Obst, Gemüse, Vollkornprodukten, Fisch und gesunden Fetten. Zusammenfassend lässt sich sagen, dass eine bedarfsgerechte Nährstoffzufuhr in jeder Lebensphase essentiell für die Gesundheit und Funktion des Gehirns ist. Eine Ernährung, die reich an den notwendigen Makro- und Mikronährstoffen ist, kann die kognitive Entwicklung, die Leistungsfähigkeit und die Regeneration unterstützen und das Risiko für neurologische Erkrankungen reduzieren.

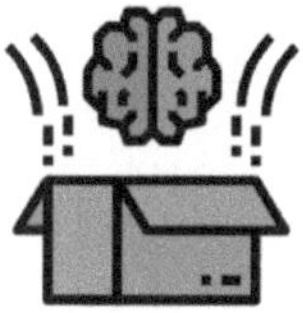

Langkettige mehrfach ungesättigte Fettsäuren

Essentielle Fettsäuren, die für die Gehirnentwicklung und -funktion wichtig sind, insbesondere während der Schwangerschaft und Kindheit. Sie tragen zur Bildung von Zellmembranen und zur Signalübertragung im Gehirn bei.

Metaboliten

Zwischenprodukte des Stoffwechsels, die bei chemischen Reaktionen im Körper entstehen. Astrozyten spielen eine Rolle bei der Verteilung von Metaboliten im Gehirn.

MIND-Diät

Eine Kombination aus der mediterranen und der DASH-Diät, die speziell darauf ausgerichtet ist, die Gehirngesundheit zu fördern und das Demenzrisiko zu senken.

Synaptische Funktion

Bezieht sich auf die Kommunikation zwischen Nervenzellen an den Synapsen. Nährstoffe spielen eine wichtige Rolle bei der Aufrechterhaltung einer gesunden synaptischen Funktion, die für Lernen und Gedächtnis unerlässlich ist.

Essenzielle Gehirn-Nährstoffe

Wichtige Nährstoffe für optimale Gehirnfunktion.

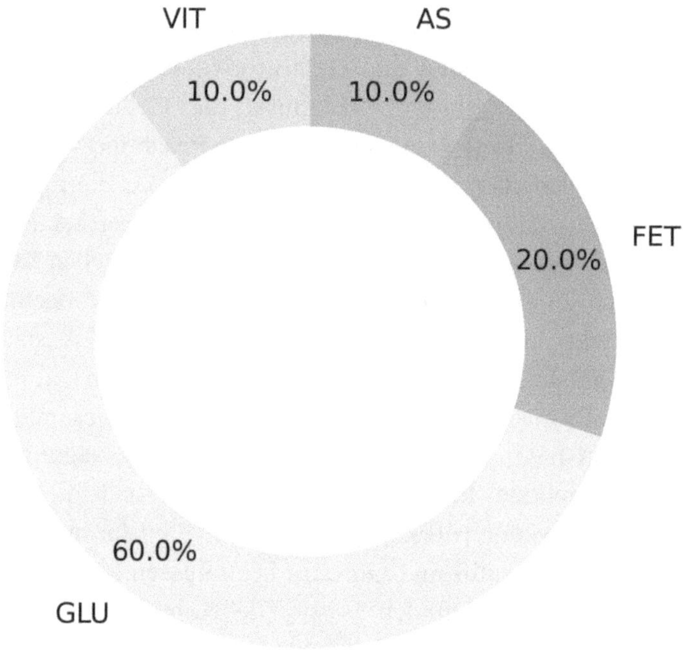

AS: Aminosäuren (Neurotransmitter) FET: Gesunde Fette (Struktur)
GLU: Glukose (Energie) VIT: Vitamine und Mineralien (Schutz)

Diese Grafik zeigt die relative Bedeutung verschiedener Nährstoffe für die Gehirngesundheit. Eine ausgewogene Aufnahme über diese Kategorien hinweg ist entscheidend für die Unterstützung der kognitiven Funktion, Neurotransmitterproduktion und das allgemeine Wohlbefinden des Gehirns. Während Glukose die primäre Energiequelle darstellt, spielen andere Nährstoffe wichtige Rollen beim Schutz vor oxidativem Stress, der Aufrechterhaltung der Zellmembranintegrität und der Erleichterung der Kommunikation zwischen Neuronen. Eine Ernährung, die reich an diesen essenziellen Nährstoffen ist, kann zur langfristigen Gehirngesundheit und kognitiven Widerstandsfähigkeit beitragen.

Ernährungsstrategien

Ernährungsstrategien zielen nicht nur auf die reine Nährstoffversorgung ab, sondern berücksichtigen auch die komplexen Wechselwirkungen zwischen Ernährung, Darmgesundheit und Gehirnfunktion. Die Zusammensetzung der Darmflora (Mikrobiom) beeinflusst die Gehirntätigkeit und das Verhalten [s92]. Eine ballaststoffreiche Ernährung unterstützt das Wachstum nützlicher Darmbakterien, die kurzkettige Fettsäuren (SCFAs) produzieren. Diese SCFAs wirken neuroprotektiv und tragen zur Stabilität der Blut-Hirn-Schranke bei [s92]. Neben Ballaststoffen können auch Probiotika die Darmgesundheit positiv beeinflussen und somit indirekt die Gehirnfunktion fördern [s93]. Anstatt sich auf einzelne Nährstoffe zu konzentrieren, ist ein ganzheitlicher Ansatz ("Whole-Diet"-Ansatz) empfehlenswert, der die gesamte Ernährung berücksichtigt [s93]. Neben der Ernährung sind Bewegung und soziale Interaktion wichtige Faktoren für den Erhalt und die Verbesserung kognitiver Fähigkeiten [s93]. Hormonelle Signale aus dem Magen-Darm-Trakt, wie Leptin und Ghrelin, beeinflussen kognitive Leistungen und das emotionale Befinden [s94]. Die Kombination von Ernährung und Bewegung verstärkt die Effekte auf die synaptische_plastizitaet und kognitive Funktionen zusätzlich [s94]. Kalorienreduktion kann, durch die Minderung von oxidativem Stress, ebenfalls die synaptische Plastizität und kognitive Leistung verbessern [s94]. Langfristige Veränderungen der kognitiven Fähigkeiten können durch epigenetische Einflüsse der Ernährung bewirkt werden [s94].

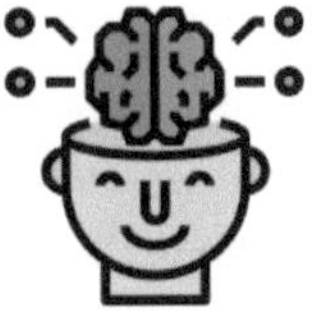

Omega-3-Fettsäuren, insbesondere DHA, sind wichtig für die Regeneration neuronaler Schaltkreise und können negative Folgen von Hirnschädigungen mildern [s95]. Eine Ernährungsstrategie mit Omega-3-Fettsäuren und Curcumin kann neuronale Funktionen und die Plastizität des Gehirns fördern [s95]. Auch im Alter ist eine an Antioxidantien, Polyphenolen und entzündungshemmenden Stoffen reiche Ernährung ratsam, um altersbedingten kognitiven Beeinträchtigungen und neurodegenerativen Erkrankungen vorzubeugen [s96]. Wer seine Stimmung verbessern möchte, kann dies durch Psychotherapie oder Selbstbeeinflussung erreichen, was die Serotoninsynthese erhöht [s97].

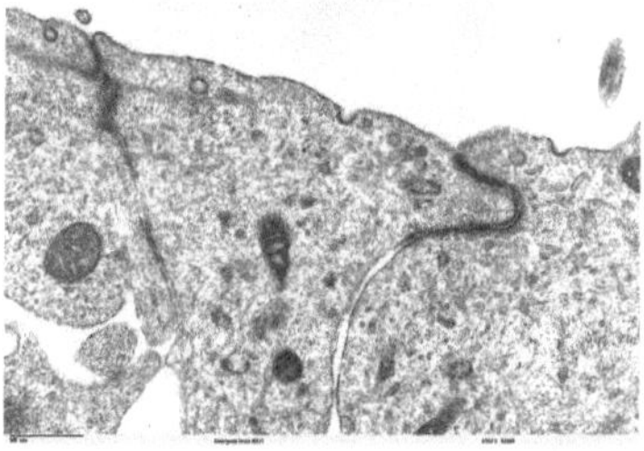

Blut-Hirn-Schranke [i28]

Gut zu wissen

Blut-Hirn-Schranke

Eine selektive Barriere zwischen dem Blutkreislauf und dem Gehirn, die den Transport von Stoffen in und aus dem Gehirn reguliert und das Gehirn vor schädlichen Substanzen schützt.

Mikrobiom

Die Gesamtheit aller Mikroorganismen, die einen bestimmten Lebensraum besiedeln, z. B. den Darm. Das Mikrobiom spielt eine wichtige Rolle für die Nährstoffaufnahme und -verwertung und kann die Gehirnfunktion beeinflussen.

Polyphenole

Sekundäre Pflanzenstoffe mit antioxidativen Eigenschaften, die in vielen Obst- und Gemüsesorten vorkommen. Sie können die Gehirnfunktion schützen und verbessern.

Serotonin

Ein Neurotransmitter, der eine wichtige Rolle bei der Regulation von Stimmung, Schlaf, Appetit und anderen Funktionen spielt. Eine erhöhte Serotoninsynthese kann die Stimmung verbessern.

Wirksamkeit von Ernährungsstrategien

Einfluss der Ernährung auf die Gehirnleistung

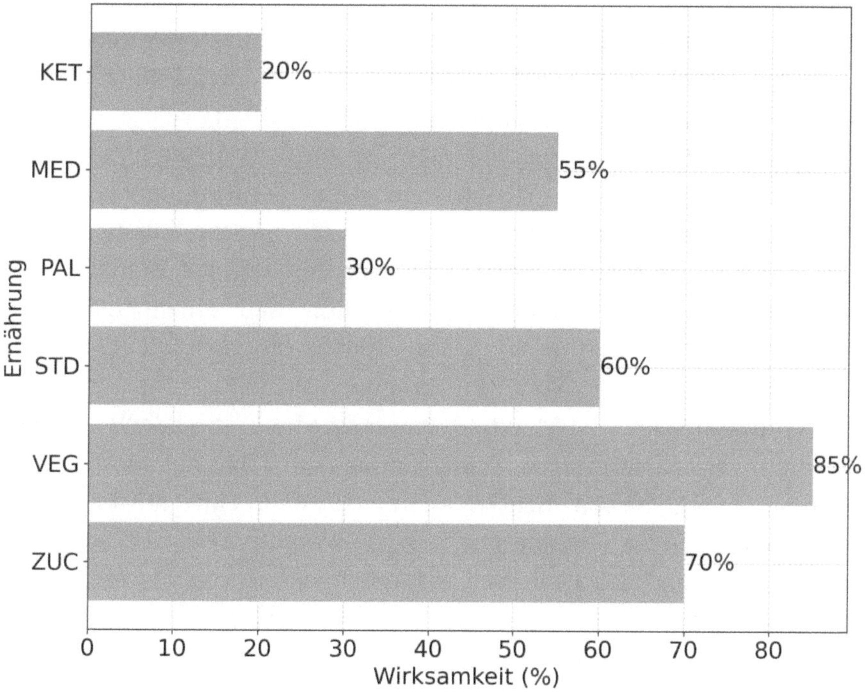

KET: Ketogen

MED: Mediterran

PAL: Paleo

STD: Standard-Amerikanisch

VEG: Vegetarisch

ZUC: Zuckerhaltig

Die mediterrane Ernährung zeigt die höchste Wirksamkeit für die kognitive Funktion, gefolgt von der ketogenen Diät. Die Standard-Amerikanische Diät und eine stark zuckerhaltige Ernährung zeigen die geringste positive Wirkung auf die Gehirnleistung.

Nahrungsergänzung

Nahrungsergänzungsmittel können eine sinnvolle Ergänzung zur Ernährung darstellen, um die Versorgung mit spezifischen Nährstoffen sicherzustellen, die für die Gehirnfunktion relevant sind. Besonders B-Vitamine sind hier hervorzuheben, da sie als Coenzyme in zentralen Stoffwechselprozessen des Gehirns, etwa der Energiegewinnung und der Neurotransmittersynthese, mitwirken [s98]. Während die Forschung bisher den Fokus vorwiegend auf Vitamin B6, B9 (Folsäure) und B12 richtete, deutet sich an, dass der gesamte B-Vitaminkomplex – aufgrund synergistischer Wirkmechanismen – einen umfassenderen positiven Effekt auf die Hirnfunktion haben könnte [s98]. Epidemiologische Studien legen nahe, dass eine erhöhte Zufuhr von B-Vitaminen mit einer optimierten Kognition und einem reduzierten Demenzrisiko korreliert [s98]. Dabei könnte die optimale Dosierung, die gesundheitliche Vorteile bringt, oberhalb der gängigen Empfehlungen liegen [s98]. Multivitaminpräparate, die alle B-Vitamine enthalten, zeigten in einigen Studien positive Effekte auf die kognitive Leistung [s98]. Neben den B-Vitaminen sind Omega-3-Fettsäuren, insbesondere Docosahexaensäure (DHA), wichtig für die neuronale Regeneration und können die Auswirkungen von Hirnschädigungen abmildern [s99]. Eine Tagesdosis von 3 g Omega-3-Fettsäuren wird empfohlen, wobei Nahrungsergänzungsmittel bis zu 2 g davon beisteuern können [s99]. Es ist zu beachten, dass die Verfügbarkeit bestimmter Nährstoffe kognitive Prozesse und Emotionen beeinflussen kann [s100]. Ein ausgewogener Speiseplan, reich an natürlichen Nährstoffquellen, bildet stets die Grundlage für eine gesunde Gehirnfunktion. Nahrungsergänzungsmittel sollten, in Absprache mit einem Arzt oder Ernährungsberater, gezielt eingesetzt werden, um individuelle Nährstoffdefizite auszugleichen und die Ernährung zu optimieren –

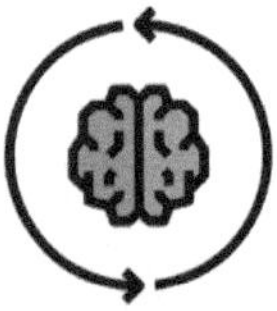

etwa durch ein Multivitaminpräparat mit B-Vitaminen oder eine gezielte Ergänzung mit Omega-3-Fettsäuren.

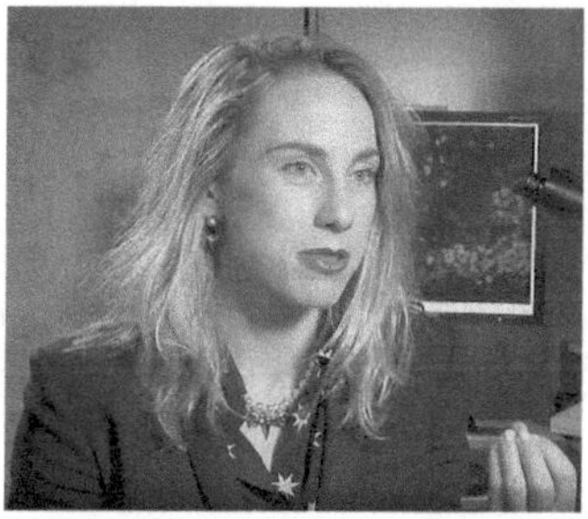

Neuronale Regeneration [i29]

Gut zu wissen

Coenzym

Coenzyme sind Moleküle, die die Aktivität von Enzymen unterstützen. Enzyme sind Proteine, die biochemische Reaktionen im Körper beschleunigen. Im Gehirn sind Coenzyme an verschiedenen Stoffwechselprozessen beteiligt, die für die Funktion der Nervenzellen wichtig sind.

Docosahexaensäure

Docosahexaensäure (DHA) ist eine Omega-3-Fettsäure, die besonders wichtig für die Entwicklung und Funktion des Gehirns ist. Sie ist ein wichtiger Bestandteil der Zellmembranen von Nervenzellen und trägt zur Signalübertragung im Gehirn bei.

Neuronale Regeneration

Neuronale Regeneration bezieht sich auf die Fähigkeit des Nervensystems, sich selbst zu reparieren und neue Nervenzellen zu bilden. Omega-3-Fettsäuren können die neuronale Regeneration unterstützen und die Auswirkungen von Hirnschädigungen abmildern.

Neurotransmittersynthese

Die Neurotransmittersynthese ist der Prozess, bei dem Neurotransmitter im Gehirn gebildet werden. Neurotransmitter sind chemische Botenstoffe, die Signale zwischen Nervenzellen übertragen. Eine ausreichende Versorgung mit Nährstoffen ist für die Neurotransmittersynthese unerlässlich.

Wirkung kognitiver Nahrungsergänzungsmittel

Relative Auswirkung auf kognitive Funktionen

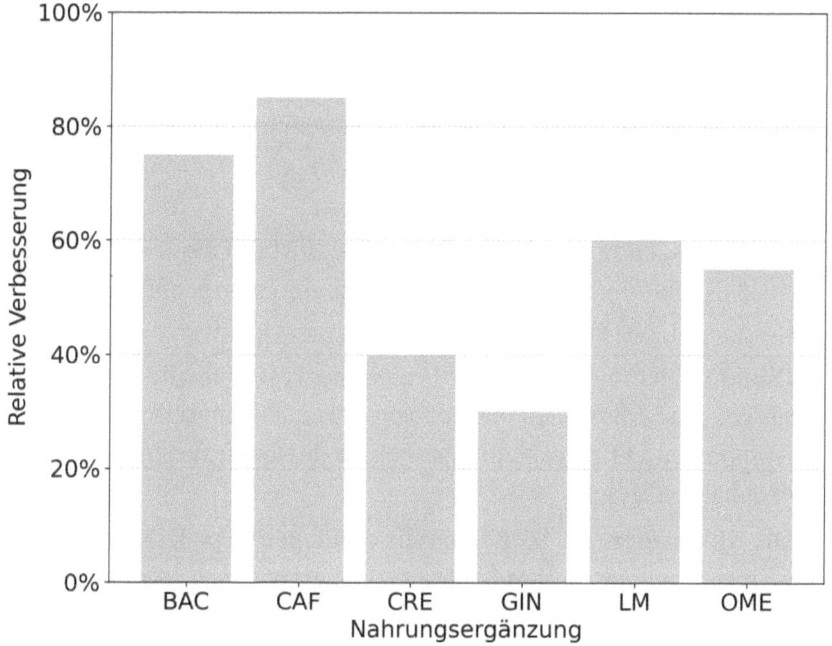

BAC: Bacopa Monnieri

CAF: Koffein

CRE: Kreatin

GIN: Ginkgo Biloba

LM: Löwenmähne

OME: Omega-3

Diese Grafik veranschaulicht die unterschiedlichen Auswirkungen verschiedener nootropischer Nahrungsergänzungsmittel auf spezifische kognitive Funktionen. Während einige, wie Bacopa Monnieri, bemerkenswerte Verbesserungen bei der Gedächtniskonsolidierung zeigen, beeinflussen andere wie Löwenmähne hauptsächlich den Nervenwachstumsfaktor. Koffein zeigt eine signifikante Wirkung auf die Wachsamkeit, aber weniger auf andere Funktionen. Dies unterstreicht die Bedeutung der Auswahl von Nahrungsergänzungsmitteln basierend auf individuellen kognitiven Bedürfnissen und Zielen. Es ist wichtig zu beachten, dass dies relative Vergleiche sind und individuelle Reaktionen variieren können.

Konkrete Ratschläge

- Die optimale Gehirnernährung geht über die reine Versorgung mit essenziellen Nährstoffen hinaus und erfordert ein Verständnis der komplexen Wechselwirkungen zwischen Ernährung, Darmgesundheit, Stoffwechsel und neuronaler Funktion.
- Zukünftige Forschung sollte die individualisierte Ernährungsoptimierung, basierend auf genetischen und metabolischen Profilen, untersuchen, um präventive und therapeutische Strategien zu entwickeln.
- Die Erforschung der Darm-Hirn-Achse, insbesondere der Einfluss des Mikrobioms auf kognitive Prozesse und neurodegenerative Erkrankungen, bietet vielversprechende Perspektiven.
- Die Entwicklung innovativer Ernährungskonzepte, die neben Makro- und Mikronährstoffen auch prä- und probiotische Komponenten berücksichtigen, könnte die Gehirngesundheit nachhaltig fördern.
- Die Modulation des Stoffwechsels durch ketogene Diäten oder intermittierendes Fasten könnte neue therapeutische Ansätze für neurologische Erkrankungen eröffnen.
- Die Untersuchung epigenetischer Einflüsse der Ernährung auf die Genexpression im Gehirn könnte unser Verständnis von neuronaler Plastizität und Alterungsprozessen erweitern.
- Die Entwicklung nicht-invasiver Methoden zur Messung der Nährstoffversorgung des Gehirns in Echtzeit könnte die Diagnostik und Therapie von neurologischen Erkrankungen verbessern.

Rückblick - 3. Gehirnmedizin und Gesundheit

Das Kapitel "Gehirnmedizin und Gesundheit" beleuchtet eindrücklich die vielschichtigen Facetten der Erhaltung und Wiederherstellung neuronaler Funktionen. Von der Prävention über Rehabilitation bis hin zur Optimierung der Gehirnleistung wird deutlich, wie eng Gesundheit und Leistungsfähigkeit des Gehirns mit individuellen Entscheidungen und gesellschaftlichen Rahmenbedingungen verknüpft sind. Die dargestellten Erkenntnisse unterstreichen die Bedeutung eines ganzheitlichen Ansatzes, der sowohl biologische als auch psychologische und soziale Faktoren berücksichtigt. Besonders hervorzuheben ist die Plastizität des Gehirns, die lebenslang die Möglichkeit zur Anpassung und Regeneration bietet und somit die Basis für Präventions- und Rehabilitationsmaßnahmen bildet.

Die im Kapitel beschriebenen Methoden bieten wertvolle Anhaltspunkte für die praktische Umsetzung. So können Sie durch die Integration von regelmäßiger Bewegung, ausgewogener Ernährung und ausreichendem Schlaf aktiv zu Ihrer Gehirngesundheit beitragen. Die Umsetzung dieser Empfehlungen erfordert jedoch ein Bewusstsein für individuelle Barrieren und die Entwicklung persönlicher Strategien. Zeitmangel, mangelnde Motivation oder vorbestehende Erkrankungen können die Umsetzung erschweren. Hier bietet sich die Konsultation von Experten, wie Ärzten, Therapeuten oder Ernährungsberatern, an, um individuelle Lösungen zu entwickeln und die Motivation zu stärken. Die Integration neuer Technologien, wie virtueller Realität oder Gehirn-Computer-Schnittstellen, in Rehabilitationsmaßnahmen eröffnet vielversprechende Perspektiven für die personalisierte Therapie und die Steigerung der Patientenmotivation. Gleichzeitig müssen ethische und gesellschaftliche Implikationen dieser Technologien kritisch hinterfragt werden.

Die Herausforderungen liegen nicht nur in der individuellen Umsetzung von Präventions- und Rehabilitationsmaßnahmen, sondern auch in der Entwicklung neuer, evidenzbasierter Therapien. Die Forschung zur Neuroplastizität, zu Stoffwechselprozessen im Gehirn und zur Wirkung von Nährstoffen bietet dabei wichtige Ansatzpunkte. Die zunehmende Individualisierung der Medizin erfordert die Entwicklung von diagnostischen Verfahren, die die individuellen Bedürfnisse der Patienten berücksichtigen. Die Etablierung von interdisziplinären Behandlungsteams, die Expertise aus verschiedenen Fachbereichen vereinen, ist essenziell, um eine ganzheitliche und personalisierte Versorgung zu gewährleisten. Die kontinuierliche Evaluation und Optimierung bestehender Therapien auf Basis wissenschaftlicher Erkenntnisse sind unerlässlich, um die Qualität der Versorgung stetig zu verbessern.

Abschließend lässt sich feststellen, dass die Gehirngesundheit ein komplexes und dynamisches Gebilde ist, das durch ein Zusammenspiel vielfältiger Faktoren beeinflusst wird. Die im Kapitel präsentierten Erkenntnisse bieten eine solide Grundlage für das Verständnis dieser Zusammenhänge und liefern wertvolle Impulse für die praktische Umsetzung. Die zukünftige Forschung sollte sich auf die weitere Elucidierung der Mechanismen konzentrieren, die der Plastizität und Regeneration des Gehirns zugrunde liegen, um innovative und personalisierte Therapieansätze zu entwickeln und die Lebensqualität von Menschen mit neurologischen Erkrankungen zu verbessern. Dabei ist es wichtig, die ethischen und gesellschaftlichen Implikationen des medizinischen Fortschritts kritisch zu reflektieren und einen verantwortungsvollen Umgang mit neuen Technologien und Therapieverfahren zu gewährleisten.

4. Geist und Emotionen

Wie entstehen unsere Gefühle und Gedanken, die uns täglich durch das Leben begleiten? Das menschliche Gehirn verarbeitet permanent eine Flut von Sinneseindrücken und wandelt sie in bewusste Erfahrungen um. Dabei entwickelt jedes Gehirn seine eigene Art, die Welt wahrzunehmen und emotional zu bewerten. Diese individuellen Unterschiede prägen unsere Persönlichkeit und bestimmen, wie wir mit anderen Menschen in Beziehung treten. Die faszinierenden Mechanismen hinter diesen Prozessen werfen ein neues Licht auf die Frage, was uns als Menschen ausmacht.

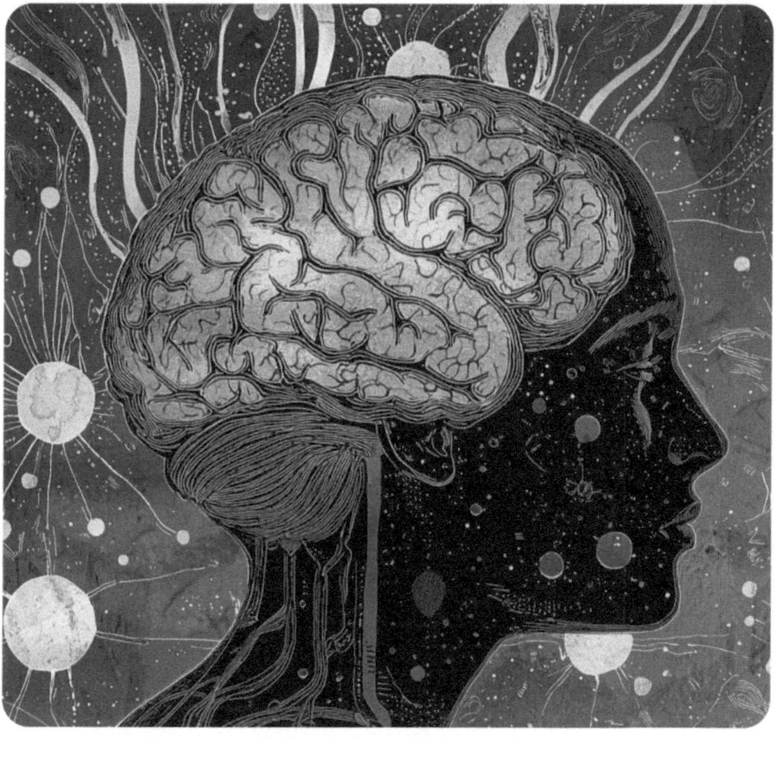

4. 1 Emotionale Intelligenz

Emotionale Intelligenz (EI) beeinflusst unser Denken, Handeln und unsere sozialen Interaktionen. Sie umfasst Fähigkeiten wie Selbstwahrnehmung, Emotionsregulation und die Interpretation sozialer Signale. Deren neuronale Grundlagen und Entwicklungsprozesse sind entscheidend für unser Wohlbefinden und unseren Erfolg, jedoch können Fehlregulationen zu Problemen wie sozialer Isolation oder beeinträchtigter Entscheidungsfindung führen. Die Erforschung der EI deckt komplexe Zusammenhänge zwischen Gehirnfunktionen, emotionalen Prozessen und sozialer Kompetenz auf. Sie beleuchtet, wie neuronale Strukturen im präfrontalen Kortex unsere Fähigkeit, Emotionen zu verstehen und zu steuern, beeinflussen. Diese Erkenntnisse sind essenziell für die Entwicklung von Strategien zur Verbesserung des emotionalen Wohlbefindens. Verstehen Sie die faszinierenden Mechanismen der EI und entdecken Sie, wie Sie Ihre emotionale Kompetenz stärken können.

Emotionale Intelligenz entwickelt sich durch die Reflexion der eigenen Emotionen und deren Einfluss auf unser Handeln und soziale Interaktionen, was zu einem verbesserten Wohlbefinden führt.

Selbstwahrnehmung

Selbstwahrnehmung beschreibt die Fähigkeit, eigene Emotionen, Gedanken und Verhaltensweisen zu erkennen und zu verstehen. Diese Fähigkeit ist nicht statisch, sondern entwickelt sich im Laufe des Lebens, beeinflusst durch neuronale Reifung und soziale Erfahrungen [s101]. So zeigen Adoleszente, deren präfrontale Kontrollsysteme noch nicht vollständig entwickelt sind, im Vergleich zu Erwachsenen eine erhöhte emotionale Reaktivität [s101]. Diese erhöhte Sensitivität gegenüber emotionalen Informationen kann die Selbstregulation und Impulskontrolle erschweren. Eine entwickelte Selbstwahrnehmung ermöglicht es, die Auswirkungen eigener Emotionen auf Entscheidungen und Handlungen zu reflektieren. Das bewusste Wahrnehmen von Emotionen wie Angst oder Ärger kann so unüberlegte Reaktionen verhindern und die Interaktion mit anderen verbessern. Achtsamkeitstraining kann die Selbstwahrnehmung fördern, indem es die Aufmerksamkeit auf das eigene Erleben lenkt und so das Verständnis der eigenen emotionalen Erfahrungen verbessert [s102]. Studien zeigen, dass Achtsamkeitstraining strukturelle Veränderungen im Gehirn bewirkt, insbesondere im posterior cingulären Kortex, einer Region, die an der Verarbeitung selbstbezogener Informationen beteiligt ist [s102]. Auch die Temporo-Parietal-Junktion, wichtig für Selbstwahrnehmung und soziale Kognition, verändert sich durch Achtsamkeitstraining [s102]. Die Selbstwahrnehmung beeinflusst auch, wie wir soziale Situationen interpretieren. Einsamkeit beispielsweise, ein komplexer affektiver Zustand, geht oft mit einer dysregulierten emotionalen Verarbeitung einher [s103]. Einsame Menschen neigen dazu, soziale Bedrohungen verstärkt wahrzunehmen und emotionale Ausdrücke negativ zu interpretieren [s103]. Diese verzerrte Wahrnehmung kann zu einem Teufelskreis führen, der die soziale Isolation verstärkt und das Wohlbefinden weiter beeinträchtigt. Neuroanatomische Studien zeigen, dass bei einsamen Menschen das Volumen in Hirnregionen, die für emotionale Prozesse und soziale Wahrnehmung zuständig sind – wie dem praefrontalen_kortex und der amygdala – reduziert ist [s103]. Die gezielte Bearbeitung maladaptiver sozialer Kognitionen durch therapeutische Interventionen kann helfen, diesen Kreislauf zu durchbrechen und das emotionale Wohlbefinden zu steigern [s103]. Die Fähigkeit, eigene emotionale Reaktionen in sozialen Situationen zu reflektieren und zu verstehen, ist ein wichtiger Schritt, um negative Denkmuster zu erkennen und zu verändern.

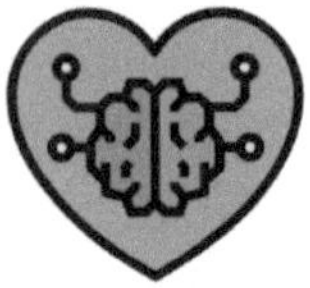

Emotionale Intelligenz (EI) baut auf Selbstwahrnehmung auf und umfasst die Fähigkeit, emotionale Informationen zu verarbeiten und im Denken und Handeln anzuwenden [s104]. Sie lässt sich in zwei Hauptkompetenzen unterteilen: Strategische EI und Experimentelle EI [s104]. Strategische EI bezieht sich auf das Verständnis und die Steuerung von Emotionen, während Experimentelle EI die Wahrnehmung und Integration von Emotionen in Denkprozesse beschreibt [s104]. Neurologische Studien zeigen, dass diese beiden Kompetenzen auf unterschiedlichen neuronalen Strukturen im präfrontalen Kortex beruhen [s104]. Schäden im ventromedialen präfrontalen Kortex (vmPFC) beeinträchtigen die strategische EI, während Schäden im dorsolateralen präfrontalen Kortex (dlPFC) die experimentelle EI beeinflussen [s104]. Diese Erkenntnisse unterstreichen, dass EI unabhängig von kognitiver Intelligenz betrachtet werden sollte und auf spezifischen neuronalen Grundlagen basiert. Durch das bewusste Reflektieren eigener Emotionen und ihrer Auswirkungen auf das Verhalten können wir unsere emotionale Intelligenz verbessern und so unsere sozialen Interaktionen und unser allgemeines Wohlbefinden positiv beeinflussen.

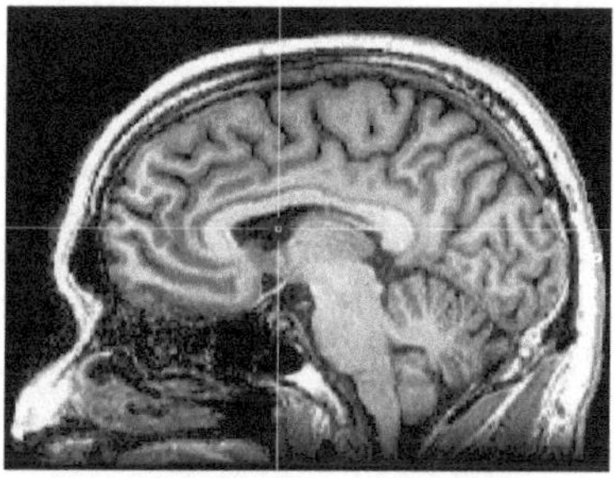

Posterior cingulärer Kortex [i30]

Selbstwahrnehmung in emotionaler Intelligenz

Verteilung der Selbstwahrnehmungskomponenten in Bezug auf emotionale Intelligenz.

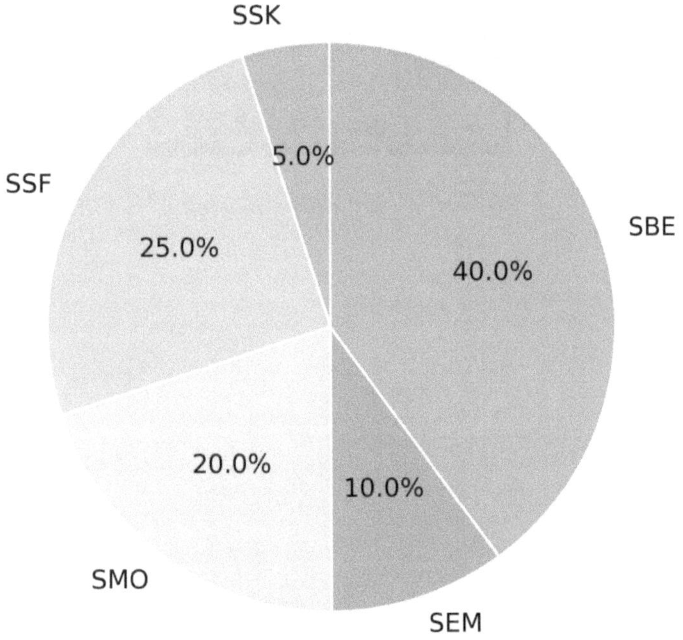

SBE: Selbstbewusstsein

SEM: Soziale Empathie

SMO: Selbstmotivation

SSF: Selbststeuerung

SSK: Soziale Kompetenz

Diese Grafik verdeutlicht die Verflechtung der Selbstwahrnehmung in der emotionalen Intelligenz. Ein ausgeprägtes Selbstbewusstsein bildet die Grundlage für eine akkurate Selbsteinschätzung und effektive Selbstdarstellung. Während Selbstbewusstsein entscheidend ist, ermöglicht erst die Integration mit Selbsteinschätzung und Selbstdarstellung eine wirkungsvolle emotionale Intelligenz. Ein möglicher Entwicklungsschwerpunkt könnte die Selbstdarstellung sein, was darauf hindeutet, dass selbst bei ausgeprägtem Selbstbewusstsein und guter Selbsteinschätzung die effektive Kommunikation des eigenen emotionalen Zustands und der eigenen Bedürfnisse gezielte Anstrengung erfordert.

Gefühlsregulation

Gefühlsregulation, die Fähigkeit, Emotionen zu beeinflussen und zu steuern, ist eng mit emotionaler Intelligenz und neuronalen Prozessen verknüpft. Sie beeinflusst nicht nur unser psychisches Wohlbefinden, sondern auch unsere kognitiven Fähigkeiten und unser Verhalten. So wirkt sich beispielsweise Schlafmangel negativ auf die emotionale Reaktionsfähigkeit und die Regulationsfähigkeit aus, was zu einem verminderten emotionalen Wohlbefinden führen kann [s105]. Umgekehrt kann eine adaptive Emotionsregulation, etwa durch Annäherung an und Auseinandersetzung mit Emotionen, die negativen Auswirkungen von emotionalem Stress auf den Schlaf mindern [s105]. Der REM-Schlaf moduliert Emotionen und verarbeitet emotionale Erlebnisse, was zu einer Stimmungsverbesserung nach dem Schlaf führt [s105]. Neben dem Schlaf spielt auch Achtsamkeit eine wichtige Rolle bei der Gefühlsregulation. Durch das bewusste, nicht wertende Wahrnehmen gegenwärtiger Erfahrungen bietet Achtsamkeit Strategien im Umgang mit psychischen Belastungen wie Grübeln, Angst oder Wut [s106]. Achtsamkeit fördert die metakognitive Bewusstheit, die Akzeptanz von Emotionen und verbessert die Aufmerksamkeitskontrolle [s106]. Diese Fähigkeiten unterstützen die emotionale Selbstregulation und können das Risiko für psychische Erkrankungen reduzieren [s106]. Die neuronalen Grundlagen der Gefühlsregulation sind komplex und umfassen verschiedene Schaltkreise für emotionale ("heiße") und kognitive ("kalte") Entscheidungsprozesse [s107]. Das Verstehen dieser Prozesse und die Anwendung von Strategien wie Achtsamkeit und adaptivem Umgang mit Emotionen können die eigene emotionale Kompetenz stärken und so zu einem verbesserten psychischen Wohlbefinden beitragen. Wer beispielsweise merkt, dass er nachts schlecht schläft und tagsüber emotional schnell gereizt ist, könnte

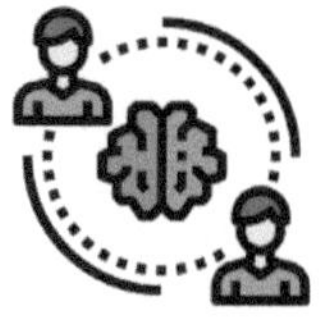

Achtsamkeitsübungen in seinen Alltag integrieren, um so seine emotionale Regulation zu verbessern und den Schlaf zu fördern.

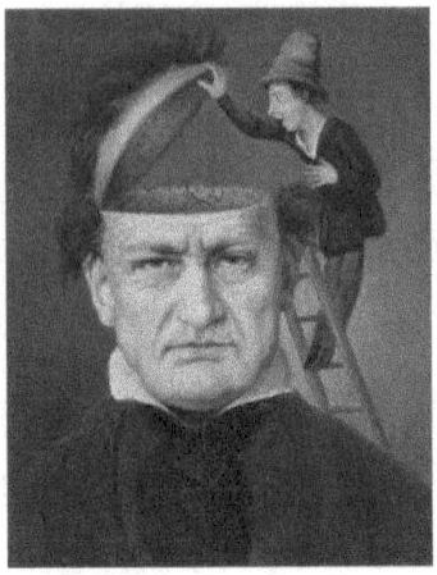

Metakognition [i31]

Gut zu wissen

Achtsamkeit

Achtsamkeit im Kontext der Neurowissenschaften bezieht sich auf die Fähigkeit, die Aufmerksamkeit bewusst auf den gegenwärtigen Moment zu richten, ohne zu urteilen. Achtsamkeitstraining kann die neuronalen Netzwerke stärken, die für die Emotionsregulation, Aufmerksamkeitskontrolle und Selbstwahrnehmung wichtig sind. Studien zeigen, dass Achtsamkeitspraktiken die Aktivität in der Amygdala, einer Gehirnregion, die an der Verarbeitung von Emotionen beteiligt ist, reduzieren und die Aktivität im präfrontalen Kortex, der für die Emotionsregulation zuständig ist, erhöhen können.

Metakognition

Metakognition beschreibt die Fähigkeit, über die eigenen Denkprozesse nachzudenken und diese zu steuern. Im Zusammenhang mit Emotionsregulation bedeutet Metakognition, die eigenen Emotionen, deren Ursachen und Auswirkungen zu verstehen und bewusst zu beeinflussen. Metakognitive Strategien können beispielsweise darin bestehen, negative Gedankenmuster zu erkennen und zu verändern oder die Aufmerksamkeit bewusst von emotional belastenden Reizen abzuwenden.

Entwicklung der emotionalen Regulation

Hypothetische Verbesserung der emotionalen Regulation über die Zeit mit Intervention.

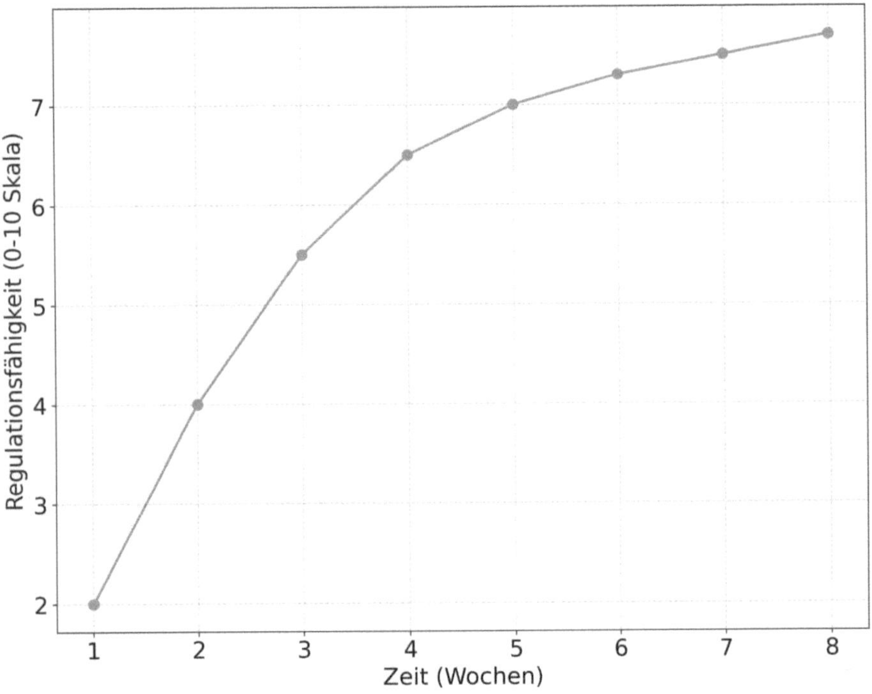

Der Graph zeigt einen allgemeinen Aufwärtstrend, der auf verbesserte emotionale Regulationsfähigkeiten hinweist. Der anfängliche Fortschritt ist schnell, gefolgt von einer Phase langsameren Wachstums, was auf eine potenzielle Plateaubildung hinweist. Kontinuierliche Anstrengung und verfeinerte Strategien könnten erforderlich sein, um den Fortschritt aufrechtzuerhalten und weitere Verbesserungen zu erzielen.

Soziale Kompetenz

Soziale Kompetenz beschreibt die Fähigkeit, effektiv und erfolgreich mit anderen Menschen zu interagieren. Sie basiert auf verschiedenen kognitiven und emotionalen Prozessen, darunter die Wahrnehmung und Interpretation sozialer Signale, Perspektivübernahme und die Regulation des eigenen Verhaltens in sozialen Kontexten. Emotionale Bewusstheit, die Fähigkeit, eigene Emotionen präzise wahrzunehmen und zu benennen, ist essenziell für soziale Interaktionen. Sie ermöglicht es, die eigenen emotionalen Reaktionen in sozialen Situationen zu reflektieren und so Missverständnisse und Konflikte zu vermeiden [s108]. Die Entwicklung dieser Fähigkeit verläuft stufenweise, von einfachen körperlichen Empfindungen bis hin zu komplexen emotionalen Mischzuständen. Übungen zur achtsamkeit, bei denen man sich auf körperliche Empfindungen und emotionale Reaktionen konzentriert, können die emotionale Bewusstheit verbessern. Die Familie, insbesondere die Eltern, hat einen prägenden Einfluss auf die Entwicklung der Emotionsregulation, einer zentralen Komponente der sozialen Kompetenz [s109]. Kinder lernen durch Beobachtung und Interaktion mit ihren Eltern, wie sie mit Emotionen umgehen. Eine unterstützende und wertschätzende Familienatmosphäre, in der Emotionen offen ausgedrückt und reguliert werden, fördert die Entwicklung gesunder Emotionsregulationsstrategien bei Kindern. Eltern, die emotionale

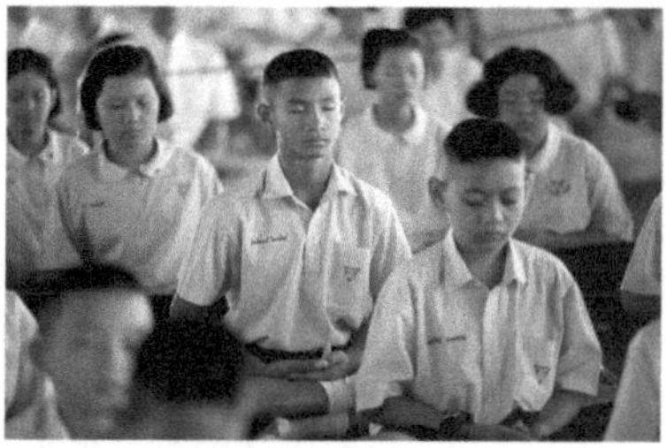

Achtsamkeit [i32]

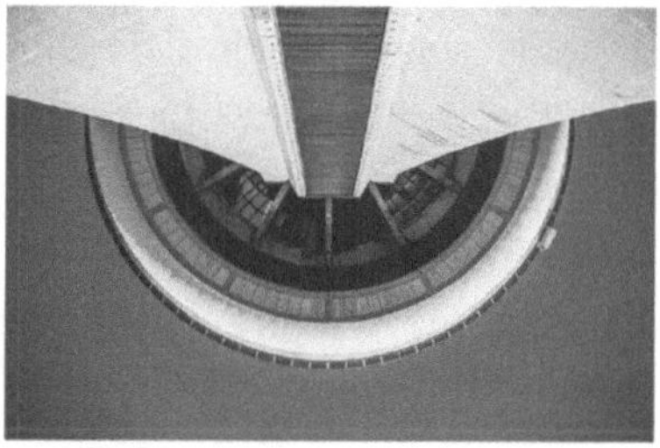

Perspektivübernahme [i33]

Unterstützung anbieten und verschiedene Ausdrucksformen von Emotionen akzeptieren, tragen maßgeblich zur Entwicklung des emotionalen Wissens und der Regulationsfähigkeit ihrer Kinder bei. Konkret können Eltern ihren Kindern beibringen, Emotionen zu benennen, über ihre Ursachen und Auswirkungen zu sprechen und konstruktive Strategien zur Emotionsregulation zu entwickeln, z.B. durch Atemübungen oder das Aufschreiben von Gefühlen. Die Qualität der Eltern-Kind-Beziehung wirkt sich nachhaltig auf die emotionale Entwicklung und das psychische Wohlbefinden von Kindern und Jugendlichen aus. Empathie, die Fähigkeit, die Gefühle und Gedanken anderer Menschen zu verstehen und nachzuempfinden, ist ein weiterer wichtiger Aspekt sozialer Kompetenz [s110]. Sie ermöglicht es, sich in die Lage anderer zu versetzen, ihre Perspektive einzunehmen und angemessen auf ihre Bedürfnisse zu reagieren. Empathie ist eine wichtige Grundlage für prosoziales Verhalten, also für Handlungen, die anderen Menschen zugutekommen. Neurologische Studien zeigen, dass bestimmte Hirnareale, wie der ventrolaterale präfrontale Kortex und die Insula, eine wichtige Rolle bei der Empathie spielen. Schädigungen in diesen Bereichen können die Empathiefähigkeit beeinträchtigen und zu Schwierigkeiten in sozialen Beziehungen führen. Das

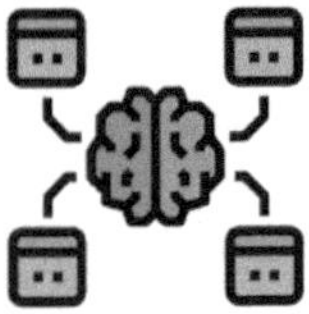

Verstehen der Emotionen anderer und ihrer Auswirkungen auf deren Verhalten ist eng mit der affektiven *theory_of_mind* verbunden. Diese Fähigkeit, die mentalen Zustände anderer zu erkennen und zu verstehen, ist ebenfalls für soziale Interaktionen von großer Bedeutung. Sie ermöglicht es, die Absichten, Motive und Überzeugungen anderer zu erschließen und das eigene Verhalten entsprechend anzupassen. Die Entwicklung der sozialen Kompetenz ist ein dynamischer Prozess, der sich über die gesamte Lebensspanne erstreckt. Sie wird durch genetische Faktoren, frühkindliche Erfahrungen, soziale Lernprozesse und kulturelle Einflüsse geprägt. Eine hohe soziale Kompetenz ist mit verschiedenen positiven Outcomes assoziiert, darunter bessere psychische Gesundheit, höhere Beziehungsqualität, effektiveres soziales Problemlösen und größerer beruflicher Erfolg. Durch gezielte Förderung sozialer Kompetenzen, z.B. durch Trainingsprogramme oder therapeutische Interventionen, kann das individuelle Wohlbefinden und die soziale Integration verbessert werden. So können beispielsweise Rollenspiele, in denen verschiedene soziale Situationen simuliert werden, dazu beitragen, die Perspektivübernahme und das Verständnis sozialer Signale zu verbessern. Die Reflexion eigener emotionaler Reaktionen und Verhaltensweisen in sozialen Situationen ist ein wichtiger Schritt zur Weiterentwicklung der sozialen Kompetenz.

Soziale Kompetenz und Emotionale Intelligenz

Korrelation zwischen sozialer Kompetenz, emotionaler Intelligenz und Empathie in verschiedenen Hirnregionen.

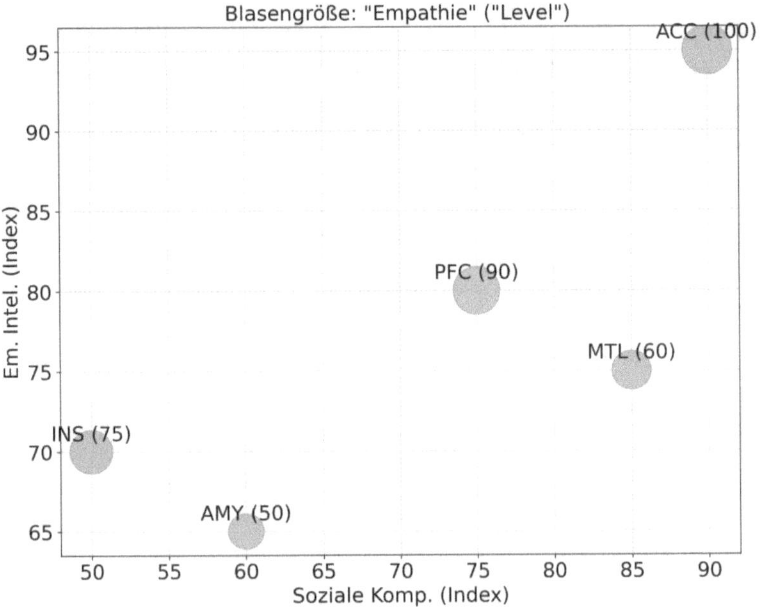

Blasengröße: Empathie (Level)

ACC: Anteriorer Cingulärer Cortex

AMY: Amygdala

INS: Insula

MTL: Medialer Temporallappen

PFC: Präfrontaler Cortex

Die Grafik deutet auf eine positive Korrelation zwischen sozialer Kompetenz und emotionaler Intelligenz hin, besonders in Bereichen, die mit Empathie und sozialer Kognition verbunden sind. Größere Blasen weisen auf höhere Empathie-Level hin, was ihre entscheidende Rolle sowohl für soziale als auch emotionale Intelligenz nahelegt. Während einige Personen hohe soziale Kompetenz bei moderater emotionaler Intelligenz zeigen, scheint hohe emotionale Intelligenz durchgängig mit starken sozialen Fähigkeiten verbunden zu sein. Dies unterstreicht die Bedeutung emotionaler Regulation und Verständnis für die effektive Bewältigung sozialer Situationen.

Konkrete Ratschläge

- Emotionale Intelligenz ist ein komplexes Konstrukt, das neuronale Prozesse, soziale Kognition und psychisches Wohlbefinden integriert.
- Zukünftige Forschung sollte die Interaktion von genetischen Prädispositionen und Umweltfaktoren bei der Entwicklung emotionaler Intelligenz genauer untersuchen.
- Die Untersuchung der neuronalen Plastizität im Kontext emotionaler Lernprozesse könnte neue Einblicke in die Formbarkeit emotionaler Kompetenzen liefern.
- Die Entwicklung von personalisierten Trainingsmethoden, die auf den individuellen neuronalen Grundlagen emotionaler Intelligenz basieren, könnte deren Förderung optimieren.
- Die Erforschung der neuronalen Korrelate von Empathie und sozialer Kompetenz könnte zu einem tieferen Verständnis der Interaktion von Emotion und sozialem Verhalten führen.
- Die Rolle epigenetischer Mechanismen bei der Regulation der Genexpression im Zusammenhang mit emotionaler Intelligenz bedarf weiterer wissenschaftlicher Aufklärung.
- Die Untersuchung des Einflusses digitaler Medien auf die Entwicklung emotionaler und sozialer Kompetenzen im Kindes- und Jugendalter ist angesichts der zunehmenden Digitalisierung von großer Bedeutung.
- Sie sollten die ethischen Implikationen der gezielten Beeinflussung emotionaler Prozesse durch technologische Interventionen kritisch reflektieren.
- Die Translation neurowissenschaftlicher Erkenntnisse über emotionale Intelligenz in die Praxis erfordert interdisziplinäre Zusammenarbeit und einen kontinuierlichen Dialog zwischen Wissenschaft, Bildung und Gesellschaft.

4. 2 Optimistisches Gehirn

Positive Denkstrukturen beeinflussen maßgeblich unser emotionales Wohlbefinden und unsere Fähigkeit, Stress zu bewältigen. Die Interpretation von Ereignissen prägt unsere Wahrnehmung und Zukunftserwartungen. Ein optimistischer Denkstil, der positive Ergebnisse erwartet, kann Ängste reduzieren und die Resilienz stärken. Diese Zusammenhänge spiegeln sich in der Aktivität spezifischer Hirnregionen wie dem orbitofrontalen Kortex wider. Negative Erfahrungen können zu pessimistischen Denkmustern führen, doch neuronale Plastizität erlaubt uns, diese aktiv zu verändern. Der Einfluss von Optimismus auf unsere Stressresistenz und Motivation ist ebenfalls ein wichtiger Aspekt. Entdecken Sie, wie das optimistische Gehirn funktioniert und wie Sie Ihr mentales Potenzial entfalten können.

Die Fähigkeit des Gehirns zur Veränderung (neuronale Plastizität) ermöglicht es, durch gezielte Interventionen wie kognitive Therapie, Meditation und Achtsamkeit, optimistische Denkstrukturen zu entwickeln und zu stärken, was zu erhöhtem Wohlbefinden und Stressresistenz führt.

Positive Denkstrukturen

Positive Denkstrukturen beeinflussen maßgeblich unser emotionales Wohlbefinden und unsere Fähigkeit, mit Stress umzugehen. Wie wir Ereignisse interpretieren und darauf reagieren, prägt unsere Wahrnehmung der Welt und unsere Zukunftserwartungen. Ein optimistischer Denkstil, der positive Ergebnisse erwartet [s111], kann Ängste reduzieren und die resilienz stärken. Dieser Zusammenhang lässt sich auch neurobiologisch nachweisen: Studien zeigen, dass Optimismus mit spezifischen Aktivitäten im orbitofrontalen Kortex und dessen Verbindung zum supplementär-motorischen Kortex korreliert [s111]. Diese Hirnregionen sind an der Verarbeitung von Selbstbewertungen und der Emotionsregulation beteiligt, was den Einfluss positiver Denkstrukturen auf unser emotionales Erleben unterstreicht. Erfahrungen, von der pränatalen Phase bis ins hohe Alter, formen die neuronalen Schaltkreise, die unser soziales und emotionales Verhalten steuern [s112]. Negative Erfahrungen können zu pessimistischen Denkmustern führen, während positive Erlebnisse optimistische Einstellungen fördern. Die gute Nachricht ist: neuronale_plastizitaet, die Fähigkeit des Gehirns, sich zu verändern und anzupassen, ermöglicht es uns, negative Denkstrukturen aktiv zu modifizieren. Interventionen wie regelmäßige Bewegung, kognitive Therapie und Meditation können positive Veränderungen im Gehirn bewirken und zu prosozialem Verhalten und gesteigertem Wohlbefinden führen [s112]. Kognitive Therapie z.B. kann die Funktion des praefrontalen_kortex stärken und gleichzeitig die Aktivität der amygdala, dem „Angstzentrum" im Gehirn, hemmen [s112]. Dies führt zu einer verbesserten emotionalen Regulation und einer konstruktiveren Reaktion auf Stress. Ähnliche Effekte wurden auch bei Meditationspraktiken beobachtet, die die neuronale Aktivität in Hirnarealen beeinflussen, die mit Empathie und emotionaler Kontrolle verbunden sind [s112]. achtsamkeit, die bewusste' und nicht-wertende Wahrnehmung des gegenwärtigen Moments, bietet ebenfalls einen wirksamen Ansatz zur Kultivierung positiver Denkstrukturen [s113]. Indem wir lernen, unsere Gedanken und Emotionen ohne Bewertung zu beobachten, reduzieren wir Grübeln, Angst und Ärger. Achtsamkeitstraining stärkt die emotionale Regulation und verbessert den Umgang mit Stress [s113]. Selbstbestätigung, das bewusste Fokussieren auf positive Selbstaspekte, aktiviert Belohnungssysteme im Gehirn und stärkt das Selbstwertgefühl [s114]. Zukunftsorientierte Selbstbestätigungen, die sich auf erwünschte zukünftige Zustände konzentrieren, zeigen dabei eine besonders starke Wirkung [s114]. So kann die regelmäßige Reflexion über persönliche Stärken und Ziele die Motivation steigern und die Offenheit für positive Veränderungen erhöhen. Positive Emotionen, wie Freude, Dankbarkeit und Liebe, spielen ebenfalls eine entscheidende Rolle bei der Entwicklung positiver Denkstrukturen. Sie erweitern unsere Wahrnehmung und unser Handlungsrepertoire und fördern den Aufbau von psychologischen Ressourcen wie Resilienz und sozialer Verbundenheit [s115]. Positive Emotionen wirken zudem als „Gegenmittel" gegen negative Emotionen und unterstützen die Stressbewältigung. Die Fähigkeit, positive Emotionen auch in herausfordernden Situationen zu generieren, ist ein Schlüssel zur Resilienz [s115]. Interventionen wie Achtsamkeits- und Liebende-Güte-Meditation können dazu beitragen, positive Emotionen zu kultivieren und emotionale Dysfunktionen zu lindern [s115]. Ein ausgewogenes Verhältnis von positiven und negativen Emotionen – idealerweise mindestens 3:1 – ist entscheidend für ein optimales psychisches Wohlbefinden [s115].

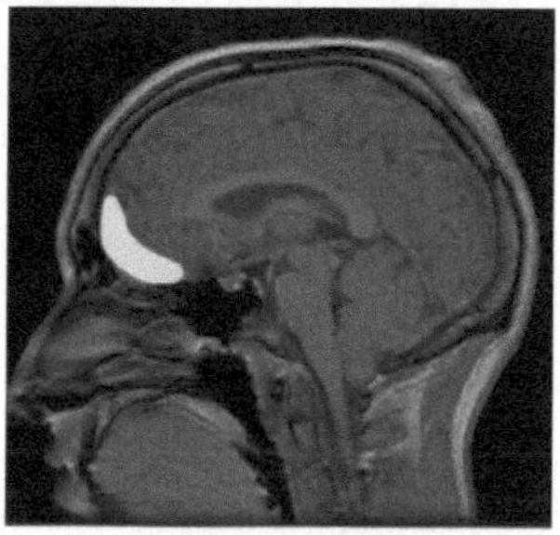

Orbitofrontaler Kortex [i34]

Verteilung positiver Denkmuster

Verteilung positiver Denkmuster in einem optimistischen Gehirn.

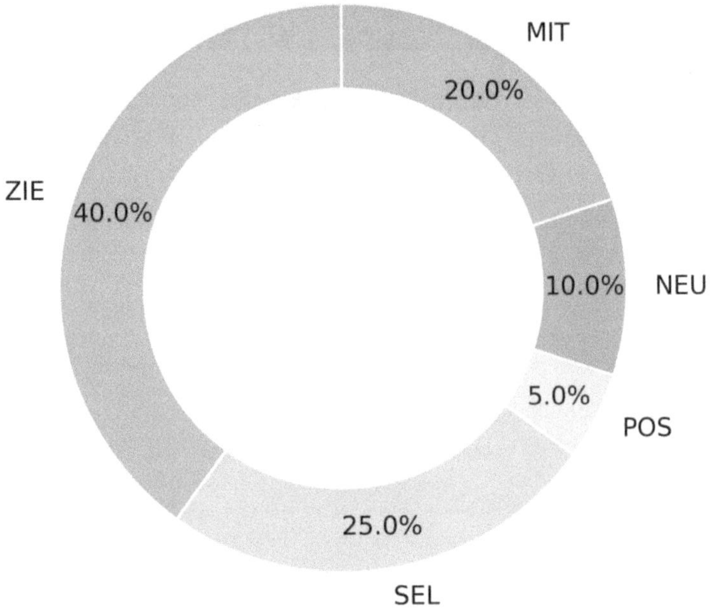

MIT: Mitgefühl
NEU: Chancenfokus
POS: Positive Neuausrichtung
SEL: Dankbarkeit
ZIE: Lösungsorientiert

Die Visualisierung zeigt die Dominanz des lösungsorientierten Denkens und deutet auf einen proaktiven Ansatz bei Herausforderungen hin. Während Dankbarkeit und Selbstmitgefühl einen wichtigen Beitrag leisten, spielen die Konzentration auf Chancen und positive Neuausrichtung eine kleinere, aber dennoch wichtige Rolle bei der Aufrechterhaltung einer optimistischen Denkweise. Diese Verteilung zeigt einen ausgewogenen Ansatz positiven Denkens mit starkem Fokus auf aktive Lösungssuche.

Stressresistenz

Stressresistenz, die Fähigkeit, mit Belastungen effektiv umzugehen, beruht auf einem komplexen Zusammenspiel von psychischen und physischen Prozessen. Achtsamkeitspraxis kann die Reaktivität auf Stressoren verringern, indem sie die Bewertung von Erfahrungen beeinflusst und die emotionale Regulation verbessert [s116]. Diese verbesserte Emotionskontrolle wirkt sich positiv auf die psychische Gesundheit aus und fördert die Flexibilität im Umgang mit unangenehmen Gedanken und Gefühlen, anstatt diese zu vermeiden [s116]. Parallel dazu beeinflusst die soziale Einbindung unsere Stressantwort: Eine unterstützende soziale Umgebung kann die Widerstandsfähigkeit gegenüber Stress erhöhen und durch neurobiologische Mechanismen wie die Modulation von Cortisol und DHEA die Stressbewältigung verbessern [s117]. Dies unterstreicht die Bedeutung sozialer Kontakte für die psychische und physische Gesundheit. Unter anderem kann der Austausch mit Freunden oder Familienmitgliedern in Stresssituationen dazu beitragen, die Belastung zu reduzieren und positive Emotionen zu fördern. Auch Selbstmitgefühl, das durch Achtsamkeitsübungen gefördert wird, trägt zur Stressresistenz bei, indem es Selbstkritik mindert und die Motivation zur Selbstfürsorge stärkt [s118]. Die gezielte Pflege sozialer Beziehungen und die bewusste Praxis von Selbstmitgefühl stellen somit wichtige Strategien zur Stärkung der

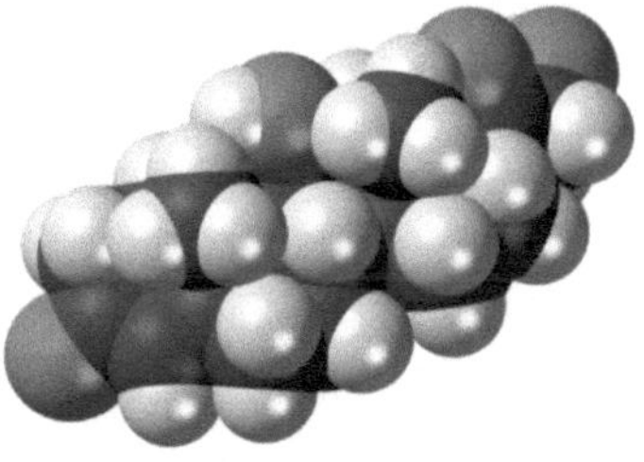

Cortisol [i35]

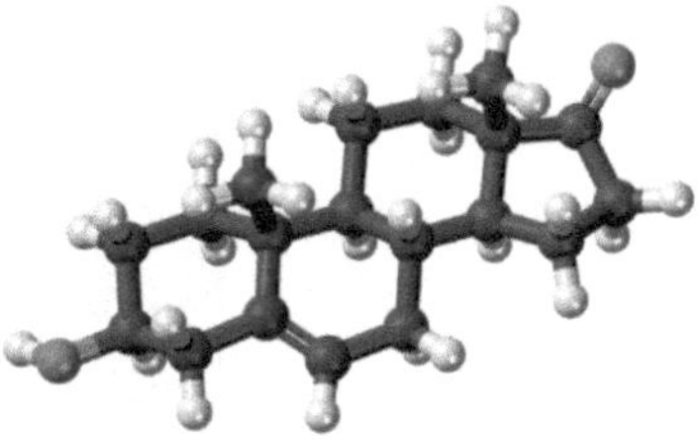

DHEA [i36]

Stressresistenz dar. Zusätzlich wirken sich Optimismus und individuelle Bewältigungsstrategien auf die immunologischen Reaktionen auf Stressoren aus [s119]. Während akuter Stress adaptive Immunantworten auslösen kann, unterdrückt chronischer Stress die Immunfunktion. Dabei kommt es unter kurzfristigen Stressoren zu einer Verschiebung von Th1- zu Th2-Zytokinen, die auf eine Beeinträchtigung der zellulären Immunität hindeutet [s119]. Die genauen psychologischen Mechanismen, die Stress und Immunantworten verbinden – unter anderem emotionale Zustände und kognitive Bewertungen – sind weiterhin Gegenstand der Forschung [s119].

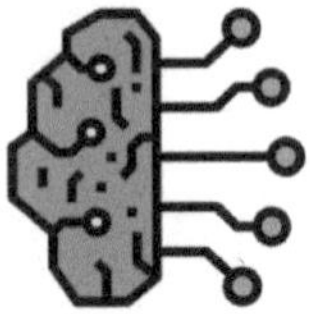

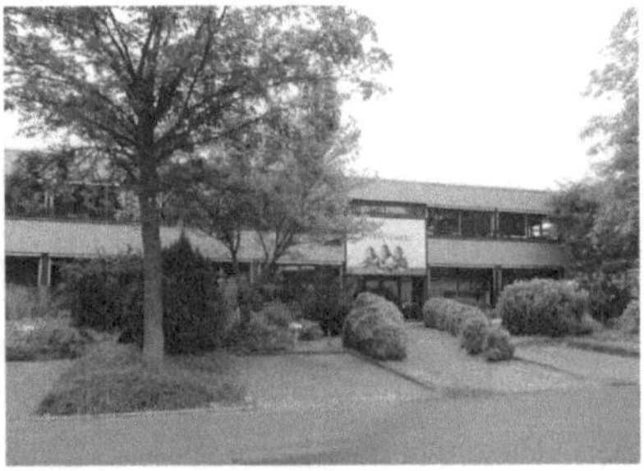

Selbstmitgefühl [i37]

Gut zu wissen

Cortisol

Cortisol ist ein Stresshormon, das im Nebennierenmark produziert wird. Im Gehirn beeinflusst Cortisol verschiedene Bereiche, darunter den Hippocampus, der für Lernen und Gedächtnis wichtig ist. Chronischer Stress und dauerhaft erhöhte Cortisolspiegel können negative Auswirkungen auf die Hirnstruktur und -funktion haben.

Selbstmitgefühl

Selbstmitgefühl bezieht sich auf die Fähigkeit, sich selbst mit Freundlichkeit und Verständnis in schwierigen Situationen zu begegnen. Neurowissenschaftliche Studien deuten darauf hin, dass Selbstmitgefühl die Aktivität in Hirnregionen, die mit emotionaler Regulation und Selbstwahrnehmung assoziiert sind, positiv beeinflussen kann.

Stressresilienz und Optimismus

Korrelation der neuronalen Aktivität mit Optimismus und Stressresilienz.

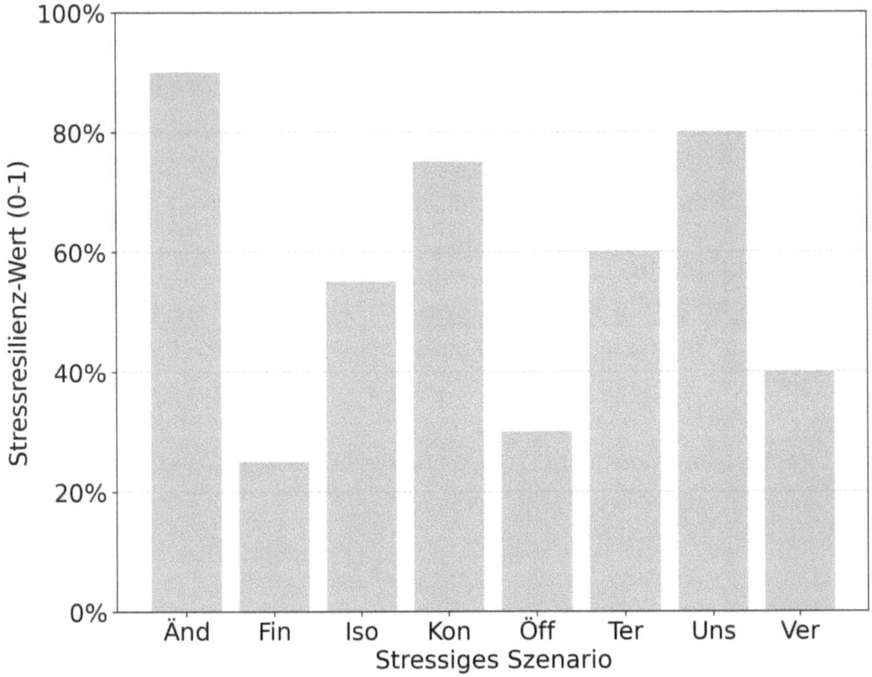

Änd: Unerwartete Änderung

Fin: Finanzielle Instabilität

Iso: Soziale Isolation

Kon: Konfliktlösung

Öff: Öffentliches Sprechen

Ter: Termindruck

Uns: Unsicherheit/Mehrdeutigkeit

Ver: Versagen erleben

Diese Daten deuten auf eine starke Korrelation zwischen erhöhtem Optimismus und höherer Stressresilienz in verschiedenen herausfordernden Szenarien hin. Personen mit höherem Optimismus erholen sich tendenziell schneller von Rückschlägen und behalten eine positivere Einstellung bei, was eine größere Resilienz zeigt. Während der präfrontale Cortex in allen Szenarien eine konstante Aktivität aufweist, ist die Amygdala-Aktivierung bei optimistischen Personen während stressiger Ereignisse deutlich niedriger, was auf eine bessere emotionale Regulation hinweist.

Motivationssteigerung

Motivation, der Antrieb hinter zielgerichtetem Handeln, ist eng mit biologischen Vorgängen im Gehirn verknüpft. Genetische Veranlagung und neurotransmitter beeinflussen unsere Fähigkeit, positive Emotionen zu erleben und Motivation aufrechtzuerhalten [s120]. So tragen genetische Faktoren etwa zu 35-50% zu unserer Glückserfahrung bei, während Neurotransmitter wie Endorphine, die bei körperlicher Aktivität oder Lachen ausgeschüttet werden, positive Gefühle und Motivation fördern [s120]. Diese Erkenntnisse verdeutlichen den Einfluss biologischer Prozesse auf unsere Motivation. Selbstbestätigung, das bewusste Fokussieren auf eigene Stärken und positive Eigenschaften, kann die Motivation nachhaltig beeinflussen. Durch die Aktivierung von Belohnungszentren im Gehirn, die auch mit Selbstwahrnehmungsprozessen assoziiert sind, stärkt Selbstbestätigung das Selbstwertgefühl und die Zuversicht [s121]. Besonders wirksam sind dabei zukunftsorientierte Selbstbestätigungen, die sich auf erwünschte zukünftige Zustände konzentrieren. Etwa die regelmäßige Reflexion über persönliche Ziele und die damit verbundenen positiven Auswirkungen kann die Motivation für deren Verwirklichung steigern und die Bereitschaft zu Veränderungen erhöhen [s121]. Studien zeigen, dass die neuronale Aktivität in diesen Belohnungsregionen während der Selbstbestätigung mit einer Abnahme passiven Verhaltens nach der Intervention korreliert [s121]. Dies legt nahe, dass Selbstbestätigung nicht nur das emotionale Wohlbefinden steigern, sondern auch die Motivation für aktives und zielgerichtetes Handeln fördern kann.

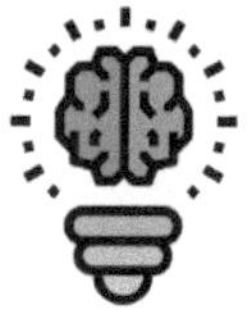

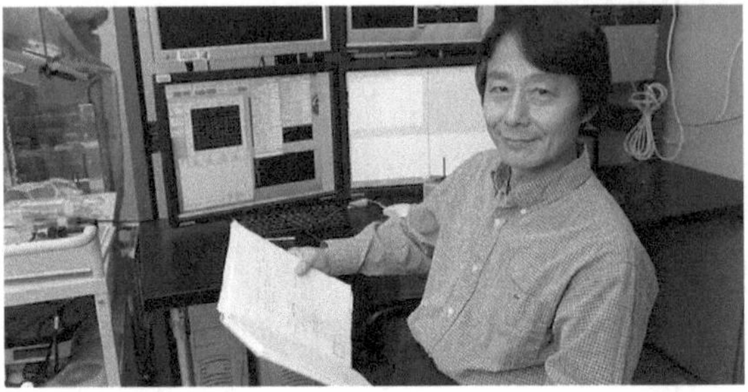

Belohnungszentrum [i38]

Auswirkungen von Motivationstechniken

Wirksamkeit von Techniken auf optimistische Gehirnfunktion.

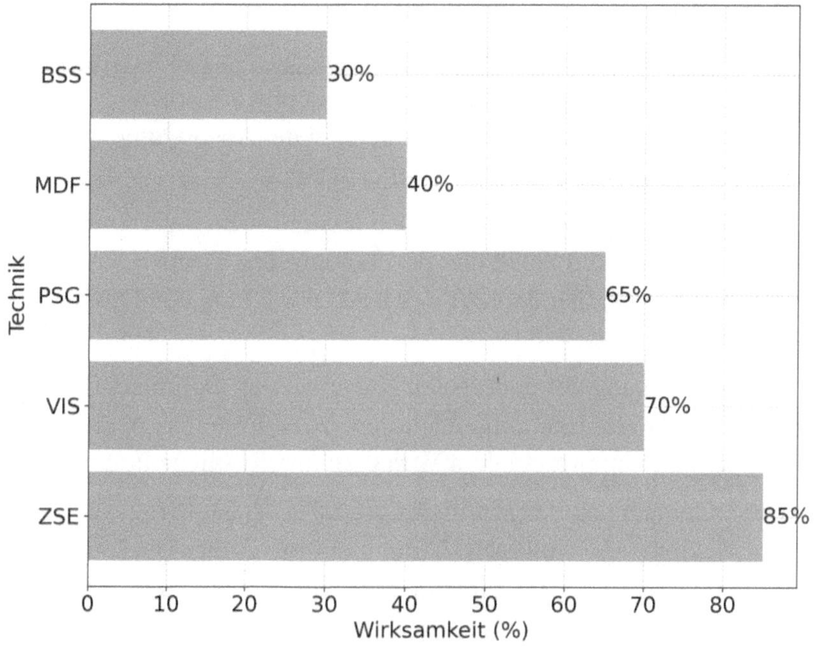

BSS: Belohnungssystem

MDF: Achtsamkeit

PSG: Positives Selbstgespräch

VIS: Visualisierung

ZSE: Zielsetzung

Die Visualisierung deutet darauf hin, dass positives Selbstgespräch die stärkste Auswirkung auf die optimistische Gehirnfunktion hat, gefolgt von Achtsamkeit und Visualisierung. Zielsetzung und Belohnungssysteme scheinen in diesem Kontext weniger einflussreich zu sein, was möglicherweise auf eine Präferenz für intrinsische Motivation gegenüber extrinsischen Belohnungen bei der Förderung von Optimismus hinweist.

Konkrete Ratschläge

- Sie haben die Bedeutung eines optimistischen Denkstils für das emotionale Wohlbefinden und die Stressbewältigung kennengelernt.
- Die Neuroplastizität des Gehirns ermöglicht die Modifikation von Denkstrukturen und eröffnet Möglichkeiten zur Förderung von Optimismus.
- Zukünftige Forschung sollte die komplexen Wechselwirkungen zwischen genetischen Prädispositionen, epigenetischen Modifikationen und Umweltfaktoren bei der Ausbildung optimistischer Denkstrukturen untersuchen.
- Die Entwicklung personalisierter Interventionen, basierend auf individuellen neuronalen und psychologischen Profilen, könnte die Effektivität bestehender Methoden zur Förderung von Optimismus deutlich steigern.
- Die Erforschung der neuronalen Korrelate von Optimismus im Kontext sozialer Interaktionen könnte neue Einblicke in die Entstehung von prosozialem Verhalten und Resilienz liefern.
- Die Untersuchung des Einflusses digitaler Technologien auf die Entwicklung und Aufrechterhaltung optimistischer Denkstrukturen gewinnt angesichts der zunehmenden Digitalisierung an Bedeutung.
- Die Rolle des Mikrobioms und dessen Einfluss auf die neuronale Plastizität und die Ausbildung optimistischer Denkstrukturen stellt ein vielversprechendes Forschungsfeld dar.
- Sie sollten die ethischen Implikationen der gezielten Beeinflussung von Denkstrukturen durch technologische oder pharmakologische Interventionen kritisch reflektieren.

4. 3 Autistisches Gehirn

Das autistische Gehirn verarbeitet sensorische Informationen anders. Über- und Unterempfindlichkeiten, veränderte neuronale Reaktionen und eine beeinträchtigte multisensorische Integration prägen die Wahrnehmung und beeinflussen soziale Interaktion sowie emotionale Regulation. Dies birgt sowohl Herausforderungen im Alltag als auch ungenutzte Potenziale. Das Verständnis dieser neuronalen Besonderheiten ist entscheidend für die Entwicklung individueller Unterstützungsstrategien. Lesen Sie weiter, um die faszinierenden Verarbeitungsmuster des autistischen Gehirns zu erkunden.

Im autistischen Gehirn geht es nicht darum, die Intensität der Wahrnehmung zu reduzieren, sondern die Konsistenz der neuronalen Antwort auf Reize zu stärken und individuelle Strategien für den Umgang mit der intensiven Wahrnehmung zu entwickeln.

Besondere Wahrnehmung

Besondere Wahrnehmung bei Autismus äußert sich in veränderter sensorischer Verarbeitung. Über 96% der Kinder mit Autismus berichten von Über- oder Unterempfindlichkeiten in verschiedenen Sinnesbereichen. [s122] Dies betrifft vor allem die auditive, visuelle und taktile Wahrnehmung. Schon in der primären Hörrinde zeigt sich bei der Verarbeitung von Hörreizen eine veränderte neuronale Aktivität. [s122] Auch die Verarbeitung von Berührungsreizen ist häufig betroffen, wird aber weniger erforscht. Im visuellen Bereich kann dies zu Vermeidung oder aber exzessiver Suche nach visuellen Reizen führen. [s122] Die Integration von Informationen aus verschiedenen Sinneskanälen (multisensorische Integration) ist beeinträchtigt. [s122] Dies kann Schwierigkeiten bei der Verarbeitung komplexer Reize, die mehrere Sinne ansprechen, hervorrufen. Die Wahrnehmung ist auch eng mit Aufmerksamkeitsprozessen verknüpft. Defizite in der Aufmerksamkeitslenkung und -auswahl beeinflussen die sensorische Verarbeitung. [s122] Z.B. kann eine Person mit Autismus Schwierigkeiten haben, sich in einer geräuschvollen Umgebung auf ein Gespräch zu konzentrieren, da die Umgebungsgeräusche als ebenso intensiv oder sogar intensiver wahrgenommen werden als die Stimme des Gesprächspartners. Diese veränderte Wahrnehmung kann auch mit sozialer Interaktion und Kommunikation zusammenhängen. So korreliert z.B. eine taktile Unterempfindlichkeit mit schwächeren sozialen Fähigkeiten. [s123] Sensorische Verarbeitungsprobleme sind ein Kernsymptom von Autismus und umfassen Überempfindlichkeit, Unterempfindlichkeit und das Suchen nach sensorischen Reizen. [s124] Die multisensorische Integration ist bei Autismus beeinträchtigt, was zu Problemen bei der Kombination von Informationen aus verschiedenen Sinnesmodalitäten führt. [s124] Sensorische und multisensorische Trainings können helfen, diese Fähigkeiten zu verbessern. [s124] Die Intense World Theory beschreibt das autistische Gehirn als hyperfunktional in lokalen neuronalen Mikroschaltungen, was zu

Hyper-Reaktivität und Hyper-Plastizität führt. [s125] Dies kann eine übermäßige Wahrnehmung, gesteigerte

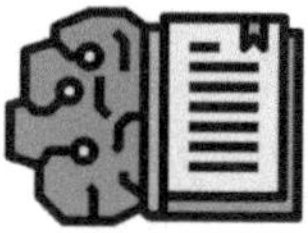

Aufmerksamkeit, ein detailliertes Gedächtnis und intensive emotionale Reaktionen hervorrufen. Autistische Kinder zeigen eine verringerte Habituation gegenüber sensorischen Reizen. [s125] Die neuronale Hyper-Reaktivität kann zu Schwierigkeiten bei der Integration neuer Informationen führen und die Wahrnehmung fragmentieren. [s125] Sensorische Besonderheiten sind nicht per se negativ. Das Sensory Processing Sensitivity (SPS) Modell beschreibt eine erhöhte Sensibilität als stabiles Persönlichkeitsmerkmal, das mit größerer Empathie, Bewusstsein, Reaktionsfähigkeit und tieferer Informationsverarbeitung einhergeht. [s126] SPS unterscheidet sich von anderen psychischen Störungen, da es bei sozialen und emotionalen Reizen andere Gehirnregionen aktiviert, die mit Belohnungsverarbeitung, Gedächtnis, Selbst-Fremd-Verarbeitung, Empathie und Bewusstsein in Verbindung stehen. [s126] Personen mit SPS empfinden soziale/emotionale Reize als belohnend und reagieren physiologisch/hormonell adaptiv. [s126] SPS ist durch eine tiefere Informationsintegration und komplexe Gedächtnisverarbeitung gekennzeichnet. [s126]

Gut zu wissen

Multisensorische Integration

Die multisensorische Integration ist die Fähigkeit des Gehirns, Informationen aus verschiedenen Sinneskanälen (z.B. Sehen, Hören, Tasten) zu kombinieren und zu einem einheitlichen Wahrnehmungserlebnis zu integrieren. Schwierigkeiten in diesem Bereich können die Interpretation komplexer Umgebungen beeinträchtigen.

Sensorisches Processing Sensitivity (SPS)

Sensorisches Processing Sensitivity (SPS) beschreibt eine erhöhte Sensibilität gegenüber sensorischen Reizen und emotionalen Nuancen. Personen mit SPS verarbeiten Informationen tiefergehend und reagieren stärker auf subtile Reize.

Taktile Wahrnehmung

Die taktile Wahrnehmung beschreibt die Verarbeitung von Berührungsreizen im Gehirn. Eine veränderte taktile Wahrnehmung kann zu Über- oder Unterempfindlichkeiten gegenüber Berührungen führen.

Sensorische Wahrnehmung bei Autismus

Empfindlichkeit und Intensität der sensorischen Reizverarbeitung bei autistischen Personen.

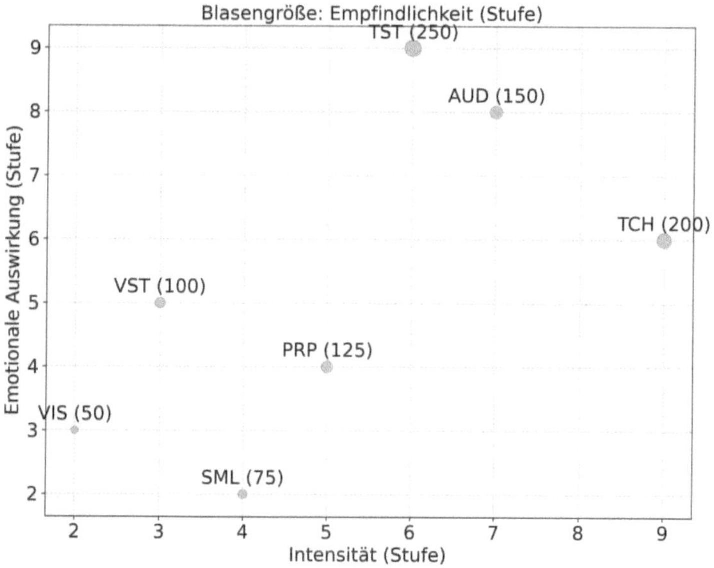

Blasengröße: Empfindlichkeit (Stufe)

AUD: Auditive Eingabe

SML: Geruchseingabe

TST: Geschmackseingabe

VST: Vestibuläre Eingabe

PRP: Propriozeptive Eingabe

TCH: Berührungseingabe

VIS: Visuelle Eingabe

Diese Grafik visualisiert potenzielle Unterschiede in der sensorischen Verarbeitung. Größere Blasen zeigen eine erhöhte Empfindlichkeit an, während die Position auf den Achsen die Intensität der Erfahrung und deren emotionale Auswirkung darstellt. Zum Beispiel könnte eine große Blase im Bereich hoher Intensität/hoher Auswirkung eine überwältigende Erfahrung darstellen, während eine kleinere Blase im Bereich niedriger Intensität/niedriger Auswirkung auf eine weniger auffällige oder störende Empfindung hinweisen könnte. Die unterschiedlichen Positionen und Größen verdeutlichen die verschiedenen sensorischen Profile innerhalb der autistischen Gemeinschaft.

Verarbeitungsmuster

Verarbeitungsmuster im autistischen Gehirn zeichnen sich durch spezifische Eigenheiten aus, die sich in der neuronalen Antwort auf sensorische Informationen zeigen. Untersuchungen der inter-trial Variabilität, also der Konsistenz neuronaler Reaktionen auf wiederholte Reize, liefern Einblicke in diese Prozesse. Entgegen früheren Annahmen deuten neuere Studien darauf hin, dass das neuronale Rauschen, also die Hintergrundaktivität im Gehirn, bei autistischen Kindern nicht zwangsläufig erhöht ist [s127]. Vielmehr scheint die Konsistenz der neuronalen Antwort, gemessen durch den Inter-Trial Phase Coherence (ITPC), mit dem Grad des sensorischen Unbehagens zu korrelieren. Ein niedrigerer ITPC, also eine weniger konsistente neuronale Antwort auf den gleichen Reiz, geht mit einem stärkeren Unbehagen bei auditiven Reizen einher, insbesondere bei geringerer Lautstärke, wie etwa 50 dB [s127]. Diese Erkenntnis legt nahe, dass nicht das Ausmaß des neuronalen Rauschens, sondern die Fähigkeit des Gehirns, konsistente Reaktionen auf sensorische Informationen zu generieren, für das sensorische Empfinden relevant ist. Um beispielsweise die auditive Verarbeitung zu unterstützen, könnten Strategien hilfreich sein, die auf die Stärkung der neuronalen Konsistenz abzielen, anstatt das neuronale Rauschen zu reduzieren. Gleichzeitig ist die neuronale Plastizität, also die Fähigkeit des Gehirns, sich durch Erfahrungen zu verändern, gerade im Kindesalter besonders ausgeprägt [s128]. Frühzeitige Interventionen können diese Plastizität nutzen, um die Verarbeitung sensorischer Informationen und die damit verbundenen Verhaltensweisen positiv zu beeinflussen. Dabei ist es wichtig, nicht nur die sensorische Verarbeitung isoliert zu betrachten, sondern auch die multisensorische_integration, also die Fähigkeit des Gehirns, Informationen aus verschiedenen Sinneskanälen zu kombinieren, zu berücksichtigen [s129]. Eine gestörte multisensorische Integration kann die

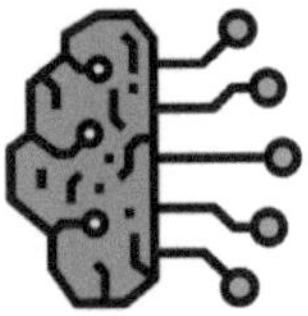

Wahrnehmung komplexer Umgebungen erschweren, in denen verschiedene Sinnesreize gleichzeitig auftreten. Therapeutische Ansätze sollten daher darauf abzielen, die Kommunikation zwischen verschiedenen Hirnregionen zu fördern und so die Integration multisensorischer Informationen zu verbessern.

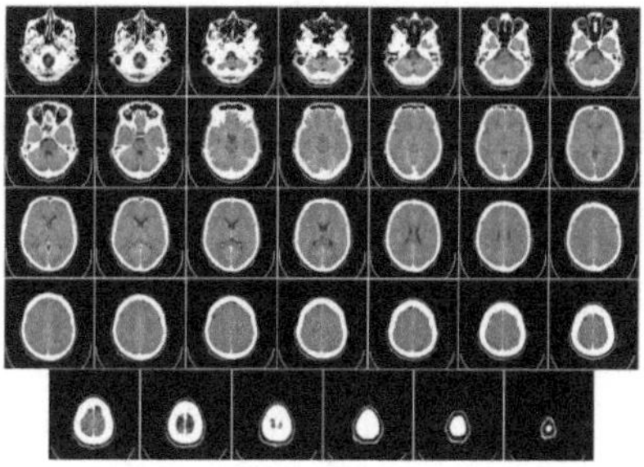

Gehirn [i39]

Gut zu wissen

Inter-Trial Phase Coherence (ITPC)
Ein Maß für die zeitliche Konsistenz neuronaler Antworten auf wiederholte Reize. Ein hoher ITPC-Wert deutet auf eine hohe zeitliche Präzision der neuronalen Aktivität hin.

Inter-Trial Variabilität
Bezeichnet die Unterschiede in den Reaktionen von Nervenzellen auf denselben Reiz, der mehrmals präsentiert wird. Sie gibt Aufschluss über die Zuverlässigkeit der neuronalen Verarbeitung.

Vergleich der Verarbeitungsgeschwindigkeit

Vergleich der Verarbeitungsgeschwindigkeiten für verschiedene Reize in neurotypischen und autistischen Gehirnen.

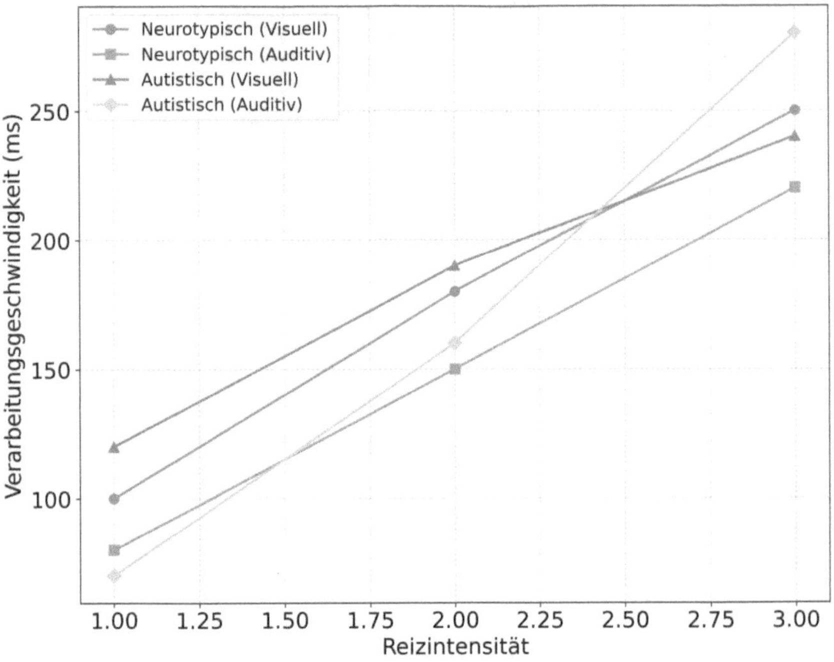

Diese Grafik veranschaulicht potenzielle Unterschiede in der sensorischen Verarbeitungsgeschwindigkeit zwischen neurotypischen und autistischen Personen. Die steilere Steigung bei auditiven Reizen bei autistischen Personen deutet auf eine mögliche erhöhte Sensibilität oder schnellere Verarbeitung in diesem Bereich hin. Im Gegensatz dazu könnte die flachere Steigung bei visuellen Reizen auf eine vergleichsweise langsamere oder andere Verarbeitung visueller Informationen hinweisen. Diese Unterschiede verdeutlichen die verschiedenen Arten, wie autistische Gehirne ihre Umgebung wahrnehmen und darauf reagieren, und unterstreichen die Bedeutung individualisierter Unterstützung.

Unterstützungsmöglichkeiten

Unterstützungsmöglichkeiten bei Autismus berücksichtigen die individuellen sensorischen Besonderheiten und zielen darauf ab, die Lebensqualität zu verbessern. Ausgehend von der Intense World Theory, die eine Übererregbarkeit neuronaler Schaltkreise im autistischen Gehirn postuliert [s130], lassen sich verschiedene Strategien ableiten. Anstatt die neuronale Aktivität medikamentös zu dämpfen, wie in [s130] vorgeschlagen, kann die Gestaltung der Umwelt einen wichtigen Beitrag leisten. Eine reduzierte Reizbelastung, etwa durch die Verwendung von Lärmschutzkopfhörern in lauten Umgebungen oder die Schaffung von Rückzugsorten mit gedämpftem Licht und beruhigenden Texturen, kann helfen, sensorische Überlastung zu minimieren. Diese Anpassungen ermöglichen es, die intensive Wahrnehmung, die durch die erwähnte Hyperreaktivität und Hyperplastizität in Amygdala und Neokortex entsteht, positiv zu beeinflussen [s130]. Darüber hinaus können gezielte Fördermaßnahmen die sensorische Verarbeitung unterstützen. - So können sensorische Diäten, die individuell abgestimmte Aktivitäten zur Stimulation oder Regulation der Sinne beinhalten, helfen, die sensorische_integration zu verbessern. - Entspannungstechniken wie Yoga oder progressive Muskelentspannung können bei der Regulation emotionaler Reaktionen unterstützen. - Auch die Förderung sozialer

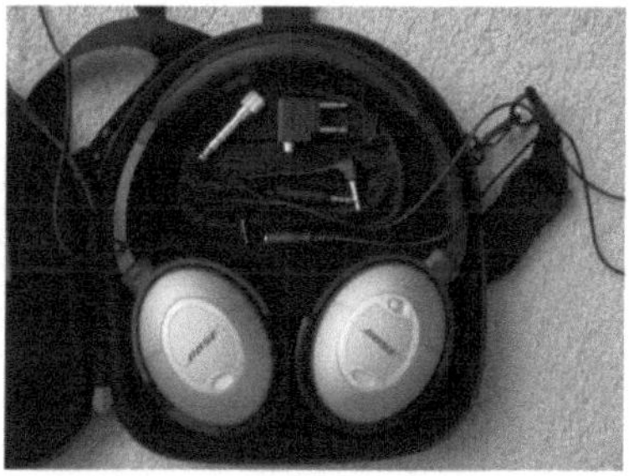

Lärmschutzkopfhörer [i40]

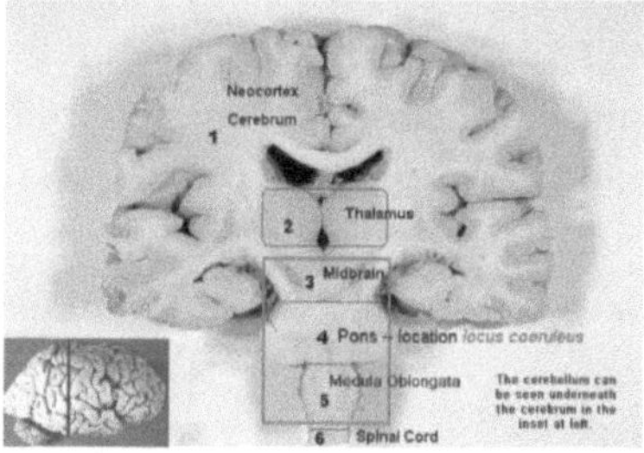

Neokortex [i41]

Kompetenzen kann dazu beitragen, die Interaktion mit anderen Menschen zu erleichtern und so soziale Ängste zu reduzieren. Ein strukturierter Tagesablauf und klare Kommunikationsregeln schaffen

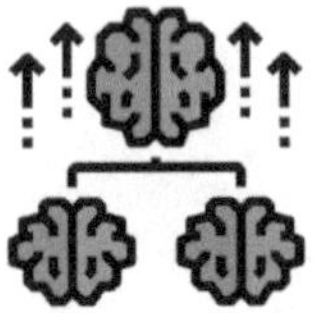

Vorhersehbarkeit und reduzieren Unsicherheiten, was ebenfalls der Intense World Theory entspricht [s130]. Der Fokus liegt dabei nicht auf der Verhinderung einer „intensiven Weltreaktion", sondern auf der Förderung von Strategien im Umgang mit den individuellen Wahrnehmungsbesonderheiten. So kann die Entwicklung von individuellen Bewältigungsmechanismen im Umgang mit sensorischen und emotionalen Reizen die Selbstregulation und das Wohlbefinden fördern. Die Unterstützungsmöglichkeiten sollten stets an den individuellen Bedürfnissen und Stärken ausgerichtet sein. Zu vergleichen mit einem maßgeschneiderten Anzug, der optimal passt und Tragekomfort bietet, müssen auch die Unterstützungsmaßnahmen individuell angepasst werden, um ihre Wirksamkeit zu entfalten.

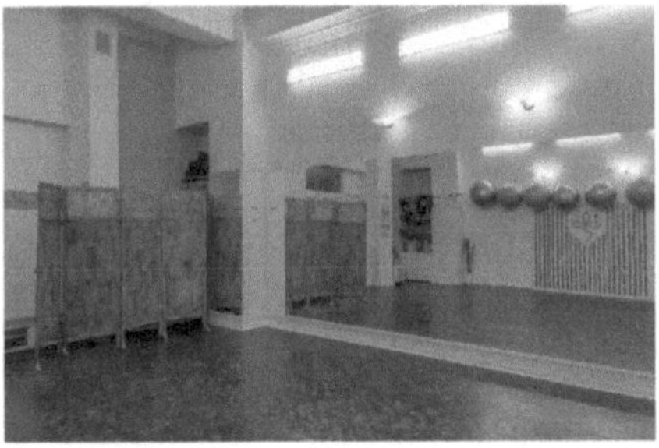

Yoga [i42]

Gut zu wissen

Intense World Theory

Diese Theorie besagt, dass das Gehirn von Menschen mit Autismus sensorische Informationen anders verarbeitet, was zu einer intensiveren Wahrnehmung der Welt führt. Dies kann sowohl positive als auch negative Auswirkungen haben, wie z.B. eine erhöhte Sensibilität für Details oder eine Überlastung durch laute Geräusche.

Unterstützungsstrategien für autistische Gehirne

Verteilung effektiver Unterstützungsstrategien für autistische Menschen.

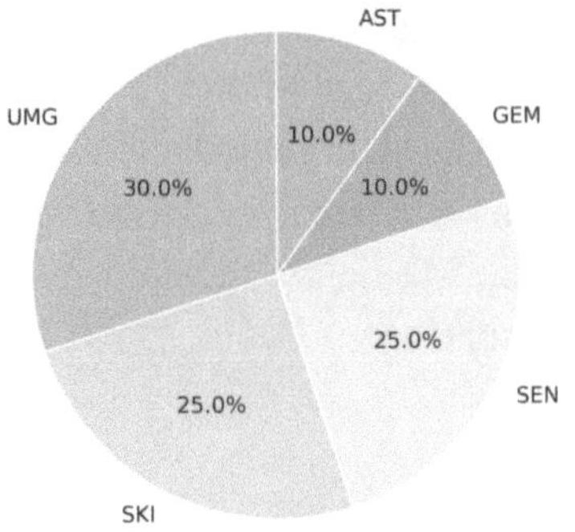

AST: Assistive Technologien (z.B. Kommunikationshilfen, visuelle Unterstützung)

GEM: Gemeinschafts- und Familienunterstützung (z.B. Selbsthilfegruppen, Elterntraining)

SEN: Sensorische Regulationsunterstützung (z.B. sensorische Hilfsmittel, sensorische Diäten)

SKI: Kompetenzentwicklung und therapeutische Interventionen (z.B. soziales Kompetenztraining, KVT)

UMG: Umgebungsanpassungen (z.B. ruhige Räume, vorhersehbare Routinen)

Die Daten unterstreichen die Bedeutung eines vielschichtigen Ansatzes zur Unterstützung autistischer Menschen. Während Umgebungsanpassungen eine wichtige Rolle spielen, sind sie am effektivsten in Kombination mit anderen Strategien. Direkte Kompetenzentwicklung und therapeutische Interventionen sind entscheidend für den Aufbau von Bewältigungsmechanismen und die Förderung der Unabhängigkeit. Sensorische Regulationsunterstützung ist von entscheidender Bedeutung und spiegelt die sensorischen Empfindlichkeiten wider, die viele autistische Menschen erleben. Der relativ geringere Anteil, der assistiven Technologien gewidmet ist, deutet auf einen potenziellen Bereich für Wachstum und Erforschung hin, insbesondere angesichts der rasanten Entwicklungen in diesem Bereich. Insgesamt ist ein ganzheitlicher Ansatz, der individuelle Bedürfnisse in mehreren Bereichen berücksichtigt, wesentlich für die Maximierung des Wohlbefindens und die Förderung der Inklusion.

Konkrete Ratschläge

- Das autistische Gehirn verarbeitet sensorische Informationen und Emotionen anders, was zu einem einzigartigen Erleben der Welt führt.
- Die neuronale Konsistenz in der Reizantwort, nicht das neuronale Rauschen, scheint zentral für das sensorische Empfinden zu sein und eröffnet neue therapeutische Ansätze.
- Zukünftige Forschung sollte die Interaktion von sensorischer Verarbeitung und emotionaler Regulation im autistischen Gehirn genauer untersuchen.
- Die Intense World Theory bietet eine vielversprechende Erklärung für die sensorischen und emotionalen Besonderheiten, erfordert aber weitere empirische Validierung.
- Ein tiefergehendes Verständnis der neuronalen Grundlagen autistischer Wahrnehmung könnte personalisierte Interventionen ermöglichen, die die individuellen Stärken fördern.
- Die Erforschung der multisensorischen Integration bietet Ansatzpunkte für die Entwicklung neuer Therapiemethoden, die über die isolierte Behandlung einzelner Sinnesmodalitäten hinausgehen.
- Die Untersuchung der Rolle von neuronaler Plastizität bei der Anpassung an sensorische Reize könnte neue Wege zur Verbesserung der Lebensqualität von Autismus-Betroffenen eröffnen.
- Sie sollten die individuellen sensorischen Profile berücksichtigen und die Umwelt entsprechend anpassen, um sensorische Überlastung zu minimieren und positive emotionale Erfahrungen zu ermöglichen.
- Die Entwicklung von Biomarkern für sensorische Verarbeitungsprofile könnte die Diagnostik und die Evaluation von Interventionen verbessern.

Rückblick - 4. Geist und Emotionen

Das Kapitel "Geist und Emotionen" beleuchtet die komplexen Wechselwirkungen neuronaler Prozesse, emotionaler Erfahrungen und sozialer Kompetenzen. Es zeigt sich, dass Selbstwahrnehmung, Gefühlsregulation und soziale Kompetenz eng miteinander verwoben sind und durch neuronale Plastizität beeinflusst werden können. Besonders hervorzuheben ist die Bedeutung von Achtsamkeitstraining, das sowohl die Selbstwahrnehmung als auch die Emotionsregulation positiv beeinflussen kann. Die im Kapitel dargestellten Erkenntnisse zur neuronalen Basis von emotionaler Intelligenz, insbesondere die Unterscheidung zwischen strategischer und experimenteller EI, unterstreichen die Notwendigkeit, diese Fähigkeiten differenziert zu betrachten und zu fördern. Die im Kapitel beschriebenen Auswirkungen von Einsamkeit auf die Hirnstruktur verdeutlichen zudem die Relevanz sozialer Interaktionen für das emotionale Wohlbefinden und eröffnen neue Perspektiven für präventive und therapeutische Maßnahmen.

Die praktische Umsetzung der im Kapitel präsentierten Erkenntnisse erfordert ein differenziertes Vorgehen, das sowohl individuelle Bedürfnisse als auch potenzielle Umsetzungsbarrieren berücksichtigt. So kann die Förderung der Selbstwahrnehmung durch Achtsamkeitstraining zwar positive Effekte erzielen, jedoch erfordert die Integration solcher Praktiken in den Alltag Zeit und Engagement. Ähnliches gilt für die Verbesserung der Gefühlsregulation: Strategien wie die Annäherung an und Auseinandersetzung mit Emotionen können zwar langfristig zu einem verbesserten emotionalen Wohlbefinden beitragen, erfordern aber zunächst die Bereitschaft, sich mit unangenehmen Gefühlen auseinanderzusetzen. Die im Kapitel angesprochenen neuronalen Grundlagen der Gefühlsregulation bieten hierbei wertvolle Anhaltspunkte für die Entwicklung zielgerichteter Interventionen. Im Bereich der sozialen Kompetenz ist die Bedeutung frühkindlicher Erfahrungen und familiärer Einflüsse hervorzuheben. Die Förderung einer unterstützenden und wertschätzenden Familienatmosphäre, in der Emotionen offen ausgedrückt und reguliert werden, kann die Entwicklung sozialer Kompetenzen bei Kindern nachhaltig positiv beeinflussen.

Die im Kapitel dargestellten Zusammenhänge zwischen neuronalen Prozessen, Emotionen und Verhalten werfen auch kritische Fragen auf. So ist die Interpretation neurobiologischer Befunde im Kontext komplexer psychologischer Phänomene wie Einsamkeit oder emotionaler Intelligenz mit methodischen Herausforderungen verbunden. Die Korrelation zwischen Hirnaktivität und emotionalen Zuständen bedeutet nicht zwangsläufig Kausalität und die Übertragbarkeit von Laborbefunden auf reale soziale Situationen ist nicht immer gewährleistet. Darüber hinaus stellt sich die Frage nach der ethischen Verantwortung im Umgang mit neurowissenschaftlichen Erkenntnissen. Die Möglichkeit, neuronale Prozesse durch gezielte Interventionen zu beeinflussen, birgt sowohl Chancen als auch Risiken, die sorgfältig abgewogen werden müssen.

Abschließend lässt sich festhalten, dass das Kapitel "Geist und Emotionen" einen umfassenden Überblick über die neurobiologischen Grundlagen emotionaler und sozialer Prozesse bietet. Die dargestellten Erkenntnisse unterstreichen die Bedeutung der Interaktion zwischen Gehirn, Emotionen und Verhalten und eröffnen neue Perspektiven für die Förderung emotionaler Intelligenz, sozialer Kompetenz und psychischen Wohlbefindens. Zukünftige Forschung sollte sich verstärkt der Untersuchung der komplexen Wechselwirkungen zwischen genetischen Faktoren, neuronaler Plastizität und Umwelteinflüssen widmen, um die im Kapitel aufgeworfenen Fragen zu beantworten und die Entwicklung wirksamer Interventionen voranzutreiben. Dabei ist ein interdisziplinärer Ansatz unerlässlich, der neurowissenschaftliche, psychologische und soziologische Perspektiven integriert.

5. Gehirnoptimierung

Können wir unser Gehirn wie einen Muskel trainieren und seine Leistung systematisch verbessern? Die moderne Neurowissenschaft zeigt, dass unser Denkorgan eine erstaunliche Anpassungsfähigkeit besitzt und sich kontinuierlich verändert. Von der klassischen Gedächtniskunst bis zu digitalen Trainingsmethoden haben Menschen stets nach Wegen gesucht, die kognitiven Fähigkeiten zu steigern. Neue Erkenntnisse aus der Gehirnforschung eröffnen dabei faszinierende Perspektiven für gezielte Optimierungsstrategien. Die kommenden Seiten enthüllen, wie wir das Potenzial unseres Gehirns besser ausschöpfen können - mit überraschenden Einsichten in die Grenzen und Möglichkeiten mentaler Entwicklung.

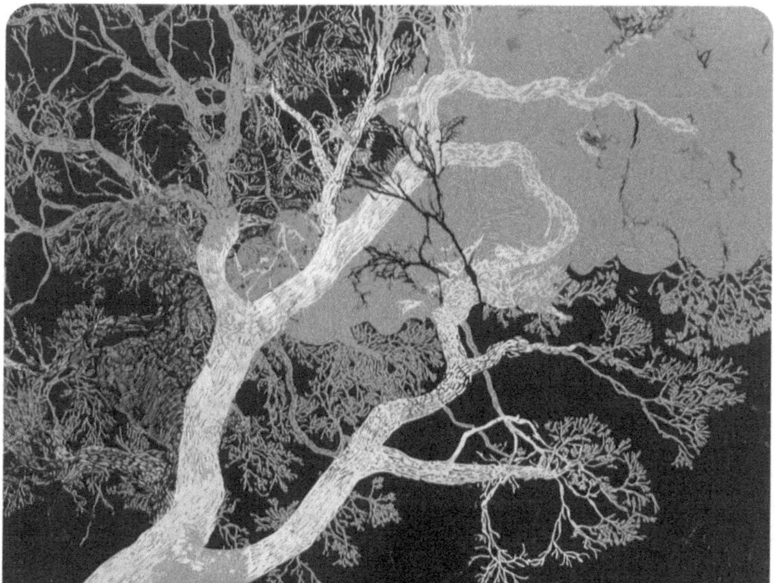

5. 1 Gehirnoptimiertes Lernen

Gehirnoptimiertes Lernen erschließt das Potenzial unseres Gehirns für effektivere Informationsverarbeitung. Von der richtigen Lernstrategie über Gedächtnistechniken bis zur Steigerung der Konzentration – dieser Abschnitt beleuchtet die Herausforderungen und Chancen, die sich aus den Erkenntnissen der Neurowissenschaften für den Lernprozess ergeben. Dabei spielen Faktoren wie Kontext, Vernetzung, Emotionen und die neuronale Plastizität eine entscheidende Rolle. Entdecken Sie, wie Sie Ihr Lernpotenzial maximieren und nachhaltig Wissen aufbauen können.

Gehirnoptimiertes Lernen basiert auf der Vernetzung von Informationen und der Nutzung der Neuroplastizität durch aktive Lernmethoden, positive Emotionen und ein angereichertes Lernumfeld, das sowohl körperliche als auch geistige Bedürfnisse berücksichtigt.

Lernstrategien

Lernstrategien zielen darauf ab, die Funktionsweise des Gehirns optimal zu nutzen, um Informationsaufnahme und -verarbeitung zu verbessern. Dabei ist die Vernetzung von Informationen, anstatt das isolierte Lernen einzelner Fakten, entscheidend für den Aufbau stabiler Wissensstrukturen [s131]. Der Kontext, in dem gelernt wird, beeinflusst die Lernleistung maßgeblich. Eigenständiges Erstellen von Inhalten, zu vergleichen mit dem aktiven Zusammenfügen eines Puzzles, festigt das Verständnis und die Behaltensleistung deutlich stärker als passives Konsumieren von Informationen [s131]. Anstatt den Fokus auf die Schwierigkeit des Lernstoffes zu legen, sollte die Komplexität im Vordergrund stehen, um ein tieferes Verständnis zu erreichen [s131]. Auch Phasen, in denen der Lernfortschritt stagniert oder sich sogar zurückentwickelt, sind normale Bestandteile des Lernprozesses und kein Grund zur Sorge [s131]. Körperliche Aktivität steigert die kognitive Leistung und die neuronale Plastizität, die Fähigkeit des Gehirns, sich anzupassen und neue Verbindungen zu knüpfen [s131]. Positive Emotionen und bedeutungsvolle Lernerfahrungen fördern die Gedächtnisbildung, da sie die Ausschüttung von Neurotransmittern wie serotonin stimulieren, was wiederum die synaptische_plastizitaet erhöht [s132]. Wiederholungen in zeitlichen Abständen (Spacing-Effekt) festigen Gelerntes langfristig im Gedächtnis [s131]. Eine ausgewogene Ernährung spielt ebenfalls eine wichtige Rolle für die kognitive Leistungsfähigkeit. omegafettsaeuren unterstützen kognitive Prozesse und fördern die synaptische Plastizität, während ein hoher Konsum gesättigter Fettsäuren diese beeinträchtigen kann [s133]. Die Kombination einer antioxidantienreichen Ernährung mit regelmäßiger Bewegung kann die kognitive Funktion verbessern [s133]. Kalorienreduktion kann die synaptische Plastizität fördern und die kognitive Funktion im Alter schützen [s133]. Auch die Auswahl der richtigen Lernmethode ist entscheidend. Aktive Lernmethoden wecken Interesse und Motivation, was die Freisetzung von Neurotransmittern fördert und die synaptische Plastizität erhöht [s134]. Regelmäßige, aktivierende Übungsaufgaben festigen das Gelernte durch aktives Abrufen und Anwenden [s134]. Konzeptkarten visualisieren Zusammenhänge und erleichtern so den Informationsabruf [s134]. Problemorientiertes Lernen fördert Motivation, Aufmerksamkeit und die Bildung neuer synaptischer Verbindungen [s134].

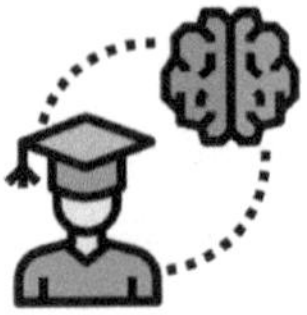

Die Berücksichtigung kultureller Vielfalt im Lernprozess kann das Zugehörigkeitsgefühl stärken und Stress reduzieren, was sich positiv auf die Lernfähigkeit auswirkt [s134]. Die Integration von sozialen Aspekten und die Betonung der Relevanz des Lerninhalts steigern die Motivation und das Engagement der Lernenden [s135]. Ein angereichertes Lernumfeld, das ausreichend Schlaf, eine ausgewogene Ernährung, kognitive Anregungen und emotionale Geborgenheit umfasst, unterstützt die neuroplastizitaet, die Fähigkeit des Gehirns, sich anzupassen und zu verändern [s135]. Das Verständnis der Neuroplastizität stärkt das Verantwortungsbewusstsein für den eigenen Lernprozess [s135]. Ein "Growth Mindset", die Überzeugung, dass Intelligenz und Lernfähigkeit entwickelbar sind, steigert die akademische Leistung und Motivation [s135].

Gut zu wissen

Antioxidantien

Antioxidantien sind Substanzen, die Zellen vor Schäden durch freie Radikale schützen. Im Gehirn können sie dazu beitragen, die kognitive Funktion zu erhalten und altersbedingten Abbauprozessen entgegenzuwirken.

Growth Mindset

Growth Mindset bezeichnet die Überzeugung, dass Fähigkeiten und Intelligenz durch Anstrengung und Lernen entwickelt werden können. Diese Denkweise fördert die Motivation, die Lernbereitschaft und die Leistungsfähigkeit.

Problemorientiertes Lernen

Problemorientiertes Lernen ist eine Lernmethode, bei der die Lernenden aktiv an der Lösung realitätsnaher Probleme arbeiten. Dieser Ansatz fördert die Motivation, das kritische Denken und die Anwendung des Gelernten.

Spacing-Effekt

Der Spacing-Effekt beschreibt das Phänomen, dass Informationen besser im Langzeitgedächtnis gespeichert werden, wenn die Wiederholungen in zeitlichen Abständen erfolgen, anstatt direkt hintereinander.

Wirksamkeit von Lernstrategien

Wirksamkeit verschiedener Lernmethoden

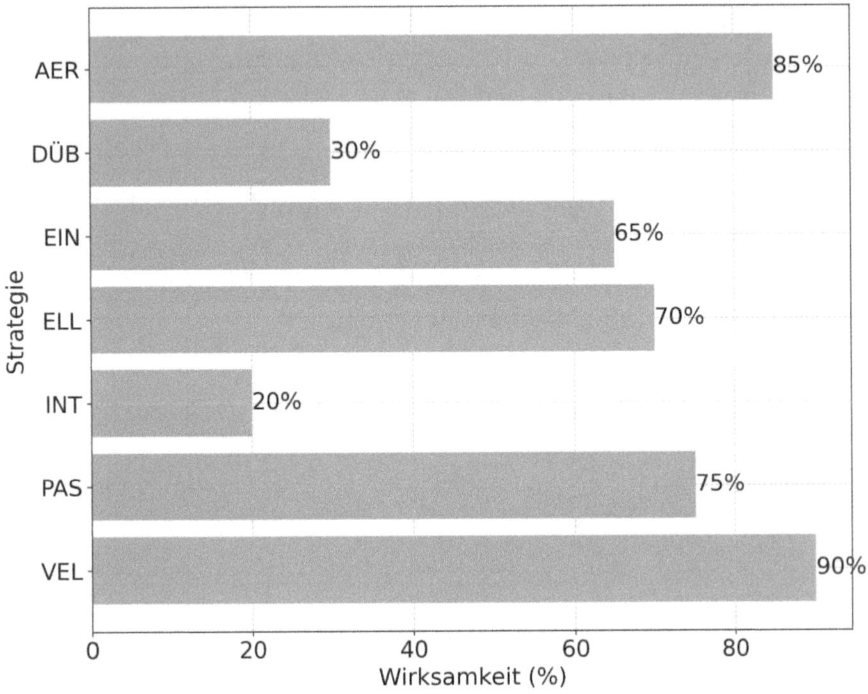

AER: Aktives Erinnern

DÜB: Durchführung von Übungen

EIN: Einmaliges Lernen

ELL: Elaboriertes Lernen

INT: Verschachteltes Üben

PAS: Passives Lesen

VEL: Verteiltes Lernen

Das horizontale Balkendiagramm visualisiert die relative Wirksamkeit verschiedener Lernstrategien. Aktives Erinnern und verteiltes Lernen zeigen die höchste Wirksamkeit, während passives Lesen und einmaliges Lernen deutlich weniger effektiv sind. Dies unterstreicht die Bedeutung von aktiven und wiederholten Lernprozessen für eine optimale Wissensaufnahme.

Gedächtnistechniken

Gedächtnistechniken nutzen die natürlichen Mechanismen des Gehirns, um Informationen effektiv zu speichern und abzurufen. Ein wichtiger Aspekt ist die Verknüpfung von neuem Wissen mit bereits bestehenden Wissensstrukturen. Anstatt Informationen isoliert zu lernen, sollten sie in einen Kontext eingebettet und mit vorhandenen Erfahrungen verbunden werden. Dadurch entstehen stärkere neuronale Verknüpfungen, die den Abruf erleichtern. Ähnlich wie beim Erlernen einer Sprache, wo Vokabeln nicht einzeln, sondern in Sätzen und Geschichten eingeprägt werden, lassen sich auch komplexe Sachverhalte leichter merken, wenn sie mit bekannten Konzepten assoziiert werden [s136]. Die Konsolidierung, also die Festigung von Gedächtnisinhalten, wird maßgeblich durch Schlaf beeinflusst. Während des Schlafes verarbeitet das Gehirn die aufgenommenen Informationen und überführt sie vom Kurzzeit- ins Langzeitgedächtnis. Unterschiedliche Schlafphasen spielen dabei für verschiedene Gedächtnisarten eine Rolle. So ist z.B. der Tiefschlaf wichtig für die Konsolidierung deklarativer Gedächtnisinhalte, also Fakten und Ereignisse, während der REM-Schlaf eher für die Festigung prozeduraler Gedächtnisinhalte, wie motorische Fertigkeiten, relevant ist [s136]. Auch die sogenannte Rekonsolidierung ist ein bedeutender Prozess: Beim Abrufen einer Erinnerung wird diese kurzzeitig instabil und kann durch neue Informationen verändert oder ergänzt werden. Diese Dynamik des Gedächtnisses ermöglicht es uns, unser Wissen ständig zu aktualisieren und an neue Gegebenheiten

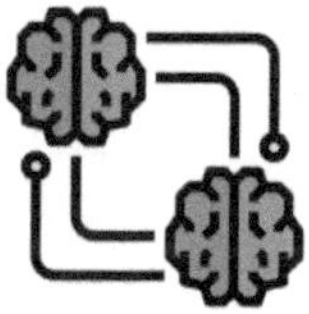

anzupassen [s136]. Die Interaktion zwischen Hippocampus und Neokortex ist für die langfristige Speicherung von Informationen entscheidend. Der Hippocampus fungiert als eine Art Zwischenspeicher, während der Neokortex für die dauerhafte Speicherung zuständig ist. Durch wiederholtes Abrufen und Anwenden des Gelernten wird die Information vom Hippocampus in den Neokortex übertragen und dort in bestehende Wissensnetzwerke integriert [s136]. achtsamkeitstraining kann die graue Substanzdichte in Hirnregionen erhöhen, die mit Lern- und Gedächtnisprozessen in Verbindung stehen, darunter auch der Hippocampus [s137]. Regelmäßiges Meditieren oder achtsamkeitsbasierte Übungen können somit die Gedächtnisleistung positiv beeinflussen [s137]. Durch die bewusste Fokussierung auf den gegenwärtigen Moment und die Reduktion von ablenkenden Gedanken wird die Aufmerksamkeit gestärkt und die Informationsverarbeitung optimiert [s137].

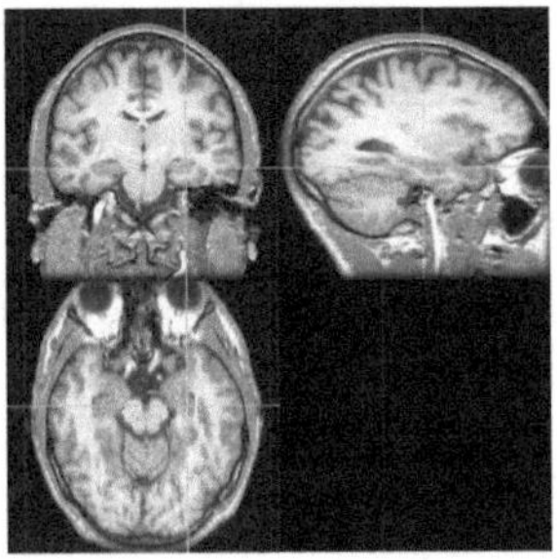

Hippocampus [i43]

Verteilung der Gedächtnistechniken

Verteilung effektiver Gedächtnistechniken.

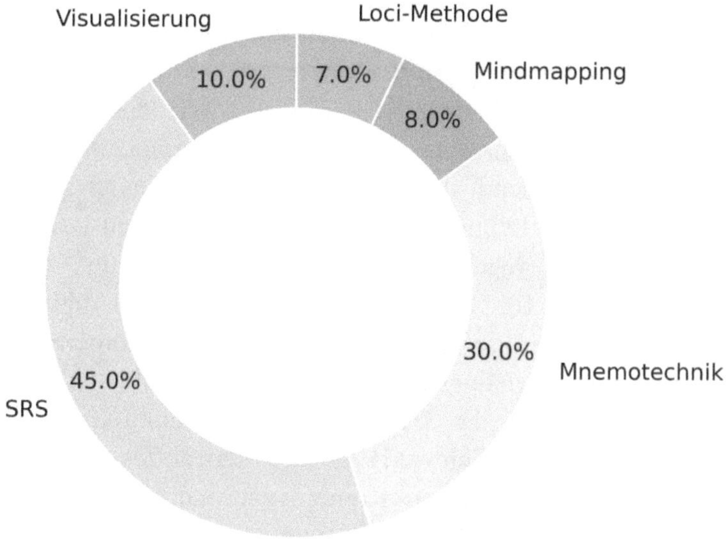

LOC: Loci-Methode
MAP: Mindmapping
MNE: Mnemotechnik
SRS: Spaced Repetition Systems
VIS: Visualisierung

Die Visualisierung zeigt die Dominanz von Spaced Repetition Systems (SRS) als Gedächtnistechnik und deutet auf deren Effektivität und weite Verbreitung hin. Während Mnemotechnik einen bedeutenden Anteil hat, ist ihre Nutzung weniger verbreitet als SRS. Die kleineren Segmente zeigen das Potenzial anderer Techniken wie Visualisierung, Mindmapping und die Loci-Methode, auch wenn diese weniger häufig eingesetzt werden. Diese Verteilung deutet auf einen Fokus auf strukturiertes, wiederholendes Lernen hin, ergänzt durch Techniken, die das visuelle und assoziative Gedächtnis nutzen.

Konzentrationssteigerung

Konzentration, die Fähigkeit, unsere Aufmerksamkeit gezielt und dauerhaft auf eine bestimmte Aufgabe oder einen Gedanken zu richten, ist für effektives Lernen unerlässlich. Neben etablierten Methoden wie dem spacingeffekt, bei dem Lerninhalte in zeitlichen Abständen wiederholt werden, um die Gedächtniskonsolidierung zu fördern , gibt es weitere Faktoren, die unsere Konzentrationsfähigkeit beeinflussen. Wie die Forschung zeigt, wirken sich auch hormonelle Signale aus dem Verdauungssystem direkt auf Lern- und Gedächtnisprozesse aus. So beeinflussen beispielsweise Botenstoffe wie Leptin und Ghrelin, die den Hunger- und Sättigungszustand regulieren, auch die neuronale Aktivität in Hirnregionen, die für Lernen und Gedächtnis zuständig sind. Eine ausgewogene Ernährung kann daher nicht nur die körperliche, sondern auch die geistige Leistungsfähigkeit positiv beeinflussen. Ein weiterer wichtiger Aspekt ist die Gestaltung des Lernumfelds. Anstatt sich ausschließlich auf die Schwierigkeit des Lernstoffes zu konzentrieren, sollte der Fokus auf dessen Komplexität und die Verknüpfung mit bereits vorhandenem Wissen gerichtet werden. Ähnlich wie beim Erlernen einer Sprache, bei der Vokabeln nicht isoliert, sondern in Sätzen und Texten gelernt werden, fördert die Einbettung neuer Informationen in einen sinnvollen Kontext das Verständnis und die Behaltensleistung. Die bewusste Gestaltung des Lernprozesses, unter Berücksichtigung individueller Bedürfnisse und der Integration von bereits bekanntem Wissen, trägt somit maßgeblich zur Steigerung der Konzentration bei. Verhaltensstrategien wie ausreichend Schlaf und regelmäßige körperliche Aktivität verbessern nachweislich die kognitive Leistungsfähigkeit. Wer beispielsweise regelmäßig Sport treibt, fördert nicht nur seine körperliche Gesundheit, sondern auch die Durchblutung des Gehirns und damit die Versorgung der Nervenzellen mit Sauerstoff und Nährstoffen. Dies wiederum wirkt sich positiv auf die Konzentrationsfähigkeit und die kognitive Leistungsfähigkeit aus. Darüber hinaus können gezielte Maßnahmen zur Förderung der

Neuroplastizität, der Fähigkeit des Gehirns, sich anzupassen und neue Verbindungen zu knüpfen, die Lernleistung verbessern. Die Zone der proximalen Entwicklung (ZPD), ein Konzept aus der Pädagogik, beschreibt den optimalen Lernbereich zwischen dem, was ein Lernender bereits selbstständig bewältigen kann und dem, was er mit Unterstützung erreichen kann. Indem Lernende mit Aufgaben konfrontiert werden, die zwar herausfordernd, aber nicht überfordernd sind, wird die Neuroplastizität optimal gefördert und die Konzentrationsfähigkeit gestärkt.

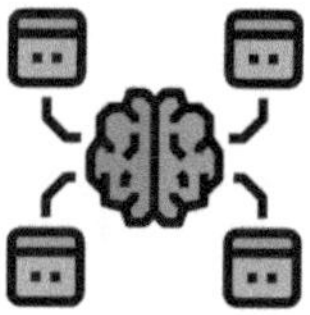

Gut zu wissen

Gedächtniskonsolidierung

Gedächtniskonsolidierung bezeichnet den Prozess, bei dem frisch gelernte Informationen vom Kurzzeitgedächtnis ins Langzeitgedächtnis übertragen und dort gefestigt werden. Dieser Prozess findet im Schlaf und durch wiederholte Aktivierung der Gedächtnisinhalte statt und ist entscheidend für dauerhaftes Lernen.

Zone der proximalen Entwicklung

Die Zone der proximalen Entwicklung (ZPD) beschreibt den Bereich zwischen dem, was ein Lernender ohne Hilfe kann und dem, was er mit Unterstützung bewältigen kann. In dieser Zone findet optimales Lernen statt, da die Aufgaben herausfordernd, aber nicht überfordernd sind. Die ZPD ist dynamisch und verschiebt sich mit dem Lernfortschritt.

Auswirkungen von Fokustechniken auf die kognitive Leistung

Relative Wirksamkeit verschiedener Konzentrationsmethoden

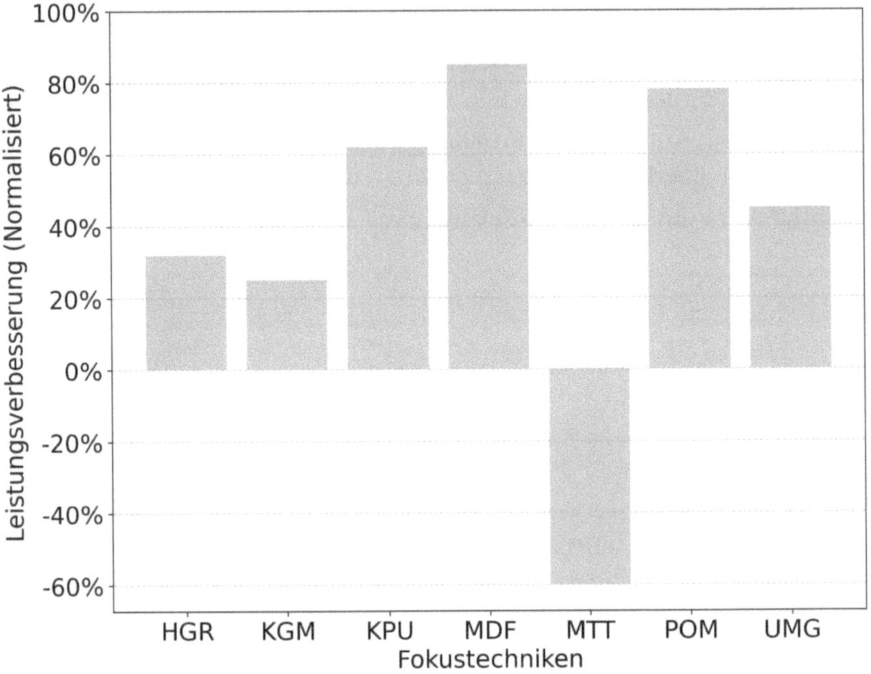

HGR: Hintergrundgeräusche

KGM: Kaugummi

KPU: Körperliche Übung

MDF: Meditation

MTT: Multitasking

POM: Pomodoro

UMG: Unterbrechungen mit Grund

Diese Daten deuten darauf hin, dass Achtsamkeit und die Pomodoro-Technik sehr effektiv zur Verbesserung der Konzentration sind. Während Hintergrundgeräusche und Kaugummi kauen eine gewisse positive Wirkung zeigen, ist ihre Wirksamkeit weniger ausgeprägt. Interessanterweise behindert Multitasking die Konzentration erheblich und unterstreicht die Bedeutung fokussierter Anstrengung. Diese Erkenntnisse verdeutlichen den potenziellen Nutzen der Integration spezifischer Techniken in Lern- und Arbeitsroutinen zur Maximierung der kognitiven Leistung.

Konkrete Ratschläge

- Gehirnoptimiertes Lernen nutzt die Prinzipien der Neuroplastizität, um durch gezielte Strategien die Lernleistung zu maximieren.
- Zukünftige Forschung sollte die individualisierte Anpassung von Lernmethoden basierend auf genetischen und neuronalen Profilen untersuchen.
- Die Entwicklung adaptiver Lernsysteme, die den aktuellen Wissensstand und die individuellen Bedürfnisse des Lernenden berücksichtigen, bietet großes Potenzial.
- Die Integration von Technologien wie Virtual Reality und Neurofeedback könnte immersive Lernerfahrungen schaffen, die die neuronale Plastizität und die Motivation steigern.
- Die Erforschung der Interaktion von kognitiven Prozessen, emotionaler Regulation und sozialer Interaktion im Lernprozess eröffnet neue Perspektiven für die Gestaltung optimaler Lernumgebungen.
- Die Untersuchung des Einflusses von Schlaf, Ernährung und Bewegung auf die kognitive Leistungsfähigkeit und die Neuroplastizität liefert weitere Ansatzpunkte für die Optimierung des Lernprozesses.
- Sie sollten die ethischen Implikationen von Neuro-Enhancement-Technologien kritisch reflektieren und die gesellschaftlichen Folgen einer optimierten Lernfähigkeit diskutieren.

5. 2 Gehirntraining

Gehirntraining zielt auf die Verbesserung kognitiver Fähigkeiten ab, von Gedächtnis und Denkvermögen bis hin zu Verarbeitungsgeschwindigkeit. Studien zeigen positive Effekte, besonders bei älteren Erwachsenen, doch die Übertragbarkeit auf untrainierte Bereiche bleibt eine Herausforderung. Effektives Gehirntraining erfordert angepasste Schwierigkeitsgrade, kontinuierliche Motivation und sinnvolle Integration in den Alltag. Neben klassischen kognitiven Übungen bieten digitale Technologien und spezielle Videospiele neue Möglichkeiten, spezifische Fähigkeiten zu trainieren. Gleichzeitig birgt der Umgang mit digitalen Medien auch Risiken für die Gehirnfunktion, die berücksichtigt werden müssen. Die Kombination von kognitiven Übungen mit körperlicher Aktivität und sozialer Interaktion kann die Gehirngesundheit zusätzlich fördern. Entdecken Sie die verschiedenen Facetten des Gehirntrainings und lernen Sie, wie Sie Ihr geistiges Potenzial optimal entfalten können.

Gehirntraining ist am effektivsten, wenn die Schwierigkeit der Aufgaben kontinuierlich an den individuellen Fortschritt angepasst wird, um die Motivation zu erhalten und Überforderung zu vermeiden.

Kognitive Übungen

Kognitive Übungen beanspruchen gezielt verschiedene Bereiche des Gehirns und können so die geistige Leistungsfähigkeit erhalten oder verbessern [s138]. Studien belegen positive Effekte von kognitivem Training auf Gedächtnis, Denkvermögen und Verarbeitungsgeschwindigkeit, insbesondere bei älteren Erwachsenen [s138]. Dabei ist es wichtig zu verstehen, dass die Effekte oft auf die trainierten Fähigkeiten beschränkt sind [s139]. So führt das Üben von Online-Suchen zwar zur Stärkung neuronaler Schaltkreise im Zusammenhang mit der Suchstrategie [s140], verbessert aber nicht zwangsläufig das räumliche Vorstellungsvermögen. Um die Übertragung auf ähnliche Aufgaben zu fördern, sollten Trainingsregime die Schwierigkeit schrittweise steigern, die Motivation aufrechterhalten und effektives Feedback bieten [s139]. Vergleichbar mit dem Erlernen eines Musikinstruments, bei dem anfänglich einfache Melodien geübt werden, bevor komplexere Stücke folgen, steigert eine graduelle Steigerung des Schwierigkeitsgrades die Effektivität kognitiver Übungen. Die Kombination von kognitiven Übungen mit körperlicher Aktivität kann die Gehirngesundheit zusätzlich fördern [s141]. Das Adaptive Capacity Model (ACM) beschreibt das Zusammenspiel beider Faktoren: Aerobes Training regt neurogenetische Prozesse im Hippocampus an, einem Hirnareal das zentral für Lernen und Gedächtnis ist [s141]. Werden zeitnah zu körperlicher Betätigung auch kognitive Aufgaben bewältigt, verstärkt dies die positiven Effekte auf die neuronale_plastizitaet [s141]. Man könnte sich dies zu vergleichen mit dem Gießen einer Pflanze (körperliche Aktivität), die zusätzlich durch Dünger (kognitive Aufgaben) in ihrem Wachstum unterstützt wird. Das ACM liefert damit eine Grundlage für die Entwicklung von Trainingsprogrammen, die gezielt kognitive Bereiche während des Trainings ansprechen. Auch spezielle Computerprogramme und Videospiele können als kognitive Übungen dienen und bestimmte Fähigkeiten verbessern [s140]. So kann das sogenannte N-Back-Training, bei dem sich Spieler an immer länger werdende Sequenzen von Reizen erinnern müssen, das arbeitsgedaechtnis und die fluide Intelligenz steigern

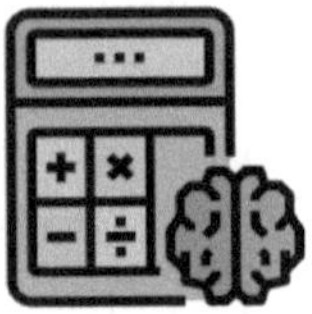

[s140]. Action-Videospiele wiederum trainieren die visuelle Aufmerksamkeit, Reaktionszeit und die Fähigkeit zum Aufgabenwechsel [s140]. Zusätzlich bieten Online-Interventionen im Bereich der psychischen Gesundheit Möglichkeiten zum Selbstmanagement und zur Unterstützung, was das allgemeine Wohlbefinden steigern kann [s140]. Achtsamkeitsmeditation, eine weitere Form kognitiver Übung, kann strukturelle Veränderungen im Gehirn bewirken, die mit Lernen, Gedächtnis und Emotionsregulation in Verbindung stehen [s142]. Studien zeigen eine erhöhte Dichte der grauen Substanz in relevanten Hirnregionen nach der Teilnahme an Achtsamkeitsprogrammen [s142]. Dies verdeutlicht das Potenzial kognitiver Übungen, nicht nur die geistige Leistungsfähigkeit, sondern auch das psychische Wohlbefinden positiv zu beeinflussen. Während die Forschung zu kognitiven Übungen vielversprechend ist, sind weitere Studien notwendig, um die langfristigen Effekte und die Übertragbarkeit auf alltägliche Fähigkeiten umfassend zu verstehen [s138] [s139].

Gut zu wissen

Achtsamkeitsmeditation

Eine Form der Meditation, die darauf abzielt, die Aufmerksamkeit auf den gegenwärtigen Moment zu richten, ohne zu urteilen. Sie beinhaltet das bewusste Wahrnehmen von Gedanken, Gefühlen und Körperempfindungen. Achtsamkeitsmeditation kann die Fähigkeit zur Selbstregulation von Emotionen verbessern, Stress reduzieren und die Konzentration steigern. Neurowissenschaftliche Studien zeigen, dass Achtsamkeitsmeditation strukturelle Veränderungen im Gehirn hervorrufen kann, die mit verbesserter Aufmerksamkeit, emotionaler Regulation und Selbstwahrnehmung einhergehen.

Fluide Intelligenz

Die Fähigkeit, sich an neue Situationen anzupassen und komplexe Probleme zu lösen, ohne auf bereits erworbenes Wissen zurückzugreifen. Sie ist im Gegensatz zur kristallinen Intelligenz weniger abhängig von Lernerfahrungen und nimmt im Alter tendenziell ab. Gezieltes Training kann dazu beitragen, die fluide Intelligenz zu erhalten oder sogar zu verbessern.

Mentales Training

Mentales Training umfasst vielfältige Methoden zur Steigerung der kognitiven Leistungsfähigkeit. Laborbasierte Trainingsprogramme und ökologische Interventionen bieten unterschiedliche Herangehensweisen [s143]. Ökologische Interventionen integrieren das Training in alltägliche Situationen, während laborbasierte Verfahren unter kontrollierten Bedingungen spezifische Fähigkeiten trainieren. Die Auswahl des passenden Ansatzes hängt von den individuellen Zielen und Bedürfnissen ab. So kann ein Musiker, der seine Fingerfertigkeit verbessern möchte, von gezielten, laborbasierten Übungen profitieren, während jemand, der sein Gedächtnis im Alltag stärken will, von ökologischen Interventionen wie dem Einprägen von Einkaufslisten profitieren könnte. Die Anpassung des Trainings an die jeweilige Zielgruppe maximiert die Wirksamkeit [s143]. Mentales Training kann, ähnlich dem körperlichen Training, die Neuroplastizität fördern, die Fähigkeit des Gehirns, sich zu verändern und anzupassen [s143]. Positive Effekte zeigen sich z.B. in einer verbesserten kognitiven Funktion und veränderten kortikalen Repräsentationen. Die Nutzung digitaler Technologien bietet neue Möglichkeiten für psychische Unterstützung und Interventionen, birgt aber auch Risiken für die Gehirnfunktion [s144]. Digitale Tools können den Zugang zu personalisierten Trainingsprogrammen erleichtern und das Selbstmanagement fördern. Gleichzeitig kann übermäßiger Konsum digitaler Medien negative Auswirkungen auf kognitive Prozesse haben. Ein bewusster und ausgewogener Umgang mit digitalen Technologien ist daher ratsam [s144]. Mentales Training kann altersbedingtem kognitiven Abbau entgegenwirken und so die Lebensqualität und wirtschaftliche Unabhängigkeit im Alter erhalten [s145]. Obwohl das alternde Gehirn weiterhin plastisch ist, sind die genauen Mechanismen, die diese Plastizität beeinflussen, noch Gegenstand der Forschung [s145]. Das Verständnis dieser Prozesse ist entscheidend, um altersgerechte und effektive Trainingsprogramme zu entwickeln.

Mentales Training, insbesondere mit anspruchsvollen Aufgaben, kann die Anzahl der überlebenden Neuronen im Hippocampus erhöhen. Erfolgreiches Lernen während des Trainings ist dabei essentiell, um neue Neuronen vor dem Absterben zu schützen [s146].

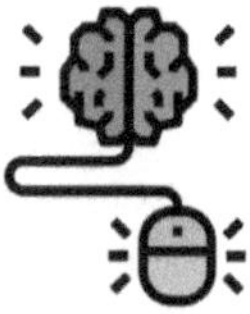

Die Schwierigkeit der Lernaufgaben beeinflusst direkt die Überlebensrate neuer Neuronen – komplexere Aufgaben fördern das neuronale Überleben stärker als einfache [s146]. Diese Erkenntnisse unterstreichen die Bedeutung von kontinuierlichem Lernen und der Anpassung des Schwierigkeitsgrades im mentalen Training. Die positiven Effekte des Trainings können sich auch auf die kognitive Flexibilität und die Fähigkeit zur Differenzierung von Mustern auswirken [s146]. Diese Fähigkeiten sind für die Anpassung an neue Situationen und die effektive Problemlösung unerlässlich.

Gut zu wissen

Kognitive Flexibilität

Kognitive Flexibilität beschreibt die Fähigkeit, zwischen verschiedenen Denkweisen und Handlungsstrategien zu wechseln und sich an neue Situationen anzupassen. Sie ist entscheidend für effektive Problemlösung und Entscheidungsfindung.

Kortikale Repräsentationen

Kortikale Repräsentationen beziehen sich auf die Art und Weise, wie Informationen im Kortex, der äußeren Schicht des Gehirns, verarbeitet und gespeichert werden. Mentales Training kann diese Repräsentationen verändern und optimieren.

Ökologische Interventionen

Ökologische Interventionen beziehen reale Umgebungen und Alltagsaktivitäten in das Training ein, um die Übertragung der trainierten Fähigkeiten auf das tägliche Leben zu fördern. Sie zeichnen sich durch ihre hohe Praxisrelevanz aus.

Wirksamkeit von Gehirntrainingsmethoden

Wirksamkeit und Zeitaufwand verschiedener Gehirntrainingsmethoden.

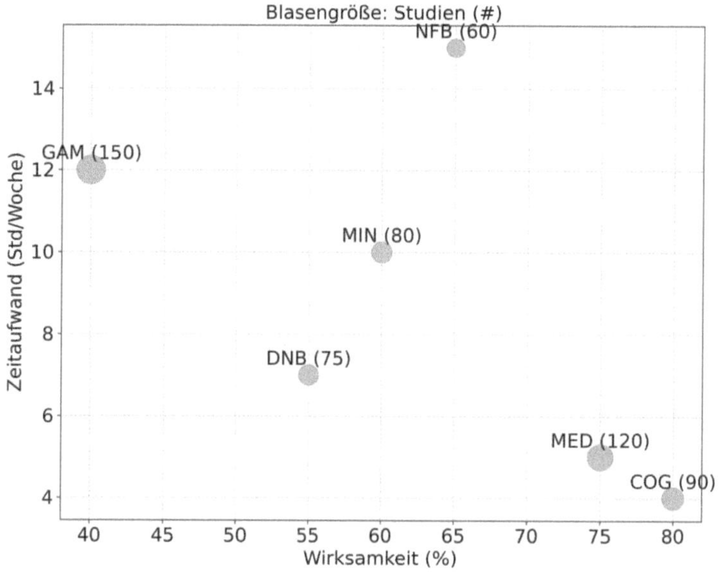

Blasengröße: Studien (#)

COG: Kognitives Training

DNB: Dual-N-Back

GAM: Videospiele

MED: Meditation

MIN: Achtsamkeit

NFB: Neurofeedback

Meditation und Achtsamkeit zeigen hohe Wirksamkeit bei moderatem Zeitaufwand, während Videospiele trotz höherem Zeitaufwand eine geringere Wirksamkeit aufweisen. Kognitives Training scheint am effizientesten zu sein und erreicht hohe Wirksamkeit bei relativ geringem Zeitaufwand. Neurofeedback erfordert erheblichen Zeitaufwand, zeigt aber moderate Wirksamkeit, was auf Potenzial für höhere Erträge mit optimierten Protokollen hindeutet. Dual-N-Back erfordert moderaten Zeitaufwand und mittlere Wirksamkeit.

Leistungssteigerung

Leistungssteigerung des Gehirns umfasst diverse Strategien, die von biochemischen Anpassungen über physische Stimulation bis hin zu Verhaltensänderungen reichen [s147]. Nahrungsbestandteile wie Glukose oder Koffein können kurzfristig die kognitiven Funktionen beeinflussen, indem sie die Energiebereitstellung oder die neuronale Erregbarkeit modulieren [s147]. Technologien zur Gehirnstimulation, unter anderem die transkranielle elektrische Stimulation, bieten zwar das Potenzial zur kognitiven Verbesserung, bergen aber auch gewisse Risiken und sind in ihrer Wirksamkeit noch nicht vollständig erforscht [s147]. Die benötigte Zeitspanne, um die gewünschten Effekte zu erzielen, variiert je nach Methode. Während manche Strategien sofortige, aber kurzfristige Effekte bieten, erfordern andere langfristige Veränderungen und regelmäßige Anwendung [s147]. Die soziale Akzeptanz und Verfügbarkeit spielen ebenfalls eine Rolle bei der Wahl der jeweiligen Strategie [s147]. Neben diesen eher interventionellen Ansätzen existieren auch verhaltensbasierte Methoden zur Leistungssteigerung. Das Erlernen neuer Fähigkeiten, sei es das Stricken eines komplexen Musters oder die digitale Bildbearbeitung, kann das Gedächtnis verbessern und die kognitive Reserve stärken [s148]. Die Motivation, sich mit solchen bedeutungsvollen Aktivitäten auseinanderzusetzen, ist dabei entscheidend [s149]. Ähnlich wie beim kognitiven Training ist es auch hier ratsam, die Schwierigkeit der Aufgaben schrittweise zu steigern, um die Motivation aufrechtzuerhalten und Überforderung zu vermeiden [s149]. Beginnen Sie mit einfachen Strickmustern und steigern Sie die Komplexität nach und nach. Bei der

digitalen Fotografie können Sie zunächst die Grundlagen der Bildkomposition erlernen und sich dann mit fortgeschrittenen Techniken wie der Langzeitbelichtung befassen. Diese graduelle Steigerung der Anforderungen fördert nicht nur den Lernerfolg, sondern auch die Freude am Lernen selbst [s149]. Auch regelmäßige soziale Interaktion trägt zur kognitiven Gesundheit bei und kann das Risiko kognitiver Abnahme reduzieren [s148]. Aktive Teilnahme an Gesprächen, gemeinsames Spielen oder die Mitarbeit in einem Verein bieten Möglichkeiten zur sozialen Interaktion und fördern gleichzeitig kognitive Fähigkeiten wie das Gedächtnis, die Aufmerksamkeit und die Sprachfertigkeit. Die Kombination aus stimulierenden Aktivitäten, einem gesunden Lebensstil und regelmäßigem sozialen Austausch bildet somit eine solide Basis für die langfristige Erhaltung der kognitiven Leistungsfähigkeit.

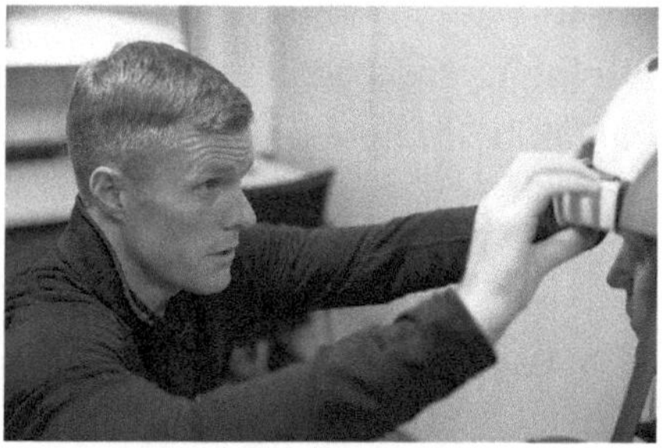

Kognitive Funktionen [i44]

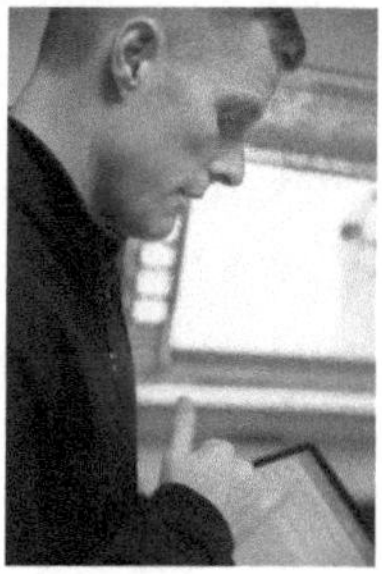

Kognitives Training [i45]

Kognitive Funktionen

Kognitive Funktionen beziehen sich auf die mentalen Prozesse, die es uns ermöglichen, Informationen zu verarbeiten, zu lernen, zu denken, Probleme zu lösen und Entscheidungen zu treffen. Gehirntraining zielt oft darauf ab, diese Funktionen zu verbessern.

Kognitives Training

Kognitives Training umfasst gezielte Übungen und Aktivitäten, die darauf abzielen, bestimmte kognitive Fähigkeiten wie Gedächtnis, Aufmerksamkeit oder Problemlösungsfähigkeiten zu verbessern.

Neuronale Erregbarkeit

Die neuronale Erregbarkeit beschreibt, wie leicht ein Neuron durch einen Reiz aktiviert wird und ein Signal weiterleitet. Gehirntraining kann die Erregbarkeit von Neuronen beeinflussen und so die Informationsverarbeitung optimieren.

Transkranielle elektrische Stimulation

Bei der transkraniellen elektrischen Stimulation wird schwacher Strom durch die Schädeldecke geleitet, um die Aktivität bestimmter Hirnareale zu beeinflussen. Diese Methode wird im Gehirntraining erforscht, um kognitive Fähigkeiten zu verbessern.

Verteilung der kognitiven Verbesserung

Verteilung der kognitiven Vorteile durch Gehirntraining.

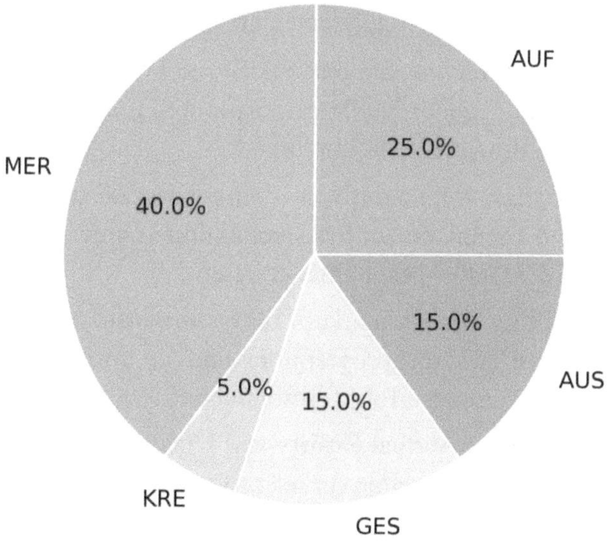

AUF: Aufmerksamkeit

AUS: Ausführende Funktionen

GES: Geschwindigkeit

KRE: Kreativität

MER: Merkfähigkeit

Während die Gedächtnisverbesserung die signifikantesten Zuwächse zeigt, erfahren auch andere Bereiche wie Aufmerksamkeit, Verarbeitungsgeschwindigkeit und Exekutivfunktionen bemerkenswerte Verbesserungen. Dies deutet darauf hin, dass Gehirntraining einen breiten positiven Einfluss auf die kognitiven Fähigkeiten haben kann, anstatt sich ausschließlich auf das Gedächtnis zu konzentrieren. Der relativ geringere Anstieg der Kreativität könnte darauf hinweisen, dass dieser Bereich andere Trainingsansätze erfordert oder dass die Messmethoden weniger empfindlich auf Veränderungen reagieren.

Konkrete Ratschläge

- Gehirntraining im Kontext der Gehirnoptimierung basiert auf der neuronalen Plastizität und zielt auf die Verbesserung kognitiver Funktionen ab.
- Die Effektivität hängt von Faktoren wie der Spezifität des Trainings, der Schwierigkeitssteigerung und der Kombination mit anderen gesundheitsfördernden Maßnahmen ab.
- Zukünftige Forschung sollte personalisierte Trainingsprogramme untersuchen, die genetische Prädispositionen, Lebensstil und individuelle Lernziele berücksichtigen.
- Die Kombination von kognitiven Übungen mit körperlicher Aktivität und Techniken zur Stressreduktion könnte synergistische Effekte auf die Gehirngesundheit erzielen.
- Die Entwicklung von Biomarkern für Neuroplastizität könnte die Evaluation von Trainingsprogrammen und die Vorhersage individueller Trainingserfolge ermöglichen.
- Die Integration von Virtual Reality und künstlicher Intelligenz eröffnet neue Möglichkeiten für adaptive und immersive Trainingsumgebungen.
- Die Erforschung der langfristigen Effekte von Gehirntraining auf die kognitive Reserve und den Schutz vor neurodegenerativen Erkrankungen ist essentiell.
- Die ethischen Implikationen von Gehirnoptimierungstechnologien müssen kritisch reflektiert und gesellschaftlich diskutiert werden.
- Sie sind aufgefordert, die dargestellten Perspektiven zu hinterfragen und die zukünftige Forschung zur Gehirnoptimierung aktiv mitzugestalten.

5. 3 Digitales Gehirn

Digitale Medien prägen unser Gehirn und seine Funktionen. Intensive Nutzung, insbesondere Multitasking, beeinflusst Aufmerksamkeit, Informationsverarbeitung und sogar die Hirnstruktur. Dies birgt Risiken wie verkürzte Aufmerksamkeitsspannen, oberflächliche Informationsaufnahme und Suchtpotenzial. Gleichzeitig bieten digitale Technologien auch Chancen für kognitive Verbesserung und therapeutische Unterstützung. Erfahren Sie in diesem Kapitel, wie digitale Medien unser Gehirn verändern und wie wir diese Einflüsse aktiv gestalten können.

Die Art der Mediennutzung, nicht die Technologie selbst, formt unser Gehirn und unsere kognitiven Fähigkeiten. Bewusster und aktiver Umgang statt passivem Konsum ist entscheidend.

Mediennutzung

Mediennutzung prägt unsere kognitiven Fähigkeiten. Intensive Mediennutzung, vor allem in jungen Jahren, kann morphologische Veränderungen im Gehirn bewirken [s150]. So kann etwa frühe und intensive Bildschirmnutzung bei Kleinkindern die Entwicklung der weißen Substanz beeinträchtigen und damit die Sprachentwicklung negativ beeinflussen [s151]. Medienkonsum ist nicht per se schädlich. Vielmehr beeinflusst die Art der Nutzung die Auswirkungen auf die kognitive Gesundheit [s151]. Passive Nutzung kann negative Effekte haben, während aktive und soziale Nutzung positive Effekte fördert [s150]. Digitale Medien können sogar die psychische Gesundheit verbessern und Therapien unterstützen [s150]. Wichtig ist der bewusste und kreative Umgang mit diesen Technologien [s150]. Ein kritischer Aspekt der Mediennutzung ist das Multitasking. Jugendliche verbringen im Durchschnitt 7,5 Stunden täglich mit Medien, davon 29 Prozent mit Multitasking [s152]. Multitasking führt häufig zu einer Selbstüberschätzung der eigenen Fähigkeiten, da das Gehirn nicht für die gleichzeitige Ausführung mehrerer Aufgaben konzipiert ist [s152]. Stattdessen findet ein schnelles Wechseln zwischen Aufgaben statt, was Leistungseinbußen und eine höhere Fehlerquote zur Folge hat [s152]. Studien zeigen, dass Menschen, die häufig Multitasking betreiben, in kognitiven Aufgaben, die Aufmerksamkeit und Gedächtnis erfordern, schlechter abschneiden, selbst wenn sie nur eine Aufgabe bearbeiten [s152]. Dies wirkt sich negativ auf Lernen und akademische Leistungen aus, da Ablenkungen durch Medien Konzentration und Gedächtnis beeinträchtigen [s152]. Ähnliche Ergebnisse zeigen sich auch bei der Aufmerksamkeitskontrolle. Heftige Medienmultitasker haben Schwierigkeiten, sich auf Aufgaben zu konzentrieren und nach Ablenkungen zurückzukehren [s153]. Amerikanische Teenager konsumieren durchschnittlich über 11 Stunden Medien täglich, was die Bedeutung der Erforschung der Auswirkungen auf die neurokognitive Entwicklung unterstreicht [s153]. Die häufige Nutzung digitaler

Technologien kann zu Aufmerksamkeitsproblemen, insbesondere bei Kindern und Jugendlichen, führen [s154]. Dies kann auch die emotionale und soziale Intelligenz beeinträchtigen, da weniger Zeit für persönliche Interaktionen bleibt [s154]. Soziale Medien bergen paradoxerweise das Risiko sozialer Isolation [s154]. Durch Medienkonsum aktivierte neuronale Schaltkreise, etwa die durch Internetsuchen [s154], können zwar kognitive Fähigkeiten verbessern, jedoch kann übermäßiger Konsum, insbesondere bei Smartphones, suchtauslösend wirken [s155]. Ähnlich wie bei anderen Suchtverhalten wird das Belohnungssystem im Gehirn durch ständige Benachrichtigungen und Likes stimuliert [s155]. Die unvorhersehbare Natur digitaler Belohnungen – etwa variable Likes – verstärkt die Suchtgefahr [s155]. Wiederholte Verhaltensweisen im Zusammenhang mit Medienkonsum können zu Veränderungen der Gehirnfunktion führen, vergleichbar mit anderen Suchtstörungen [s155]. Übermäßige Smartphone-Nutzung korreliert mit psychischen Erkrankungen wie Depressionen, Angstzuständen und Aufmerksamkeitsstörungen [s155]. Allerdings ist die Diskussion über Smartphone-Sucht auch kritisch zu betrachten, da viele Studien nur schwache statistische Korrelationen aufweisen [s155]. Ein bewusster Umgang mit digitalen Medien ist daher unerlässlich, um negative Auswirkungen zu minimieren und die Vorteile der Technologie zu nutzen. Etwa regelmäßige Pausen von digitalen Geräten einzulegen und die Bildschirmzeit, besonders vor dem Schlafengehen, zu reduzieren, kann helfen, einen gesunden Umgang mit Medien zu fördern und negative Auswirkungen auf Schlaf und kognitive Leistung zu minimieren [s154].

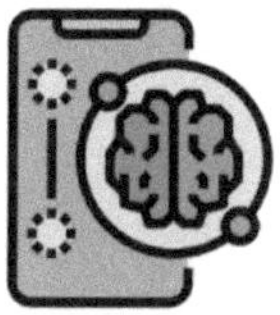

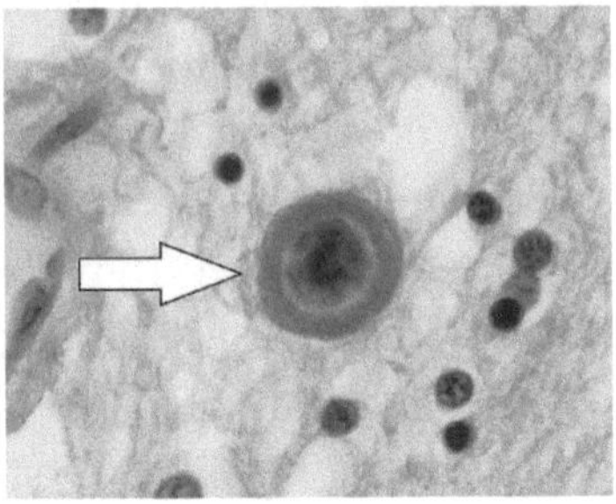

Weiße Substanz [i46]

Gut zu wissen

Belohnungssystem

Ein Netzwerk von Hirnstrukturen, das an der Verarbeitung von Belohnungen und Motivation beteiligt ist. Das Belohnungssystem spielt eine wichtige Rolle bei Suchtverhalten, da es durch bestimmte Reize, wie z.B. Likes auf sozialen Medien, aktiviert wird.

Morphologisch

Bezieht sich auf die Form und Struktur des Gehirns und seiner Bestandteile. Morphologische Veränderungen können durch verschiedene Faktoren, einschließlich Mediennutzung, beeinflusst werden und sich auf kognitive Funktionen auswirken.

Neuronale Schaltkreise

Komplexe Netzwerke von Nervenzellen, die durch Synapsen miteinander verbunden sind und die Grundlage für Informationsverarbeitung und Verhalten bilden. Die Aktivierung spezifischer neuronaler Schaltkreise kann durch verschiedene Aktivitäten, einschließlich Medienkonsum, beeinflusst werden.

Weiße Substanz

Gewebe im Gehirn, das hauptsächlich aus Nervenfasern besteht und verschiedene Hirnregionen miteinander verbindet. Die Entwicklung der weißen Substanz spielt eine entscheidende Rolle für die Informationsverarbeitung und kognitive Funktionen.

Digitales Gehirn: Medienkonsum

Aufschlüsselung der Mediennutzung mit Auswirkung auf die Gehirnfunktion.

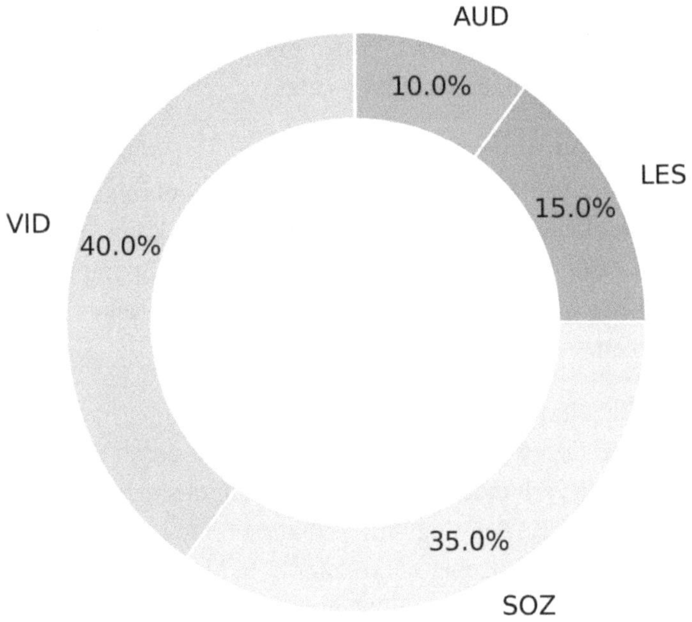

AUD: Audio (Musik, Podcasts)

LES: Lesen (Bücher, Artikel)

SOZ: Soziale Medien

VID: Video (Streaming, TV)

Visuelle Medien wie Video und soziale Medien dominieren den Konsum, was auf mögliche Auswirkungen auf kognitive Prozesse im Zusammenhang mit Aufmerksamkeit und Informationsverarbeitung hindeutet. Während traditionelles Lesen relevant bleibt, zeigt sein geringerer Anteil eine Verlagerung hin zur visuell gesteuerten Informationsaufnahme. Diese Verteilung unterstreicht die Notwendigkeit weiterer Forschung zu den langfristigen Auswirkungen verschiedener Medienarten auf die Plastizität des Gehirns und die kognitive Funktion.

Informationsverarbeitung

Unser Gehirn verarbeitet Informationen ständig, ein Prozess, der durch die Nutzung digitaler Technologien beeinflusst wird [s156]. Die Aufnahme, Verarbeitung und das Erinnern von Informationen sind durch unsere neuronalen Ressourcen begrenzt [s156]. Digitale Medien, insbesondere durch ihr Design, konkurrieren permanent um unsere Aufmerksamkeit [s156]. Diese Ablenkungen reduzieren die zur Informationsverarbeitung verfügbaren Ressourcen und können so zu einer oberflächlicheren Informationsaufnahme und einer Beeinträchtigung der Lesekompetenz führen [s156]. Nicht die Technologien an sich, sondern die Art und Weise, wie wir mit ihnen umgehen, beeinflusst unsere kognitiven Fähigkeiten. Ein bewusster Umgang mit digitalen Medien, z.B. durch das gezielte Abschalten von Benachrichtigungen, kann helfen, die eigene Aufmerksamkeit zu steuern und die Informationsverarbeitung zu optimieren. Die gleichzeitige Nutzung verschiedener Medien, auch Multitasking genannt, stellt eine besondere Belastung für die Informationsverarbeitung dar [s157]. Drei eng zusammenarbeitende neuronale Netzwerke – das frontoparietale Kontrollnetzwerk, das dorsale und das ventrale Aufmerksamkeitsnetzwerk – ermöglichen es uns, unsere Aufmerksamkeit zu fokussieren und zwischen Aufgaben zu wechseln [s157]. Multitasking beansprucht diese Netzwerke jedoch übermäßig, da unser Gehirn nicht für die parallele Verarbeitung mehrerer Aufgaben ausgelegt ist [s157]. Jeder Aufgabenwechsel verursacht sogenannte Wechselkosten, die sich in einer verringerten Bearbeitungsgeschwindigkeit und einer erhöhten Fehleranfälligkeit äußern [s157]. Konzentriertes Arbeiten an einzelnen Aufgaben, etwa durch die bewusste Strukturierung des Arbeitsplatzes und die Vermeidung von Ablenkungen, fördert hingegen eine effektive Informationsverarbeitung.

Gut zu wissen

Frontoparietale Kontrollnetzwerk

Das frontoparietale Kontrollnetzwerk ist ein Netzwerk im Gehirn, das eine wichtige Rolle bei der Steuerung der Aufmerksamkeit und der Entscheidungsfindung spielt. Es wird beim Multitasking stark beansprucht.

Kognitive Fähigkeiten

Kognitive Fähigkeiten beziehen sich auf die mentalen Prozesse, die es uns ermöglichen, Informationen zu verarbeiten, zu lernen, zu denken, zu argumentieren und Probleme zu lösen. Im Kontext des digitalen Gehirns können diese Fähigkeiten durch die Art der Mediennutzung beeinflusst werden.

Neuronale Ressourcen

Neuronale Ressourcen beschreiben die Kapazität des Gehirns, Informationen zu verarbeiten und zu speichern. Sie sind begrenzt und können durch ständige Ablenkungen, wie sie digitale Medien bieten, beansprucht werden.

Ventrale Aufmerksamkeitsnetzwerk

Das ventrale Aufmerksamkeitsnetzwerk ist ein Netzwerk im Gehirn, das für die Reaktion auf unerwartete oder relevante Reize zuständig ist. Es lenkt unsere Aufmerksamkeit auf neue Informationen.

Informationsverarbeitungsgeschwindigkeit nach Medientyp

Relative Verarbeitungsgeschwindigkeiten verschiedener Medientypen im Gehirn

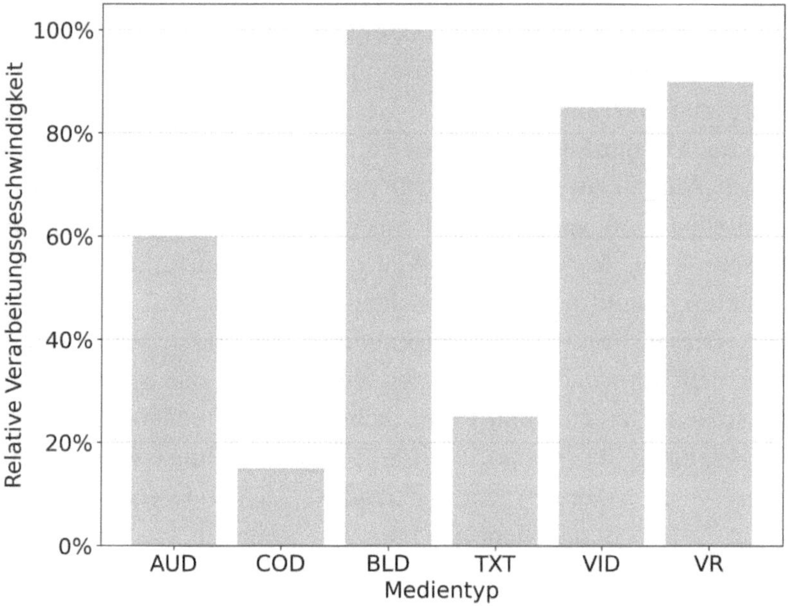

AUD: Audio
BLD: Bild
COD: Code
TXT: Text
VID: Video
VR: VR-Umgebung

Visuelle Medien wie Bilder und Videos werden deutlich schneller verarbeitet als textbasierte Informationen. Dies deutet darauf hin, dass visuelle Inhalte leichter aufgenommen und erinnert werden können. Während die Verarbeitungsgeschwindigkeit von Audioinformationen zwischen visuellen und textuellen Daten liegt, unterstreicht ihre schnelle Verarbeitung die Wirksamkeit auditiver Lernmethoden. Die langsamere Verarbeitung von Text betont den kognitiven Aufwand, der für das Lesen und Verstehen erforderlich ist.

Aufmerksamkeitssteuerung

Aufmerksamkeitssteuerung im digitalen Zeitalter beschreibt die Fähigkeit, den Fokus trotz der ständigen Reizflut durch digitale Technologien aufrechtzuerhalten. Diese Fähigkeit ist jedoch begrenzt [s158]. Ablenkungen, wie sie durch Benachrichtigungen oder Social-Media-Updates entstehen, unterbrechen den kognitiven Fluss und erschweren das Abspeichern von Informationen im Gedächtnis. Besonders betroffen sind Menschen, die häufig Multitasking betreiben, da ihre Aufmerksamkeit durch den ständigen Aufgabenwechsel ohnehin beansprucht wird [s158]. Digitale Technologien sind gezielt darauf ausgerichtet, unsere Aufmerksamkeit zu fesseln – ein fortwährender Wettstreit zwischen unserer bewussten Fokussierung und den automatischen Reaktionen auf externe Reize [s158]. Dieser Aufmerksamkeitskonflikt beeinflusst nicht nur, wie effektiv wir Informationen verarbeiten, sondern auch, wie wir von Technologien lernen und umgekehrt, wie Technologien unsere Aufmerksamkeit lenken [s158]. Ein bewusster Umgang mit digitalen Medien ist daher entscheidend. Deaktivieren Sie z.B. Benachrichtigungen während konzentrierter Arbeitsphasen, um die Kontrolle über Ihre Aufmerksamkeit zurückzuerlangen.

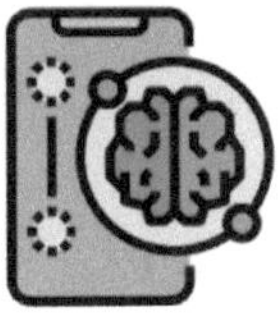

Die intensive Nutzung digitaler Technologien kann die Aufmerksamkeitsspanne verkürzen und Symptome hervorrufen, die einer Aufmerksamk

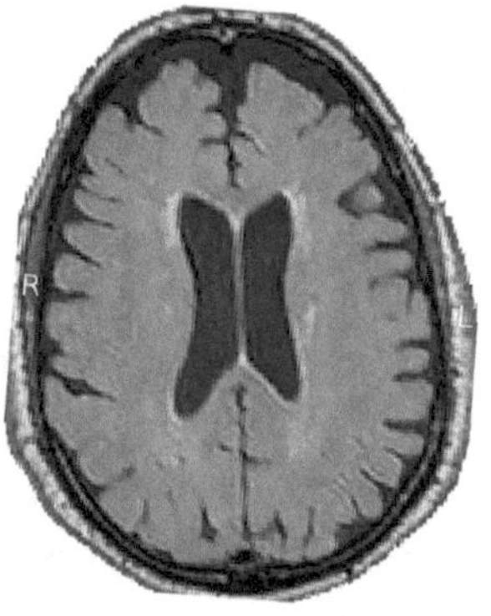

Intervention [i47]

eitsdefizit-Hyperaktivitätsstörung (ADHS) ähı
Internetnutzung kann sogar suchtauslösende N
die ebenfalls mit ADHS-Symptomen in Verbi
[s159]. Trotz dieser potenziellen Risiken biete
auch Chancen. Gezielter Einsatz von Apps k
Gedächtnis trainieren, bestimmte Multitasking
oder durch Online-Interventionen emotional
[s159]. Die Herausforderung liegt darin, ein
den positiven und negativen Aspekten der digit
die Technologien bewusst für die eigenen Ziele

Aufmerksamkeitsspannen

Vergleich der Aufmerksamkeitsspannen

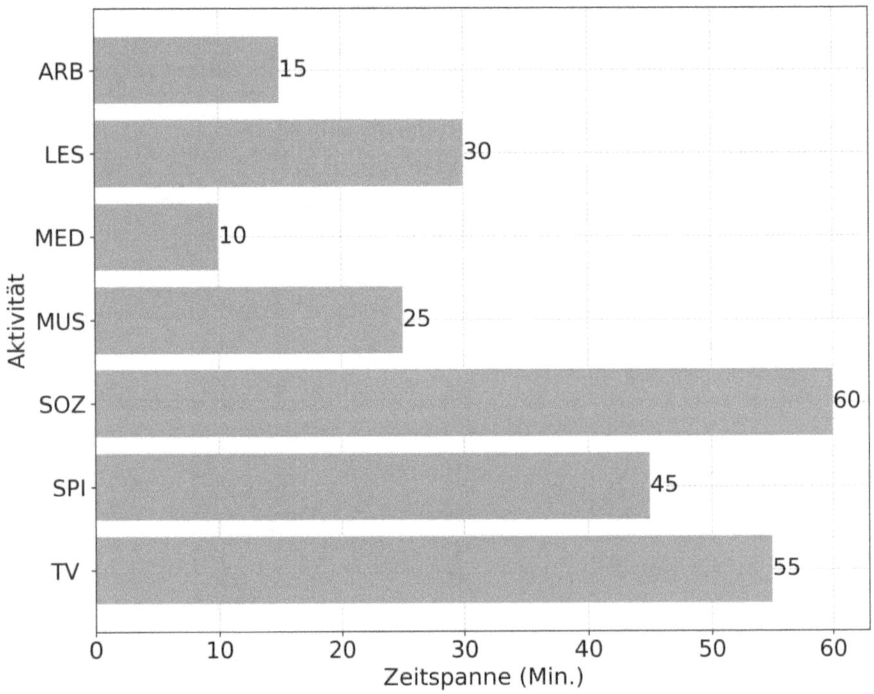

ARB: Arbeiten

LES: Lesen

MED: Meditation

MUS: Musik hören

SOZ: Soziale Medien

SPI: Videospiele

TV: Fernsehen

Das horizontale Balkendiagramm verdeutlicht die unterschiedlichen Aufmerksamkeitsspannen bei verschiedenen Aktivitäten. Fokussierte Tätigkeiten wie Lesen oder Arbeiten erfordern und fördern eine längere Aufmerksamkeitsspanne, während passive Konsumation wie Fernsehen oder Soziale Medien zu kürzeren Spannen führt. Komplexe Aufgaben beanspruchen die Aufmerksamkeit stärker als einfache Routinen.

Konkrete Ratschläge

- Sie erkennen im digitalen Zeitalter die Notwendigkeit einer differenzierten Betrachtung der Gehirnoptimierung im Kontext digitaler Technologien.
- Die Neuroplastizität des Gehirns ermöglicht zwar Anpassungen an die Anforderungen der digitalen Welt, birgt aber auch Risiken für kognitive Funktionen wie Aufmerksamkeit und Informationsverarbeitung.
- Zukünftige Forschung sollte die langfristigen Auswirkungen digitaler Technologien auf die Gehirnentwicklung und die Entstehung psychischer Erkrankungen untersuchen, insbesondere im Hinblick auf die zunehmende Nutzung künstlicher Intelligenz.
- Die Entwicklung personalisierter Strategien zur Optimierung des digitalen Gehirns, basierend auf individuellen neuronalen und psychologischen Profilen, bietet großes Potential.
- Die Integration von Erkenntnissen aus der Neurotechnologie, der Psychologie und der Pädagogik ist entscheidend, um die positiven Aspekte digitaler Medien zu nutzen und gleichzeitig negative Auswirkungen zu minimieren.
- Die Erforschung der Interaktion von Mensch und Maschine im Kontext des digitalen Gehirns eröffnet neue Perspektiven für das Verständnis von Bewusstsein, Kognition und Lernen.
- Sie sollten die ethischen Implikationen von Neuro-Enhancement-Technologien im digitalen Zeitalter kritisch reflektieren und die gesellschaftlichen Folgen einer zunehmenden Verschmelzung von Mensch und Maschine diskutieren.

Rückblick - 5. Gehirnoptimierung

Das Kapitel "Gehirnoptimierung" beleuchtet vielfältige Strategien zur Steigerung der kognitiven Leistungsfähigkeit, von Lernmethoden über Gedächtnistechniken bis hin zu mentalem Training und dem Einfluss digitaler Medien. Es wird deutlich, dass das Gehirn ein dynamisches Organ ist, dessen Struktur und Funktion durch gezielte Maßnahmen positiv beeinflusst werden können. Dabei spielt die neuronale Plastizität, die Fähigkeit des Gehirns, sich anzupassen und neue Verbindungen zu knüpfen, eine zentrale Rolle. Die im Kapitel dargestellten Methoden und Erkenntnisse bieten ein fundiertes Verständnis dafür, wie Sie Ihr kognitives Potenzial optimal entfalten können. Besonders hervorzuheben ist die Bedeutung aktiver Lernstrategien, die über das passive Konsumieren von Informationen hinausgehen und die Vernetzung von Wissen fördern.

Um die im Kapitel vorgestellten Konzepte in die Praxis umzusetzen, empfiehlt sich ein mehrstufiger Ansatz. Zunächst sollten Sie Ihre individuellen Lernbedürfnisse und -ziele analysieren. Basierend darauf können Sie geeignete Lernstrategien auswählen und in Ihren Alltag integrieren. Dabei ist es wichtig, realistische Ziele zu setzen und den Lernprozess kontinuierlich zu reflektieren und anzupassen. Die Integration von Achtsamkeitsübungen und ausreichend Schlaf kann die Gedächtniskonsolidierung und Konzentrationsfähigkeit zusätzlich unterstützen. Bei der Nutzung digitaler Medien gilt es, einen bewussten Umgang zu pflegen und potenzielle negative Auswirkungen wie Multitasking und übermäßigen Konsum zu minimieren. Stattdessen sollten Sie die Vorteile digitaler Technologien für personalisiertes Lernen und kognitives Training nutzen. Die Berücksichtigung der eigenen "Zone der proximalen Entwicklung" ermöglicht es Ihnen, sich stetig neuen Herausforderungen zu stellen und Ihre kognitiven Fähigkeiten kontinuierlich zu erweitern.

Die im Kapitel beschriebenen Methoden zur Gehirnoptimierung bergen jedoch auch Herausforderungen. Die Wirksamkeit kognitiver Trainingsprogramme ist oft auf die trainierten Fähigkeiten beschränkt und die langfristigen Effekte sind noch nicht vollständig erforscht. Die zunehmende Verbreitung digitaler Technologien birgt das Risiko von Ablenkung, Informationsüberflutung und Suchtverhalten. Es ist daher essenziell, die im Kapitel dargestellten Erkenntnisse kritisch zu hinterfragen und einen verantwortungsvollen Umgang mit den vorgestellten Methoden zu pflegen. Ein einseitiger Fokus auf Leistungssteigerung kann zu Stress und Überforderung führen und die Freude am Lernen beeinträchtigen. Ein ganzheitlicher Ansatz, der neben kognitiven Aspekten auch emotionale und soziale Faktoren berücksichtigt, ist daher unerlässlich.

Abschließend lässt sich festhalten, dass das Kapitel "Gehirnoptimierung" wertvolle Einblicke in die Funktionsweise des Gehirns und die Möglichkeiten der kognitiven Verbesserung bietet. Die vorgestellten Methoden und Erkenntnisse können Ihnen helfen, Ihr Lernpotenzial zu entfalten und Ihre geistige Leistungsfähigkeit zu steigern. Gleichzeitig ist es wichtig, die Grenzen und Herausforderungen der Gehirnoptimierung zu berücksichtigen und einen ausgewogenen Ansatz zu verfolgen, der sowohl die individuellen Bedürfnisse als auch die ethischen Implikationen berücksichtigt. Zukünftige Forschung sollte sich verstärkt auf die langfristigen Effekte kognitiven Trainings, die Entwicklung altersgerechter Interventionen und den Einfluss digitaler Technologien auf die kognitive Entwicklung konzentrieren. Ein tiefergehendes Verständnis dieser komplexen Zusammenhänge ist entscheidend, um die Potenziale der Gehirnoptimierung verantwortungsvoll und nachhaltig zu nutzen.

Kostenlose Zusatzangebote in Planung

Wir freuen uns, Ihnen künftig ergänzende kostenlose Materialien zu diesem Buch anbieten zu können:

- Ein exklusives Bonuskapitel mit zusätzlichen Inhalten
- Eine kompakte Zusammenfassung des gesamten Buches im PDF-Format
- Eine Hörspiel Version (In Planung)

Die Veröffentlichung dieser Materialien ist für 2025 geplant.
Besuchen Sie gerne schon heute unsere Website. Sobald unser Newsletter-Service startet (voraussichtlich 2025), können Sie sich dort für Updates registrieren und verpassen keine Neuigkeiten zu den kostenlosen Zusatzangeboten.

www.SaageBooks.com/de/
gehirnforschung_und_neurowissenschaften-bonus-5HUH6I

Liebe Leserinnen, liebe Leser,

Wir fühlen uns sehr geehrt, dass Sie sich die Zeit genommen haben, unser Buch von Anfang bis Ende zu lesen. Unser größter Wunsch ist es, Ihnen wertvolle Erkenntnisse und praktische Hilfestellungen mit auf den Weg zu geben. Ihr Vertrauen in unsere Arbeit bedeutet uns sehr viel. Wir hoffen, die Lektüre war für Sie bereichernd. Sollten Sie Fragen oder Anregungen haben, können Sie uns gerne über unsere Website kontaktieren.

Wenn Ihnen dieses Buch gefallen hat, würden wir uns sehr über eine ehrliche Rezension freuen. Sie können Ihre ehrliche Bewertung ganz einfach auf der Verkaufsplattform hinterlassen, über die Sie das Buch erworben haben.
Vielen Dank für Ihre Unterstützung!

Bendis Saage

Saage Media GmbH - Team

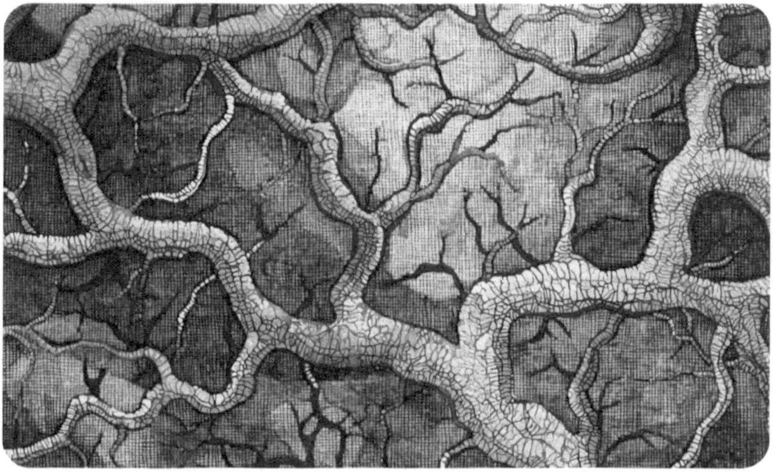

www.SaageBooks.com/de

Entdecken Sie mehr! Auf unserer Verlagswebsite erwartet Sie eine vielfältige Auswahl an weiteren Büchern. Neben kostenlosen Inhalten und exklusiven Bonusmaterialien finden Sie dort auch vertiefende Informationen zu unseren Werken. Stöbern Sie durch unser umfangreiches digitales Angebot und lassen Sie sich von zusätzlichen Leseerlebnissen inspirieren.

www.SaageBooks.com/de

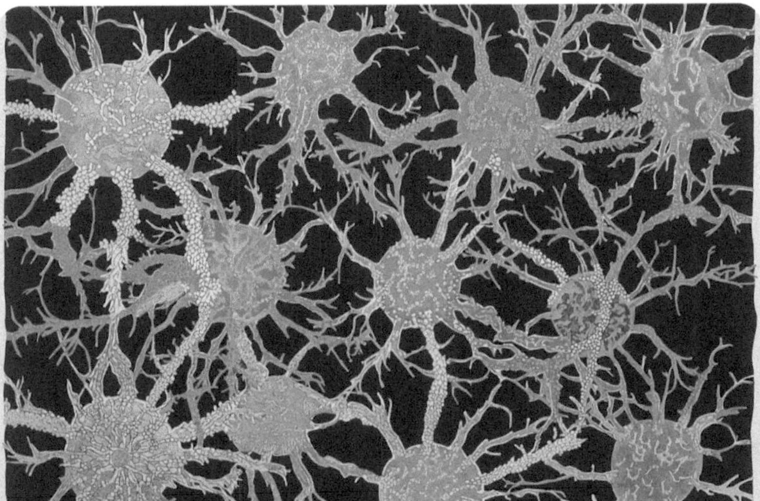

Quellen

Unser aufrichtiger Dank gilt allen Autoren der zitierten wissenschaftlichen und nicht-wissenschaftlichen Quellen, den Betreibern der referenzierten Internetseiten sowie den Urhebern der verwendeten Bilder, Grafiken und Studien, deren wertvolle Arbeiten zur Entstehung dieses Buches beigetragen haben.

Für weitere Informationen empfehlen wir Ihnen, die Quellen-Websites zu besuchen.

Sollten Sie Fehler bei der Zuordnung oder andere Unstimmigkeiten entdecken, kontaktieren Sie uns bitte.

Alle Quellen wurden zuletzt aufgerufen am: 2025-02-06

[s1] - https://pmc.ncbi.nlm.nih.gov/articles/PMC2989000/

Autor:	Joan Stiles, Terry L Jernigan	**Titel:**	The Basics of Brain Development
von:	University of California, San Diego	**DOI:**	10.1007/s11065-010-9148-4
Datum:	2010 Nov 3	**Webseite:**	PubMed Central (PMC)
Publisher:	Neuropsychology Review		

[s2] - https://pmc.ncbi.nlm.nih.gov/articles/PMC3222570/

Autor:	Bryan Kolb, Robbin Gibb	**Titel:**	Brain Plasticity and Behaviour in the Developing Brain
von:	University of Lethbridge	**Datum:**	2011 Nov
Webseite:	PubMed Central (PMC)	**Publisher:**	Journal of the Canadian Academy of Child and Adolescent Psychiatry

[s3] - https://pmc.ncbi.nlm.nih.gov/articles/PMC6680650/

Autor:	Shelly J Lane, Zoe Mailloux, Sarah Schoen, Anita Bundy, Teresa A May-Benson, L Diane Parham, Susanne Smith Roley, Roseann C Schaaf	**Titel:**	Neural Foundations of Ayres Sensory Integration®
DOI:	10.3390/brainsci9070153	**Datum:**	2019 Jun 28
Webseite:	PubMed Central (PMC)	**Publisher:**	MDPI

[s4] - https://braininitiative.nih.gov/news-events/blog/upcoming-funding-opportunity-brain-connects-data-coordinating-centers

Titel:	Upcoming funding opportunity: BRAIN CONNECTS Data Coordinating Centers | BRAIN Initiative	**von:**	BRAIN Initiative
Webseite:	BRAIN Initiative		

[s5] - https://grants.nih.gov/grants/guide/notice-files/NOT-NS-22-046.html

Titel:	NOT-NS-22-046: Notice of Intent to Publish a Funding Opportunity Announcement for BRAIN Initiative Connectivity across Scales (BRAIN CONNECTS): Comprehensive Centers for Mouse Brain (UM1 Clinical Trial Not Allowed)	**von:**	National Institutes of Health (NIH)
Datum:	December 02, 2021	**Webseite:**	NIH Guide for Grants and Contracts
Publisher:	NIH		

[s6] - https://grants.nih.gov/grants/guide/notice-files/NOT-NS-22-045.html

Titel:	NOT-NS-22-045: Notice of Intent to Publish a Funding Opportunity Announcement for BRAIN Initiative Connectivity across Scales (BRAIN CONNECTS): Comprehensive Centers for Human and Non-Human Primate Brain (UM1 Clinical Trial Not Allowed)	**von:**	National Institutes of Health (NIH)
Datum:	December 02, 2021	**Webseite:**	grants.nih.gov
Publisher:	NIH		

[s7] -
https://www.ninds.nih.gov/news-events/news/highlights-announcements/nih-brain-initiative-launches-projects-develop-innovative-technologies-map-brain-incredible-detail

Titel:	NIH BRAIN Initiative launches projects to develop innovative technologies to map the brain in incredible detail	**von:**	National Institute of Neurological Disorders and Stroke (NINDS)
Webseite:	National Institute of Neurological Disorders and Stroke	**Publisher:**	National Institutes of Health (NIH)

[s8] - https://pmc.ncbi.nlm.nih.gov/articles/PMC5725393/

Autor:	Talia N Lerner, Li Ye, Karl Deisseroth	**Titel:**	Communication in Neural Circuits: Tools, Opportunities, and Challenges
von:	Stanford University; Howard Hughes Medical Institute	**DOI:**	10.1016/j.cell.2016.02.027
Datum:	2016 Mar 10	**Webseite:**	PubMed Central (PMC)
Publisher:	Cell		

[s9] - https://www.nih.gov/news-events/nih-research-matters/complete-wiring-map-insect-brain

Titel:	Complete wiring map of the insect brain	**von:**	National Institutes of Health (NIH)
Datum:	2023-03-27T14:34:42-04:00	**Webseite:**	NIH Research Matters
Publisher:	NIH		

[s10] - https://pmc.ncbi.nlm.nih.gov/articles/PMC10410470/

Autor:	Sruthi Sridhar, Abdulrahman Khamaj, Manish Kumar Asthana	**Titel:**	Cognitive neuroscience perspective on memory: overview and summary
DOI:	10.3389/fnhum.2023.1217093	**Datum:**	2023 Jul 26
Webseite:	PMC (PubMed Central)	**Publisher:**	Frontiers in Human Neuroscience

[s11] - https://pmc.ncbi.nlm.nih.gov/articles/PMC9775149/

Autor:	Hagar Goldberg	**Titel:**	Growing Brains, Nurturing Minds—Neuroscience as an Educational Tool to Support Students' Development as Life-Long Learners
von:	University of British Columbia	**DOI:**	10.3390/brainsci12121622
Datum:	2022 Nov 26	**Webseite:**	PubMed Central (PMC)
Publisher:	Brain Sciences		

[s12] - https://pmc.ncbi.nlm.nih.gov/articles/PMC6372234/

Autor:	Keith J Yoder, Jean Decety	**Titel:**	The neuroscience of morality and social decision-making
von:	University of Chicago	**DOI:**	10.1080/1068316X.2017.1414817
Datum:	2017 Dec 12	**Webseite:**	PubMed Central (PMC)

[s13] - https://pmc.ncbi.nlm.nih.gov/articles/PMC3409833/

Autor:	Denise C Park, Chih-Mao Huang	**Titel:**	Culture Wires the Brain: A Cognitive Neuroscience Perspective
von:	Center for Vital Longevity, University of Texas at Dallas; Department of Psychology, University of Illinois at Urbana-Champaign	**DOI:**	10.1177/1745691610374591
Datum:	2010 Jul 1	**Webseite:**	PubMed Central (PMC)
Publisher:	Perspectives on psychological science : a journal of the Association for Psychological Science		

[s14] - https://pmc.ncbi.nlm.nih.gov/articles/PMC2894679/

Autor:	Joan Y Chiao	**Titel:**	At the frontier of cultural neuroscience: Introduction to the special issue
von:	Department of Psychology and Interdepartmental Neuroscience Program, Northwestern University, IL, USA	**DOI:**	10.1093/scan/nsq064
Datum:	2010 Jun 26	**Webseite:**	PubMed Central (PMC)
Publisher:	Social Cognitive and Affective Neuroscience		

[s15] - https://pmc.ncbi.nlm.nih.gov/articles/PMC3722610/

Autor:	Adrienne L Tierney, Charles A Nelson, III	**Titel:**	Brain Development and the Role of Experience in the Early Years
von:	Harvard Graduate School of Education, Children's Hospital Boston Harvard Medical School	**Datum:**	2009 Nov 1
Webseite:	PubMed Central (PMC)		

[s16] - https://pmc.ncbi.nlm.nih.gov/articles/PMC2947444/

Autor:	Patricia K Kuhl	**Titel:**	Brain Mechanisms in Early Language Acquisition
von:	Institute for Learning & Brain Sciences, University of Washington	**DOI:**	10.1016/j.neuron.2010.08.038
Datum:	2010 Sep 9	**Webseite:**	PubMed Central (PMC)
Publisher:	Neuron		

[s17] - https://pmc.ncbi.nlm.nih.gov/articles/PMC10410470/

Autor:	Sruthi Sridhar, Abdulrahman Khamaj, Manish Kumar Asthana	**Titel:**	Cognitive neuroscience perspective on memory: overview and summary
DOI:	10.3389/fnhum.2023.1217093	**Datum:**	2023 Jul 26
Webseite:	PubMed Central (PMC)	**Publisher:**	Frontiers in Human Neuroscience

[s18] - https://pmc.ncbi.nlm.nih.gov/articles/PMC4374359/

Autor:	Mark D'Esposito, Bradley R Postle	**Titel:**	THE COGNITIVE NEUROSCIENCE OF WORKING MEMORY
von:	National Center for Biotechnology Information (NCBI)	**DOI:**	10.1146/annurev-psych-010814-015031
Datum:	2014 Sep 19	**Webseite:**	PubMed Central (PMC)
Publisher:	Annual review of psychology		

[s19] - https://pmc.ncbi.nlm.nih.gov/articles/PMC2805706/

Autor:	Fernando Gómez-Pinilla	**Titel:**	Brain foods: the effects of nutrients on brain function
von:	University of California at Los Angeles School of Medicine	**DOI:**	10.1038/nrn2421
Datum:	2008 Jul	**Webseite:**	PubMed Central (PMC)
Publisher:	Nature reviews. Neuroscience		

[s20] - https://pmc.ncbi.nlm.nih.gov/articles/PMC6372234/

Autor:	Keith J Yoder, Jean Decety	**Titel:**	The neuroscience of morality and social decision-making
von:	University of Chicago	**DOI:**	10.1080/1068316X.2017.1414817
Datum:	2017 Dec 12	**Webseite:**	PubMed Central (PMC)

[s21] - https://pmc.ncbi.nlm.nih.gov/articles/PMC3700582/

Autor:	Jon Morgenstern, Nasir H Naqvi, Robert Debellis, Hans C Breiter	**Titel:**	The Contributions of Cognitive Neuroscience and Neuroimaging to Understanding Mechanisms of Behavior Change in Addiction
von:	Department of Psychiatry, Columbia University; Department of Psychiatry, Harvard Medical School and Northwestern University	**DOI:**	10.1037/a0032435
Datum:	2013 Apr 15	**Webseite:**	PubMed Central (PMC)

[s22] - https://nida.nih.gov/about-nida/organization/divisions/division-neuroscience-behavior-dnb/behavioral-cognitive-science-research-branch-bcsrb

von:	National Institute on Drug Abuse (NIDA)	**Webseite:**	nida.nih.gov
Publisher:	National Institutes of Health		

[s23] - https://pmc.ncbi.nlm.nih.gov/articles/PMC4887467/

Autor:	Andrea Lavazza	**Titel:**	Free Will and Neuroscience: From Explaining Freedom Away to New Ways of Operationalizing and Measuring It
von:	Neuroethics, Centro Universitario Internazionale, Arezzo, Italy	**DOI:**	10.3389/fnhum.2016.00262
Datum:	2016 Jun 1	**Webseite:**	PubMed Central (PMC)
Publisher:	Frontiers in Human Neuroscience		

[s24] - https://pmc.ncbi.nlm.nih.gov/articles/PMC4387507/

Autor:	Lyric A Jorgenson, William T Newsome, David J Anderson, Cornelia I Bargmann, Emery N Brown, Karl Deisseroth, John P Donoghue, Kathy L Hudson, Geoffrey S F Ling, Peter R MacLeish, Eve Marder, Richard A Normann, Joshua R Sanes, Mark J Schnitzer, Terrence J Sejnowski, David W Tank, Roger Y Tsien, Kamil Ugurbil, John C Wingfield	**Titel:**	The BRAIN Initiative: developing technology to catalyse neuroscience discovery
DOI:	10.1098/rstb.2014.0164	**Datum:**	2015 May 19
Webseite:	PubMed Central (PMC)	**Publisher:**	Philosophical Transactions of the Royal Society B: Biological Sciences

[s25] - https://pmc.ncbi.nlm.nih.gov/articles/PMC10425702/

Autor:	Jitesh Kumar, Tirath Patel, Fnu Sugandh, Jyotishna Dev, Umesh Kumar, Maham Adeeb, Meet Popatbhai Kachhadia, Piyush Puri, FNU Prachi, Mohammad Uzair Zaman, Satesh Kumar, Giustino Varrassi, Abdul Rehman Shah Syed	**Titel:**	Innovative Approaches and Therapies to Enhance Neuroplasticity and Promote Recovery in Patients With Neurological Disorders: A Narrative Review
DOI:	10.7759/cureus.41914	**Datum:**	2023 Jul 15
Webseite:	PubMed Central (PMC)	**Publisher:**	Cureus

[s26] - https://pmc.ncbi.nlm.nih.gov/articles/PMC5836039/

Autor:	Betsy Ng	**Titel:**	The Neuroscience of Growth Mindset and Intrinsic Motivation
von:	National Institute of Education, Nanyang Technological University	**DOI:**	10.3390/brainsci8020020
Datum:	2018 Jan 26	**Webseite:**	PubMed Central (PMC)
Publisher:	Brain Sciences		

[s27] - https://pmc.ncbi.nlm.nih.gov/articles/PMC9775149/

Autor:	Hagar Goldberg	**Titel:**	Growing Brains, Nurturing Minds—Neuroscience as an Educational Tool to Support Students' Development as Life-Long Learners
von:	University of British Columbia	**DOI:**	10.3390/brainsci12121622
Datum:	2022 Nov 26	**Webseite:**	PubMed Central (PMC)
Publisher:	Brain Sciences		

[s28] - https://www.nimh.nih.gov/health/topics/brain-stimulation-therapies/brain-stimulation-therapies

Titel:	Brain Stimulation Therapies	**von:**	National Institute of Mental Health (NIMH)
Webseite:	National Institute of Mental Health (NIMH)		

[s29] - https://pmc.ncbi.nlm.nih.gov/articles/PMC4892319/

Autor:	Hengameh Marzbani, Hamid Reza Marateb, Marjan Mansourian	**Titel:**	Neurofeedback: A Comprehensive Review on System Design, Methodology and Clinical Applications
DOI:	10.15412/J.BCN.03070208	**Datum:**	2016 Apr
Webseite:	PubMed Central (PMC)	**Publisher:**	Basic and Clinical Neuroscience

[s30] - https://pmc.ncbi.nlm.nih.gov/articles/PMC2989000/

Autor:	Joan Stiles, Terry L Jernigan	**Titel:**	The Basics of Brain Development
von:	University of California, San Diego; Departments of Psychiatry and Radiology, School of Medicine, University of California, San Diego	**DOI:**	10.1007/s11065-010-9148-4
Datum:	2010 Nov 3	**Webseite:**	PubMed Central (PMC)
Publisher:	Neuropsychology Review		

[s31] - https://pmc.ncbi.nlm.nih.gov/articles/PMC3722610/

Autor:	Adrienne L Tierney; Charles A Nelson, III	**Titel:**	Brain Development and the Role of Experience in the Early Years
von:	Harvard Graduate School of Education; Children's Hospital Boston Harvard Medical School	**Datum:**	2009 Nov 1
Webseite:	PubMed Central (PMC)	**Publisher:**	Zero to three

[s32] - https://pmc.ncbi.nlm.nih.gov/articles/PMC3222570/

Autor:	Bryan Kolb, Robbin Gibb	**Titel:**	Brain Plasticity and Behaviour in the Developing Brain
von:	University of Lethbridge	**Datum:**	2011 Nov
Webseite:	PubMed Central (PMC)	**Publisher:**	Journal of the Canadian Academy of Child and Adolescent Psychiatry

[s33] - https://pmc.ncbi.nlm.nih.gov/articles/PMC2777887/

Autor:	Barbara L Thompson, Pat Levitt, Gregg D Stanwood	**Titel:**	Prenatal exposure to drugs: effects on brain development and implications for policy and education
von:	Vanderbilt University	**DOI:**	10.1038/nrn2598
Datum:	2009 Mar 11	**Webseite:**	PubMed Central (PMC)
Publisher:	Nature reviews. Neuroscience		

[s34] - https://pmc.ncbi.nlm.nih.gov/articles/PMC3252200/

Autor:	Chia-Shan Wu, Christopher P Jew, Hui-Chen Lu	**Titel:**	Lasting impacts of prenatal cannabis exposure and the role of endogenous cannabinoids in the developing brain
von:	The Cain Foundation Laboratories, Jan & Dan Duncan Neurological Research Institute at Texas Children's Hospital, Baylor College of Medicine	**DOI:**	10.2217/fnl.11.27
Datum:	2011 Jul 1	**Webseite:**	PubMed Central (PMC)
Publisher:	Future neurology		

[s35] - https://pmc.ncbi.nlm.nih.gov/articles/PMC3722610/

Autor:	Adrienne L Tierney, Charles A Nelson, III	**Titel:**	Brain Development and the Role of Experience in the Early Years
von:	Harvard Graduate School of Education, Children's Hospital Boston Harvard Medical School	**Datum:**	2009 Nov 1
Webseite:	PubMed Central (PMC)		

[s36] - https://pmc.ncbi.nlm.nih.gov/articles/PMC2846084/

Autor:	Sharon E Fox, Pat Levitt, Charles A Nelson, III	**Titel:**	How the Timing and Quality of Early Experiences Influence the Development of Brain Architecture
von:	Harvard-MIT Division of Health Sciences and Technology; Vanderbilt University; Children's Hospital Boston, Harvard Medical School	**DOI:**	10.1111/j.1467-8624.2009.01380.x
Datum:	2010 Jan-Feb	**Webseite:**	PubMed Central (PMC)
Publisher:	Child development		

[s37] - https://pmc.ncbi.nlm.nih.gov/articles/PMC2892678/

Autor:	Sara B Johnson, Robert W Blum, Jay N Giedd	**Titel:**	Adolescent Maturity and the Brain: The Promise and Pitfalls of Neuroscience Research in Adolescent Health Policy
DOI:	10.1016/j.jadohealth.2009.05.016	**Datum:**	2009 Sep
Webseite:	PubMed Central (PMC)	**Publisher:**	The Journal of adolescent health : official publication of the Society for Adolescent Medicine

[s38] - https://pmc.ncbi.nlm.nih.gov/articles/PMC4308474/

Autor:	Katie A McLaughlin, Margaret A Sheridan, Hilary K Lambert	**Titel:**	Childhood Adversity and Neural Development: Deprivation and Threat as Distinct Dimensions of Early Experience
DOI:	10.1016/j.neubiorev.2014.10.012	**Datum:**	2014 Nov
Webseite:	PubMed Central (PMC)		

[s39] - https://pmc.ncbi.nlm.nih.gov/articles/PMC3722610/

Autor:	Adrienne L Tierney, Charles A Nelson, III	**Titel:**	Brain Development and the Role of Experience in the Early Years
Datum:	2009 Nov 1	**Webseite:**	PubMed Central (PMC)
Publisher:	Zero to three		

[s40] - https://pmc.ncbi.nlm.nih.gov/articles/PMC10149040/

Autor:	Kelly C Martin, W Tyler Ketchabaw, Peter E Turkeltaub	**Titel:**	Plasticity of the language system in children and adults
von:	Center for Brain Plasticity and Recovery, Georgetown University Medical Center; Research Division, MedStar National Rehabilitation Hospital	**DOI:**	10.1016/B978-0-12-819410-2.00021-7
Datum:	2022	**Webseite:**	PubMed Central (PMC)
Publisher:	Handbook of clinical neurology		

[s41] - https://pmc.ncbi.nlm.nih.gov/articles/PMC2846084/

Autor:	Sharon E Fox, Pat Levitt, Charles A Nelson, III	**Titel:**	How the Timing and Quality of Early Experiences Influence the Development of Brain Architecture
von:	Harvard-MIT Division of Health Sciences and Technology, Vanderbilt University, Children's Hospital Boston, Harvard Medical School	**DOI:**	10.1111/j.1467-8624.2009.01380.x
Datum:	2010 Jan-Feb	**Webseite:**	PubMed Central (PMC)
Publisher:	Child development		

[s42] - https://pmc.ncbi.nlm.nih.gov/articles/PMC3705203/

Autor:	Kerstin Konrad, Christine Firk, Peter J Uhlhaas	**Titel:**	Brain Development During Adolescence: Neuroscientific Insights Into This Developmental Period
DOI:	10.3238/arztebl.2013.0425	**Datum:**	2013 Jun 21
Webseite:	PubMed Central (PMC)	**Publisher:**	Deutsches Ärzteblatt International

[s43] - https://pmc.ncbi.nlm.nih.gov/articles/PMC3621648/

Autor:	Mariam Arain, Maliha Haque, Lina Johal, Puja Mathur, Wynand Nel, Afsha Rais, Ranbir Sandhu, Sushil Sharma	**Titel:**	Maturation of the adolescent brain
von:	Saint James School of Medicine, Kralendijk, Bonaire, The Netherlands	**DOI:**	10.2147/NDT.S39776
Datum:	2013 Apr 3	**Webseite:**	PubMed Central (PMC)
Publisher:	Neuropsychiatric Disease and Treatment		

[s44] - https://pmc.ncbi.nlm.nih.gov/articles/PMC2892678/

Autor:	Sara B Johnson, Robert W Blum, Jay N Giedd	**Titel:**	Adolescent Maturity and the Brain: The Promise and Pitfalls of Neuroscience Research in Adolescent Health Policy
DOI:	10.1016/j.jadohealth.2009.05.016	**Datum:**	2009 Sep
Webseite:	PubMed Central (PMC)	**Publisher:**	The Journal of adolescent health : official publication of the Society for Adolescent Medicine

[s45] - https://www.ncbi.nlm.nih.gov/pmc/articles/PMC8902218/

Autor:	Kiki Zanolie, Ili Ma, Marieke G N Bos, Elisabeth Schreuders, Annelinde R E Vandenbroucke, Jorien van Hoorn, Anna C K van Duijvenvoorde, Lara Wierenga, Eveline A Crone, Berna Güroğlu	**Titel:**	Understanding the Dynamics of the Developing Adolescent Brain Through Team Science
DOI:	10.3389/fnint.2022.827097	**Datum:**	2022 Feb 22
Webseite:	PubMed Central (PMC)	**Publisher:**	Frontiers in Integrative Neuroscience

[s46] - https://pmc.ncbi.nlm.nih.gov/articles/PMC2892678/

Autor:	Sara B Johnson, Robert W Blum, Jay N Giedd	**Titel:**	Adolescent Maturity and the Brain: The Promise and Pitfalls of Neuroscience Research in Adolescent Health Policy
von:	Johns Hopkins School of Medicine, Department of Pediatrics Johns Hopkins Bloomberg School of Public Health, Department of Population, Family & Reproductive Health, Baltimore, Maryland & National Institute of Mental Health, Child Psychiatry Branch, Unit on Brain Imaging, Bethesda, Maryland	**DOI:**	10.1016/j.jadohealth.2009.05.016
Datum:	2009 Sep	**Webseite:**	PubMed Central (PMC)
Publisher:	The Journal of adolescent health : official publication of the Society for Adolescent Medicine		

[s47] - https://pmc.ncbi.nlm.nih.gov/articles/PMC3930618/

Autor:	Joanna Jacobus, Susan F Tapert	**Titel:**	Effects of Cannabis on the Adolescent Brain
von:	VA San Diego Healthcare System, University of California, San Diego	**DOI:**	10.2174/13816128113199990426
Datum:	2014	**Webseite:**	PubMed Central (PMC)
Publisher:	Current pharmaceutical design		

[s48] - https://pmc.ncbi.nlm.nih.gov/articles/PMC9775149/

Autor:	Hagar Goldberg	**Titel:**	Growing Brains, Nurturing Minds—Neuroscience as an Educational Tool to Support Students' Development as Life-Long Learners
von:	University of British Columbia	**DOI:**	10.3390/brainsci12121622
Datum:	2022 Nov 26	**Webseite:**	PubMed Central (PMC)
Publisher:	Brain Sciences		

[s49] - https://www.ncbi.nlm.nih.gov/books/NBK53414/

Autor:	Institute of Medicine (US) and National Research Council (US) Committee on the Science of Adolescence	**Titel:**	Biobehavioral Processes
von:	National Institutes of Health	**Datum:**	2011
Webseite:	NCBI Bookshelf	**Publisher:**	National Academies Press (US)

[s50] - https://pmc.ncbi.nlm.nih.gov/articles/PMC3399589/

Autor:	Ken C Winters, Amelia Arria	**Titel:**	Adolescent Brain Development and Drugs
von:	University of Minnesota Medical School, Treatment Research Institute, University of Maryland, School of School of Public Health	**Datum:**	2011
Webseite:	PubMed Central (PMC)	**Publisher:**	The prevention researcher

[s51] - https://pmc.ncbi.nlm.nih.gov/articles/PMC5649212/

Autor:	Patrice Voss, Maryse E Thomas, J Miguel Cisneros-Franco, Étienne de Villers-Sidani	**Titel:**	Dynamic Brains and the Changing Rules of Neuroplasticity: Implications for Learning and Recovery
von:	Department of Neurology and Neurosurgery, Montreal Neurological Institute, McGill University, Montreal, QC, Canada	**DOI:**	10.3389/fpsyg.2017.01657
Datum:	2017 Oct 4	**Webseite:**	PubMed Central (PMC)
Publisher:	Frontiers in Psychology		

[s52] - https://pmc.ncbi.nlm.nih.gov/articles/PMC3722610/

Autor:	Adrienne L Tierney, Charles A Nelson, III	**Titel:**	Brain Development and the Role of Experience in the Early Years
Datum:	2009 Nov 1	**Webseite:**	PubMed Central (PMC)
Publisher:	Zero to three		

[s53] - https://pmc.ncbi.nlm.nih.gov/articles/PMC9775149/

Autor:	Hagar Goldberg	**Titel:**	Growing Brains, Nurturing Minds—Neuroscience as an Educational Tool to Support Students' Development as Life-Long Learners
von:	University of British Columbia	**DOI:**	10.3390/brainsci12121622
Datum:	2022 Nov 26	**Webseite:**	PubMed Central (PMC)
Publisher:	Brain Sciences		

[s54] - https://pmc.ncbi.nlm.nih.gov/articles/PMC3222570/

Autor:	Bryan Kolb, Robbin Gibb	**Titel:**	Brain Plasticity and Behaviour in the Developing Brain
Datum:	2011 Nov	**Webseite:**	PubMed Central (PMC)
Publisher:	Journal of the Canadian Academy of Child and Adolescent Psychiatry		

[s55] - https://pmc.ncbi.nlm.nih.gov/articles/PMC7613141/

Autor:	Diya Chatterjee, Shantala Hegde, Michael Thaut	**Titel:**	Neural plasticity: The substratum of music-based interventions in neurorehabilitation
von:	National Institute of Mental Health and Neuro Sciences; University of Toronto	**DOI:**	10.3233/NRE-208011
Datum:	2021 Jan 1	**Webseite:**	PubMed Central (PMC)
Publisher:	NeuroRehabilitation		

[s56] - https://pmc.ncbi.nlm.nih.gov/articles/PMC3622463/

Autor:	Denise C Park, Gérard N Bischof	**Titel:**	The aging mind: neuroplasticity in response to cognitive training
von:	The Center for Vital Longevity, School of Brain and Behavioral Sciences, University of Texas at Dallas, Texas, USA	**DOI:**	10.31887/DCNS.2013.15.1/dpark
Datum:	2013 Mar	**Webseite:**	PubMed Central (PMC)
Publisher:	Dialogues in Clinical Neuroscience		

[s57] - https://pmc.ncbi.nlm.nih.gov/articles/PMC3335430/

Autor:	Richard L Bryck, Philip A Fisher	**Titel:**	Training the Brain: Practical Applications of Neural Plasticity From the Intersection of Cognitive Neuroscience, Developmental Psychology, and Prevention Science
von:	University of Oregon and Oregon Social Learning Center	**DOI:**	10.1037/a0024657
Datum:	2011 Jul 25	**Webseite:**	PubMed Central (PMC)

[s58] - https://pmc.ncbi.nlm.nih.gov/articles/PMC7613141/

Autor:	Diya Chatterjee, Shantala Hegde, Michael Thaut	**Titel:**	Neural plasticity: The substratum of music-based interventions in neurorehabilitation
von:	NIMHANS, National Institute of Mental Health and Neuro Sciences, University of Toronto	**DOI:**	10.3233/NRE-208011
Datum:	2021 Jan 1	**Webseite:**	PubMed Central (PMC)
Publisher:	NeuroRehabilitation		

[s59] - https://pmc.ncbi.nlm.nih.gov/articles/PMC10425702/

Autor:	Jitesh Kumar, Tirath Patel, Fnu Sugandh, Jyotishna Dev, Umesh Kumar, Maham Adeeb, Meet Popatbhai Kachhadia, Piyush Puri, FNU Prachi, Mohammad Uzair Zaman, Satesh Kumar, Giustino Varrassi, Abdul Rehman Shah Syed	**Titel:**	Innovative Approaches and Therapies to Enhance Neuroplasticity and Promote Recovery in Patients With Neurological Disorders: A Narrative Review
von:	Ghulam Muhammad Mahar Medical College, American University of Antigua, Civil Hospital Karachi, Green City Hospital, TUTH (Tribhuvan University Teaching Hospital) Institute Of Medicine, Dow University of Health Sciences, PDU (Pandit Deendayal Upadhyay) Medical College, Adesh Institute of Medical Science and Research, Guru Teg Bahadur Hospital, Bacha Khan Medical College, Shaheed Mohtarma Benazir Bhutto Medical College, Paolo Procacci Foundation	**DOI:**	10.7759/cureus.41914
Datum:	2023 Jul 15	**Webseite:**	PubMed Central (PMC)
Publisher:	Cureus		

[s60] - https://pmc.ncbi.nlm.nih.gov/articles/PMC4026979/

Autor:	Eberhard Fuchs, Gabriele Flügge	**Titel:**	Adult Neuroplasticity: More Than 40 Years of Research
von:	German Primate Center, Leibniz Institute for Primate Research; Department of Neurology, Medical School, University of Göttingen	**DOI:**	10.1155/2014/541870
Datum:	2014 May 4	**Webseite:**	PubMed Central (PMC)
Publisher:	Neural Plasticity		

[s61] - https://pmc.ncbi.nlm.nih.gov/articles/PMC10473303/
Autor: Nicholas Aderinto, Muili O AbdulBasit, Gbolahan Olatunji, Temilade Adejumo
Titel: Exploring the transformative influence of neuroplasticity on stroke rehabilitation: a narrative review of current evidence
DOI: 10.1097/MS9.0000000000001137
Datum: 2023 Aug 7
Webseite: PubMed Central (PMC)
Publisher: Annals of Medicine and Surgery

[s62] - https://pmc.ncbi.nlm.nih.gov/articles/PMC6400842/
Autor: Pedro Mateos-Aparicio, Antonio Rodríguez-Moreno
Titel: The Impact of Studying Brain Plasticity
von: University Pablo de Olavide, Seville, Spain
DOI: 10.3389/fncel.2019.00066
Datum: 2019 Feb 27
Webseite: PubMed Central (PMC)
Publisher: Frontiers in Cellular Neuroscience

[s63] - https://pmc.ncbi.nlm.nih.gov/articles/PMC2864527/
Autor: Bruce S McEwen, Peter J Gianaros
Titel: Central role of the brain in stress and adaptation: Links to socioeconomic status, health, and disease
von: National Institutes of Health (NIH)
DOI: 10.1111/j.1749-6632.2009.05331.x
Datum: 2010 Feb
Webseite: PubMed Central (PMC)
Publisher: Annals of the New York Academy of Sciences

[s64] - https://pmc.ncbi.nlm.nih.gov/articles/PMC4430083/
Autor: Gottfried Schlaug
Titel: Musicians and music making as a model for the study of brain plasticity
DOI: 10.1016/bs.pbr.2014.11.020
Datum: 2015 Feb 11
Webseite: PubMed Central (PMC)
Publisher: Progress in brain research

[s65] - https://pmc.ncbi.nlm.nih.gov/articles/PMC4694720/
Autor: Ann C Mckee, Daniel H Daneshvar
Titel: The neuropathology of traumatic brain injury
von: VA Boston HealthCare System; Center for the Study of Traumatic Encephalopathy, Alzheimer's Disease Center, and Departments of Neurology and Pathology, Boston University School of Medicine, Boston, MA, USA
DOI: 10.1016/B978-0-444-52892-6.00004-0
Datum: 2015
Webseite: PubMed Central (PMC)
Publisher: Handbook of clinical neurology

[s66] - https://pmc.ncbi.nlm.nih.gov/articles/PMC4311997/
Autor: David W Wright, Tamara R Espinoza, Lisa H Merck, Jonathan J Ratcliff, Anika Backster, Donald G Stein
Titel: Gender Differences in Neurological Emergencies Part II: A Consensus Summary and Research Agenda on Traumatic Brain Injury
DOI: 10.1111/acem.12532
Datum: 2014 Nov 24
Webseite: PubMed Central (PMC)
Publisher: Academic emergency medicine : official journal of the Society for Academic Emergency Medicine

[s67] -
https://www.ninds.nih.gov/about-ninds/strategic-plans-evaluations/strategic-plans/ninds-strategic-plan-and-priorities/neuroscience-research

Titel:	Neuroscience Research	**von:**	National Institute of Neurological Disorders and Stroke (NINDS)
Webseite:	National Institute of Neurological Disorders and Stroke	**Publisher:**	National Institutes of Health (NIH)

[s68] - https://pmc.ncbi.nlm.nih.gov/articles/PMC10598326/

Autor:	Vaishnavi Zotey, Amol Andhale, Tejas Shegekar, Anup Juganavar	**Titel:**	Adaptive Neuroplasticity in Brain Injury Recovery: Strategies and Insights
von:	Jawaharlal Nehru Medical College, Datta Meghe Institute of Higher Education and Research, Wardha, IND	**DOI:**	10.7759/cureus.45873
Datum:	2023 Sep 24	**Webseite:**	PubMed Central (PMC)
Publisher:	Cureus		

[s69] - https://pmc.ncbi.nlm.nih.gov/articles/PMC10670234/

Autor:	Livia Livinț Popa, Diana Chira, Ștefan Strilciuc, Dafin F Mureșanu	**Titel:**	Non-Invasive Systems Application in Traumatic Brain Injury Rehabilitation
DOI:	10.3390/brainsci13111594	**Datum:**	2023 Nov 15
Webseite:	PubMed Central (PMC)	**Publisher:**	Brain Sciences

[s70] - https://www.ninds.nih.gov/health-information/disorders/traumatic-brain-injury-tbi

Titel:	Traumatic Brain Injury (TBI)	**von:**	National Institute of Neurological Disorders and Stroke (NINDS)
Webseite:	National Institute of Neurological Disorders and Stroke	**Publisher:**	National Institutes of Health (NIH)

[s71] - https://www.ninds.nih.gov/health-information/disorders/cerebral-palsy

Titel:	Cerebral Palsy | National Institute of Neurological Disorders and Stroke	**von:**	National Institute of Neurological Disorders and Stroke (NINDS)
Webseite:	National Institute of Neurological Disorders and Stroke	**Publisher:**	National Institute of Neurological Disorders and Stroke

[s72] - https://pmc.ncbi.nlm.nih.gov/articles/PMC10425702/

Autor:	Jitesh Kumar, Tirath Patel, Fnu Sugandh, Jyotishna Dev, Umesh Kumar, Maham Adeeb, Meet Popatbhai Kachhadia, Piyush Puri, FNU Prachi, Mohammad Uzair Zaman, Satesh Kumar, Giustino Varrassi, Abdul Rehman Shah Syed	**Titel:**	Innovative Approaches and Therapies to Enhance Neuroplasticity and Promote Recovery in Patients With Neurological Disorders: A Narrative Review
DOI:	10.7759/cureus.41914	**Datum:**	2023 Jul 15
Webseite:	PubMed Central (PMC)	**Publisher:**	Cureus

[s73] - https://pmc.ncbi.nlm.nih.gov/articles/PMC10598326/
Autor: Vaishnavi Zotey, Amol Andhale, Tejas Shegekar, Anup Juganavar
Titel: Adaptive Neuroplasticity in Brain Injury Recovery: Strategies and Insights
von: Jawaharlal Nehru Medical College, Datta Meghe Institute of Higher Education and Research, Wardha, IND
DOI: 10.7759/cureus.45873
Datum: 2023 Sep 24
Webseite: PubMed Central (PMC)
Publisher: Cureus

[s74] - https://www.nia.nih.gov/health/alzheimers-causes-and-risk-factors/what-happens-brain-alzheimers-disease
Titel: What Happens to the Brain in Alzheimer's Disease?
von: National Institute on Aging (NIA)
Webseite: National Institute on Aging

[s75] - https://pmc.ncbi.nlm.nih.gov/articles/PMC6023993/
Autor: Michelle E Watts, Roger Pocock, Charles Claudianos
Titel: Brain Energy and Oxygen Metabolism: Emerging Role in Normal Function and Disease
von: The University of Queensland, Monash University, The Australian National University
DOI: 10.3389/fnmol.2018.00216
Datum: 2018 Jun 22
Webseite: PubMed Central (PMC)
Publisher: Frontiers in Molecular Neuroscience

[s76] - https://pmc.ncbi.nlm.nih.gov/articles/PMC2805706/
Autor: Fernando Gómez-Pinilla
Titel: Brain foods: the effects of nutrients on brain function
von: University of California at Los Angeles School of Medicine
DOI: 10.1038/nrn2421
Datum: 2008 Jul
Webseite: PubMed Central (PMC)
Publisher: Nature reviews. Neuroscience

[s77] - https://pubmed.ncbi.nlm.nih.gov/19337275/
Autor: van Hall G, Strømstad M, Rasmussen P, Jans O, Zaar M, Gam C, Quistorff B, Secher NH, Nielsen HB.
Titel: Blood lactate is an important energy source for the human brain
DOI: 10.1038/jcbfm.2009.35
Datum: 2009 Jun
Webseite: PubMed
Publisher: J Cereb Blood Flow Metab

[s78] - https://www.ncbi.nlm.nih.gov/books/NBK28124/
Autor: Roger F Butterworth
Titel: Brain Energy Metabolism
von: National Center for Biotechnology Information (NCBI)
Datum: 1999
Webseite: NCBI Bookshelf
Publisher: Lippincott-Raven

[s79] - https://pubmed.ncbi.nlm.nih.gov/17579656/
Autor: Simpson IA;Carruthers A;Vannucci SJ
Titel: Supply and demand in cerebral energy metabolism: the role of nutrient transporters
DOI: 10.1038/sj.jcbfm.9600521
Datum: 2007 Nov
Webseite: PubMed
Publisher: J Cereb Blood Flow Metab

[s80] - https://pmc.ncbi.nlm.nih.gov/articles/PMC4661798/

Autor:	Anna Falkowska, Izabela Gutowska, Marta Goschorska, Przemysław Nowacki, Dariusz Chlubek, Irena Baranowska-Bosiacka	**Titel:**	Energy Metabolism of the Brain, Including the Cooperation between Astrocytes and Neurons, Especially in the Context of Glycogen Metabolism
von:	Pomeranian Medical University	**DOI:**	10.3390/ijms161125939
Datum:	2015 Oct 29	**Webseite:**	PMC (PubMed Central)
Publisher:	International Journal of Molecular Sciences		

[s81] - https://pmc.ncbi.nlm.nih.gov/articles/PMC4651462/

Autor:	Andy R Eugene, Jolanta Masiak	**Titel:**	The Neuroprotective Aspects of Sleep
Datum:	2015 Mar	**Webseite:**	PubMed Central (PMC)
Publisher:	MEDtube science		

[s82] - https://pmc.ncbi.nlm.nih.gov/articles/PMC10605363/

Autor:	Corneliu Toader, Calin Petru Tataru, Ioan-Alexandru Florian, Razvan-Adrian Covache-Busuioc, Bogdan-Gabriel Bratu, Luca Andrei Glavan, Andrei Bordeianu, David-Ioan Dumitrascu, Alexandru Vlad Ciurea	**Titel:**	Cognitive Crescendo: How Music Shapes the Brain's Structure and Function
DOI:	10.3390/brainsci13101390	**Datum:**	2023 Sep 29
Webseite:	PubMed Central (PMC)	**Publisher:**	Brain Sciences

[s83] - https://pmc.ncbi.nlm.nih.gov/articles/PMC3411899/

Autor:	Sarah M Rothman, Kathleen J Griffioen, Ruiqian Wan, Mark P Mattson	**Titel:**	Brain-derived neurotrophic factor as a regulator of systemic and brain energy metabolism and cardiovascular health
von:	Laboratory of Neurosciences, National Institute on Aging Intramural Research Program, National Institutes of Health, Baltimore, Maryland	**DOI:**	10.1111/j.1749-6632.2012.06525.x
Datum:	2012 Apr 30	**Webseite:**	PubMed Central (PMC)
Publisher:	Annals of the New York Academy of Sciences		

[s84] - https://www.nia.nih.gov/health/brain-health/cognitive-health-and-older-adults

Titel:	Cognitive Health and Older Adults	**von:**	National Institute on Aging (NIA)
Webseite:	National Institute on Aging	**Publisher:**	National Institutes of Health (NIH)

[s85] - https://pmc.ncbi.nlm.nih.gov/articles/PMC4981537/

Autor:	Sarah E Cusick, Michael K Georgieff	**Titel:**	The Role of Nutrition in Brain Development: The Golden Opportunity of the "First 1000 Days"
von:	University of Minnesota School of Medicine	**DOI:**	10.1016/j.jpeds.2016.05.013
Datum:	2016 Jun 3	**Webseite:**	PubMed Central (PMC)
Publisher:	The Journal of pediatrics		

[s86] - https://pmc.ncbi.nlm.nih.gov/articles/PMC6045434/

Autor:	Michael K Georgieff, Sara E Ramel, Sarah E Cusick	**Titel:**	Nutritional Influences on Brain Development
von:	University of Minnesota Medical School	**DOI:**	10.1111/apa.14287
Datum:	2018 Mar 22	**Webseite:**	PubMed Central (PMC)
Publisher:	Acta paediatrica (Oslo, Norway : 1992)		

[s87] - https://pmc.ncbi.nlm.nih.gov/articles/PMC8839299/

Autor:	Marina Roberts, Terezie Tolar-Peterson, Abby Reynolds, Caitlin Wall, Nicole Reeder, Gina Rico Mendez	**Titel:**	The Effects of Nutritional Interventions on the Cognitive Development of Preschool-Age Children: A Systematic Review
von:	Mississippi State University; Social Science Research Center	**DOI:**	10.3390/nu14030532
Datum:	2022 Jan 26	**Webseite:**	PubMed Central (PMC)
Publisher:	Nutrients		

[s88] - https://pmc.ncbi.nlm.nih.gov/articles/PMC2805706/

Autor:	Fernando Gómez-Pinilla	**Titel:**	Brain foods: the effects of nutrients on brain function
von:	University of California at Los Angeles School of Medicine	**DOI:**	10.1038/nrn2421
Datum:	2008 Jul	**Webseite:**	PubMed Central (PMC)
Publisher:	Nature reviews. Neuroscience		

[s89] - https://pmc.ncbi.nlm.nih.gov/articles/PMC3900881/

Autor:	Philipp Mergenthaler, Ute Lindauer, Gerald A Dienel, Andreas Meisel	**Titel:**	Sugar for the brain: the role of glucose in physiological and pathological brain function
DOI:	10.1016/j.tins.2013.07.001	**Datum:**	2013 Aug 20
Webseite:	PubMed Central (PMC)	**Publisher:**	Trends in neurosciences

[s90] - https://pmc.ncbi.nlm.nih.gov/articles/PMC10526443/

Autor:	Roy A Poblete, Shelby Yaceczko, Raya Aliakbar, Pravesh Saini, Saman Hazany, Hannah Breit, Stan G Louie, Patrick D Lyden, Arthur Partikian	**Titel:**	Optimization of Nutrition after Brain Injury: Mechanistic and Therapeutic Considerations
DOI:	10.3390/biomedicines11092551	**Datum:**	2023 Sep 17
Webseite:	PubMed Central (PMC)		

[s91] - https://pmc.ncbi.nlm.nih.gov/articles/PMC10083484/

Autor:	Seema Puri, Majida Shaheen, Bhanvi Grover	**Titel:**	Nutrition and cognitive health: A life course approach
von:	Department of Food and Nutrition, Institute of Home Economics, University of Delhi, New Delhi, India	**DOI:**	10.3389/fpubh.2023.1023907
Datum:	2023 Mar 27	**Webseite:**	PubMed Central (PMC)
Publisher:	Frontiers in Public Health		

[s92] - https://pmc.ncbi.nlm.nih.gov/articles/PMC8321864/

Autor:	Kirsten Berding, Klara Vlckova, Wolfgang Marx, Harriet Schellekens, Catherine Stanton, Gerard Clarke, Felice Jacka, Timothy G Dinan, John F Cryan	**Titel:**	Diet and the Microbiota–Gut–Brain Axis: Sowing the Seeds of Good Mental Health
DOI:	10.1093/advances/nmaa181	**Datum:**	2021 Mar 9
Webseite:	PubMed Central (PMC)	**Publisher:**	Advances in Nutrition

[s93] - https://pmc.ncbi.nlm.nih.gov/articles/PMC10083484/

Autor:	Seema Puri, Majida Shaheen, Bhanvi Grover	**Titel:**	Nutrition and cognitive health: A life course approach
von:	University of Delhi	**DOI:**	10.3389/fpubh.2023.1023907
Datum:	2023 Mar 27	**Webseite:**	PubMed Central (PMC)
Publisher:	Frontiers in Public Health		

[s94] - https://pmc.ncbi.nlm.nih.gov/articles/PMC2805706/

Autor:	Fernando Gómez-Pinilla	**Titel:**	Brain foods: the effects of nutrients on brain function
von:	University of California at Los Angeles School of Medicine	**DOI:**	10.1038/nrn2421
Datum:	2008 Jul	**Webseite:**	PubMed Central (PMC)
Publisher:	Nature reviews. Neuroscience		

[s95] - https://pmc.ncbi.nlm.nih.gov/articles/PMC3258094/

Autor:	Fernando Gomez-Pinilla, Alexis G Gomez	**Titel:**	The Influence of Dietary Factors in Central Nervous System Plasticity and Injury Recovery
von:	University of California Los Angeles Brain Injury Research Center	**DOI:**	10.1016/j.pmrj.2011.03.001
Datum:	2011 Jun	**Webseite:**	PubMed Central (PMC)
Publisher:	PM & R : the journal of injury, function, and rehabilitation		

[s96] - https://pmc.ncbi.nlm.nih.gov/articles/PMC10843898/

Autor:	Aron K Barbey, Teresa A Davis	**Titel:**	Nutrition and the Brain – Exploring Pathways for Optimal Brain Health Through Nutrition: A Call for Papers
von:	National Library of Medicine (NLM)	**DOI:**	10.1016/j.tjnut.2023.10.026
Datum:	2023 Nov 2	**Webseite:**	PubMed Central (PMC)
Publisher:	The Journal of Nutrition		

[s97] - https://pmc.ncbi.nlm.nih.gov/articles/PMC2077351/

Autor:	Simon N Young	**Titel:**	How to increase serotonin in the human brain without drugs
von:	McGill University	**Datum:**	2007 Nov
Webseite:	PubMed Central (PMC)	**Publisher:**	Journal of Psychiatry & Neuroscience : JPN

[s98] - https://pmc.ncbi.nlm.nih.gov/articles/PMC4772032/

Autor:	David O Kennedy	**Titel:**	B Vitamins and the Brain: Mechanisms, Dose and Efficacy—A Review
von:	Brain, Performance and Nutrition Research Centre, Northumbria University	**DOI:**	10.3390/nu8020068
Datum:	2016 Jan 28	**Webseite:**	PubMed Central (PMC)
Publisher:	Nutrients		

[s99] - https://pmc.ncbi.nlm.nih.gov/articles/PMC9641984/

Autor:	Ibrahim M Dighriri, Abdalaziz M Alsubaie, Fatimah M Hakami, Dalal M Hamithi, Maryam M Alshekh, Fatimah A Khobrani, Fatimah E Dalak, Alanoud A Hakami, Efham H Alsueaadi, Laila S Alsaawi, Saad F Alshammari, Abdullah S Alqahtani, Ibrahim A Alawi, Amal A Aljuaid, Mohammed Q Tawhari	**Titel:**	Effects of Omega-3 Polyunsaturated Fatty Acids on Brain Functions: A Systematic Review
DOI:	10.7759/cureus.30091	**Datum:**	2022 Oct 9
Webseite:	PubMed Central (PMC)	**Publisher:**	Cureus

[s100] - https://pmc.ncbi.nlm.nih.gov/articles/PMC2805706/

Autor:	Fernando Gómez-Pinilla	**Titel:**	Brain foods: the effects of nutrients on brain function
von:	University of California at Los Angeles School of Medicine	**DOI:**	10.1038/nrn2421
Datum:	2008 Jul	**Webseite:**	PubMed Central (PMC)
Publisher:	Nature reviews. Neuroscience		

[s101] - https://pmc.ncbi.nlm.nih.gov/articles/PMC2475802/

Autor:	BJ Casey, Rebecca M Jones, Todd A Hare	**Titel:**	The Adolescent Brain
von:	Sackler Institute, Weill Medical College of Cornell University; California Institute of Technology	**DOI:**	10.1196/annals.1440.010
Datum:	2008 Mar	**Webseite:**	PubMed Central (PMC)
Publisher:	Annals of the New York Academy of Sciences		

[s102] - https://pmc.ncbi.nlm.nih.gov/articles/PMC3004979/

Autor:	Britta K Hölzel, James Carmody, Mark Vangel, Christina Congleton, Sita M Yerramsetti, Tim Gard, Sara W Lazar	**Titel:**	Mindfulness practice leads to increases in regional brain gray matter density
DOI:	10.1016/j.pscychresns.2010.08.006	**Datum:**	2010 Nov 10
Webseite:	PubMed Central (PMC)	**Publisher:**	Psychiatry research

[s103] - https://pmc.ncbi.nlm.nih.gov/articles/PMC9910279/

Autor:	Anna J Finley, Stacey M Schaefer	**Titel:**	Affective Neuroscience of Loneliness: Potential Mechanisms underlying the Association between Perceived Social Isolation, Health, and Well-Being
von:	Institute on Aging, University of Wisconsin-Madison	**DOI:**	10.20900/jpbs.20220011
Datum:	2022 Dec 26	**Webseite:**	PubMed Central (PMC)
Publisher:	Journal of psychiatry and brain science		

[s104] - https://pmc.ncbi.nlm.nih.gov/articles/PMC2799712/

Autor:	Frank Krueger, Aron K Barbey, Kevin McCabe, Maren Strenziok, Giovanna Zamboni, Jeffrey Solomon, Vanessa Raymont, Jordan Grafman	**Titel:**	The neural bases of key competencies of emotional intelligence
von:	National Institute of Neurological Disorders and Stroke, National Institutes of Health	**DOI:**	10.1073/pnas.0912568106
Datum:	2009 Dec 22	**Webseite:**	PubMed Central (PMC)
Publisher:	Proceedings of the National Academy of Sciences of the United States of America		

[s105] - https://pmc.ncbi.nlm.nih.gov/articles/PMC7181893/

Autor:	Marie Vandekerckhove, Yu-lin Wang	**Titel:**	Emotion, emotion regulation and sleep: An intimate relationship
DOI:	10.3934/Neuroscience.2018.1.1	**Datum:**	2017 Dec 1
Webseite:	PubMed Central (PMC)	**Publisher:**	AIMS Neuroscience

[s106] - https://pmc.ncbi.nlm.nih.gov/articles/PMC3679190/

Autor:	Shian-Ling Keng, Moria J Smoski, Clive J Robins	**Titel:**	Effects of Mindfulness on Psychological Health: A Review of Empirical Studies
DOI:	10.1016/j.cpr.2011.04.006	**Datum:**	2011 May 13
Webseite:	PubMed Central (PMC)		

[s107] - https://pmc.ncbi.nlm.nih.gov/articles/PMC2892678/

Autor:	Sara B Johnson, Robert W Blum, Jay N Giedd	**Titel:**	Adolescent Maturity and the Brain: The Promise and Pitfalls of Neuroscience Research in Adolescent Health Policy
DOI:	10.1016/j.jadohealth.2009.05.016	**Datum:**	2009 Sep
Webseite:	PubMed Central (PMC)	**Publisher:**	The Journal of adolescent health : official publication of the Society for Adolescent Medicine

[s108] - https://pmc.ncbi.nlm.nih.gov/articles/PMC8395748/

Autor:	Richard D Lane, Ryan Smith	**Titel:**	Levels of Emotional Awareness: Theory and Measurement of a Socio-Emotional Skill
DOI:	10.3390/jintelligence9030042	**Datum:**	2021 Aug 19
Webseite:	PubMed Central (PMC)	**Publisher:**	Journal of Intelligence

[s109] - https://pmc.ncbi.nlm.nih.gov/articles/PMC6756171/
Autor: Kara L Kerr, Erin L Ratliff, Kelly T Cosgrove, Jerzy Bodurka, Amanda Sheffield Morris, W Kyle Simmons
Titel: Parental Influences on Neural Mechanisms Underlying Emotion Regulation
DOI: 10.1016/j.tine.2019.100118
Datum: 2019 Jul 20
Webseite: PubMed Central (PMC)
Publisher: Trends in neuroscience and education

[s110] - https://pmc.ncbi.nlm.nih.gov/articles/PMC5807001/
Autor: J Hogeveen, C Salvi, J Grafman
Titel: 'Emotional Intelligence': Lessons from Lesions
DOI: 10.1016/j.tins.2016.08.007
Datum: 2016 Sep 17
Webseite: PubMed Central (PMC)
Publisher: Trends in neurosciences

[s111] - https://pmc.ncbi.nlm.nih.gov/articles/PMC6866307/
Autor: Song Wang, Yajun Zhao, Bochao Cheng, Xiuli Wang, Xun Yang, Taolin Chen, Xueling Suo, Qiyong Gong
Titel: The optimistic brain: Trait optimism mediates the influence of resting-state brain activity and connectivity on anxiety in late adolescence
von: Huaxi MR Research Center (HMRRC), Department of Radiology, West China Hospital of Sichuan University; Department of Psychoradiology, Chengdu Mental Health Center; School of Sociology and Psychology, Southwest Minzu University; Department of Radiology, West China Second University Hospital of Sichuan University; Department of Psychology, School of Public Administration, Sichuan University
DOI: 10.1002/hbm.24222
Datum: 2018 Jun 19
Webseite: PubMed Central (PMC)
Publisher: Human Brain Mapping

[s112] - https://pmc.ncbi.nlm.nih.gov/articles/PMC3491815/
Autor: Richard J Davidson, Bruce S McEwen
Titel: Social influences on neuroplasticity: Stress and interventions to promote well-being
DOI: 10.1038/nn.3093
Datum: 2012 Apr 15
Webseite: PubMed Central (PMC)
Publisher: Nature neuroscience

[s113] - https://pmc.ncbi.nlm.nih.gov/articles/PMC3679190/
Autor: Shian-Ling Keng, Moria J Smoski, Clive J Robins
Titel: Effects of Mindfulness on Psychological Health: A Review of Empirical Studies
von: PubMed Central (PMC)
DOI: 10.1016/j.cpr.2011.04.006
Datum: 2011 May 13
Webseite: PMC
Publisher: Clinical psychology review

[s114] - https://pmc.ncbi.nlm.nih.gov/articles/PMC4814782/
Autor: Christopher N Cascio, Matthew Brook O'Donnell, Francis J Tinney, Matthew D Lieberman, Shelley E Taylor, Victor J Strecher, Emily B Falk
Titel: Self-affirmation activates brain systems associated with self-related processing and reward and is reinforced by future orientation
DOI: 10.1093/scan/nsv136
Datum: 2015 Nov 5
Webseite: PubMed Central (PMC)
Publisher: Oxford University Press

[s115] - https://pmc.ncbi.nlm.nih.gov/articles/PMC2908186/
Autor: Eric L Garland, Barbara Fredrickson, Ann M Kring, David P Johnson, Piper S Meyer, David L Penn
Titel: Upward Spirals of Positive Emotions Counter Downward Spirals of Negativity: Insights from the Broaden-and-Build Theory and Affective Neuroscience on The Treatment of Emotion Dysfunctions and Deficits in Psychopathology
DOI: 10.1016/j.cpr.2010.03.002
Datum: 2010 Mar 12
Webseite: PubMed Central (PMC)

[s116] - https://pmc.ncbi.nlm.nih.gov/articles/PMC3679190/
Autor: Shian-Ling Keng, Moria J Smoski, Clive J Robins
Titel: Effects of Mindfulness on Psychological Health: A Review of Empirical Studies
DOI: 10.1016/j.cpr.2011.04.006
Datum: 2011 May 13
Webseite: PubMed Central (PMC)

[s117] - https://pmc.ncbi.nlm.nih.gov/articles/PMC2921311/
Autor: Fatih Ozbay, Douglas C Johnson, Eleni Dimoulas, CA Morgan, III, Dennis Charney, Steven Southwick
Titel: Social Support and Resilience to Stress: From Neurobiology to Clinical Practice
von: Yale University School of Medicine, National Center for PTSD, Clinical Neurosciences Division, VA Medical Center, Mount Sinai School of Medicine
Datum: 2007 May
Webseite: PubMed Central (PMC)
Publisher: Psychiatry (Edgmont)

[s118] - https://pmc.ncbi.nlm.nih.gov/articles/PMC7647439/
Autor: Zev Schuman-Olivier, Marcelo Trombka, David A Lovas, Judson A Brewer, David R Vago, Richa Gawande, Julie P Dunne, Sara W Lazar, Eric B Loucks, Carl Fulwiler
Titel: Mindfulness and Behavior Change
DOI: 10.1097/HRP.0000000000000277
Datum: 2020 Nov 6
Webseite: PMC (PubMed Central)

[s119] - https://pmc.ncbi.nlm.nih.gov/articles/PMC1361287/
Autor: Suzanne C Segerstrom, Gregory E Miller
Titel: Psychological Stress and the Human Immune System: A Meta-Analytic Study of 30 Years of Inquiry
DOI: 10.1037/0033-2909.130.4.601
Datum: 2004 Jul
Webseite: PubMed Central (PMC)
Publisher: Psychological bulletin

[s120] - https://pmc.ncbi.nlm.nih.gov/articles/PMC4449495/
Autor: Dariush DFARHUD, Maryam MALMIR, Mohammad KHANAHMADI
Titel: Happiness & Health: The Biological Factors- Systematic Review Article
Datum: 2014 Nov
Webseite: PubMed Central (PMC)
Publisher: Iranian Journal of Public Health

[s121] - https://pmc.ncbi.nlm.nih.gov/articles/PMC4814782/

Autor:	Christopher N Cascio, Matthew Brook O'Donnell, Francis J Tinney, Matthew D Lieberman, Shelley E Taylor, Victor J Strecher, Emily B Falk	**Titel:**	Self-affirmation activates brain systems associated with self-related processing and reward and is reinforced by future orientation
DOI:	10.1093/scan/nsv136	**Datum:**	2015 Nov 5
Webseite:	PubMed Central (PMC)	**Publisher:**	Social Cognitive and Affective Neuroscience

[s122] - https://pmc.ncbi.nlm.nih.gov/articles/PMC3086654/

Autor:	Elysa Jill Marco, Leighton Barett Nicholas Hinkley, Susanna Shan Hill, Srikantan Subramanian Nagarajan	**Titel:**	Sensory Processing in Autism: A Review of Neurophysiologic Findings
von:	University of California, San Francisco	**DOI:**	10.1203/PDR.0b013e3182130c54
Datum:	2011 May	**Webseite:**	PubMed Central (PMC)
Publisher:	Pediatric research		

[s123] - https://pmc.ncbi.nlm.nih.gov/articles/PMC6997554/

Autor:	Luigi Balasco, Giovanni Provenzano, Yuri Bozzi	**Titel:**	Sensory Abnormalities in Autism Spectrum Disorders: A Focus on the Tactile Domain, From Genetic Mouse Models to the Clinic
von:	Center for Mind/Brain Sciences (CIMeC), University of Trento, Rovereto, Italy; Department of Cellular, Computational and Integrative Biology (CIBIO), University of Trento, Trento, Italy; CNR Neuroscience Institute, Pisa, Italy	**DOI:**	10.3389/fpsyt.2019.01016
Datum:	2020 Jan 28	**Webseite:**	PubMed Central (PMC)
Publisher:	Frontiers in Psychiatry		

[s124] - https://pmc.ncbi.nlm.nih.gov/articles/PMC4730891/

Autor:	Sarah H Baum, Ryan A Stevenson, Mark T Wallace	**Titel:**	Behavioral, Perceptual, and Neural Alterations in Sensory and Multisensory Function in Autism Spectrum Disorder
von:	Vanderbilt University, University of Toronto	**DOI:**	10.1016/j.pneurobio.2015.09.007
Datum:	2015 Oct 9	**Webseite:**	PubMed Central (PMC)
Publisher:	Progress in neurobiology		

[s125] - https://pmc.ncbi.nlm.nih.gov/articles/PMC3010743/

Autor:	Kamila Markram, Henry Markram	**Titel:**	The Intense World Theory – A Unifying Theory of the Neurobiology of Autism
von:	Ecole Polytechnique Fédérale de Lausanne	**DOI:**	10.3389/fnhum.2010.00224
Datum:	2010 Dec 21	**Webseite:**	PubMed Central (PMC)
Publisher:	Frontiers in Human Neuroscience		

[s126] - https://pmc.ncbi.nlm.nih.gov/articles/PMC5832686/

Autor:	Bianca Acevedo, Elaine Aron, Sarah Pospos, Dana Jessen	**Titel:**	The functional highly sensitive brain: a review of the brain circuits underlying sensory processing sensitivity and seemingly related disorders
von:	University of California, Santa Barbara; Stony Brook University	**DOI:**	10.1098/rstb.2017.0161
Datum:	2018 Feb 26	**Webseite:**	PubMed Central (PMC)
Publisher:	Philosophical Transactions of the Royal Society B: Biological Sciences		

[s127] - https://pmc.ncbi.nlm.nih.gov/articles/PMC10209352/

Autor:	Patrick Dwyer, Svjetlana Vukusic, Zachary J Williams, Clifford D Saron, Susan M Rivera	**Titel:**	"Neural Noise" in Auditory Responses in Young Autistic and Neurotypical Children
DOI:	10.1007/s10803-022-05797-4	**Datum:**	2022 Nov 25
Webseite:	PubMed Central (PMC)	**Publisher:**	Springer Open

[s128] - https://pmc.ncbi.nlm.nih.gov/articles/PMC4163495/

Autor:	Katherine Sullivan, Wendy L Stone, Geraldine Dawson	**Titel:**	Potential neural mechanisms underlying the effectiveness of early intervention for children with autism spectrum disorder
von:	University of Washington, Duke University	**DOI:**	10.1016/j.ridd.2014.07.027
Datum:	2014 Aug 8	**Webseite:**	PubMed Central (PMC)
Publisher:	Research in developmental disabilities		

[s129] - https://pmc.ncbi.nlm.nih.gov/articles/PMC3086654/

Autor:	Elysa Jill Marco, Leighton Barett Nicholas Hinkley, Susanna Shan Hill, Srikantan Subramanian Nagarajan	**Titel:**	Sensory Processing in Autism: A Review of Neurophysiologic Findings
von:	University of California, San Francisco	**DOI:**	10.1203/PDR.0b013e3182130c54
Datum:	2011 May	**Webseite:**	PubMed Central (PMC)
Publisher:	Pediatric research		

[s130] - https://pmc.ncbi.nlm.nih.gov/articles/PMC3010743/

Autor:	Kamila Markram, Henry Markram	**Titel:**	The Intense World Theory – A Unifying Theory of the Neurobiology of Autism
DOI:	10.3389/fnhum.2010.00224	**Datum:**	2010 Dec 21
Webseite:	PubMed Central (PMC)	**Publisher:**	Frontiers in Human Neuroscience

[s131] - https://pmc.ncbi.nlm.nih.gov/articles/PMC9688360/

Autor:	Gerry Leisman	**Titel:**	On the Application of Developmental Cognitive Neuroscience in Educational Environments
DOI:	10.3390/brainsci12111501	**Datum:**	2022 Nov 4
Webseite:	PubMed Central (PMC)	**Publisher:**	Brain Sciences

[s132] - https://pmc.ncbi.nlm.nih.gov/articles/PMC2077351/

Autor:	Simon N Young	**Titel:**	How to increase serotonin in the human brain without drugs
von:	McGill University	**Datum:**	2007 Nov
Webseite:	PubMed Central (PMC)	**Publisher:**	Journal of Psychiatry & Neuroscience : JPN

[s133] - https://pmc.ncbi.nlm.nih.gov/articles/PMC2805706/

Autor:	Fernando Gómez-Pinilla	**Titel:**	Brain foods: the effects of nutrients on brain function
von:	University of California at Los Angeles School of Medicine	**DOI:**	10.1038/nrn2421
Datum:	2008 Jul	**Webseite:**	PubMed Central (PMC)
Publisher:	Nature reviews. Neuroscience		

[s134] - https://pmc.ncbi.nlm.nih.gov/articles/PMC5459260/

Autor:	Melinda T Owens, Kimberly D Tanner	**Titel:**	Teaching as Brain Changing: Exploring Connections between Neuroscience and Innovative Teaching
von:	Science Education Partnership and Assessment Laboratory, San Francisco State University	**DOI:**	10.1187/cbe.17-01-0005
Datum:	2017 Summer	**Webseite:**	PubMed Central (PMC)
Publisher:	CBE Life Sciences Education		

[s135] - https://pmc.ncbi.nlm.nih.gov/articles/PMC9775149/

Autor:	Hagar Goldberg	**Titel:**	Growing Brains, Nurturing Minds—Neuroscience as an Educational Tool to Support Students' Development as Life-Long Learners
von:	University of British Columbia	**DOI:**	10.3390/brainsci12121622
Datum:	2022 Nov 26	**Webseite:**	PubMed Central (PMC)
Publisher:	Brain Sciences		

[s136] - https://pmc.ncbi.nlm.nih.gov/articles/PMC10410470/

Autor:	Sruthi Sridhar; Abdulrahman Khamaj; Manish Kumar Asthana	**Titel:**	Cognitive neuroscience perspective on memory: overview and summary
DOI:	10.3389/fnhum.2023.1217093	**Datum:**	2023 Jul 26
Webseite:	PubMed Central (PMC)	**Publisher:**	Frontiers in Human Neuroscience

[s137] - https://pmc.ncbi.nlm.nih.gov/articles/PMC3004979/

Autor:	Britta K Hölzel, James Carmody, Mark Vangel, Christina Congleton, Sita M Yerramsetti, Tim Gard, Sara W Lazar	**Titel:**	Mindfulness practice leads to increases in regional brain gray matter density
von:	Massachusetts General Hospital, Harvard Medical School, Boston, MA, USA; Bender Institute for Neuroimaging, Justus Liebig Universität Giessen, Germany; University of Massachusetts Medical School, Worcester, MA, USA	**DOI:**	10.1016/j.pscychresns.2010.08.006
Datum:	2010 Nov 10	**Webseite:**	PubMed Central (PMC)
Publisher:	Psychiatry research		

[s138] - https://www.nia.nih.gov/health/brain-health/cognitive-health-and-older-adults

Titel:	Cognitive Health and Older Adults	**von:**	National Institute on Aging
Webseite:	National Institute on Aging	**Publisher:**	National Institute of Health

[s139] - https://pmc.ncbi.nlm.nih.gov/articles/PMC2896818/

Autor:	C S Green, D Bavelier	**Titel:**	Exercising Your Brain: A Review of Human Brain Plasticity and Training-Induced Learning
von:	University of Minnesota, University of Rochester	**DOI:**	10.1037/a0014345
Datum:	2008 Dec	**Webseite:**	PubMed Central (PMC)
Publisher:	American Psychological Association		

[s140] - https://pmc.ncbi.nlm.nih.gov/articles/PMC7366948/

Autor:	Gary W Small, Jooyeon Lee, Aaron Kaufman, Jason Jalil, Prabha Siddarth, Himaja Gaddipati, Teena D Moody, Susan Y Bookheimer	**Titel:**	Brain health consequences of digital technology use
DOI:	10.31887/DCNS.2020.22.2/gsmall	**Datum:**	2020 Jun
Webseite:	PubMed Central (PMC)	**Publisher:**	Dialogues in Clinical Neuroscience

[s141] - https://pmc.ncbi.nlm.nih.gov/articles/PMC5926798/

Autor:	David A Raichlen, Gene E Alexander	**Titel:**	Adaptive Capacity: An evolutionary-neuroscience model linking exercise, cognition, and brain health
von:	University of Arizona, Arizona Alzheimer's Consortium	**DOI:**	10.1016/j.tins.2017.05.001
Datum:	2017 Jun 10	**Webseite:**	PubMed Central (PMC)
Publisher:	Trends in neurosciences		

[s142] - https://pmc.ncbi.nlm.nih.gov/articles/PMC3004979/

Autor:	Britta K Hölzel, James Carmody, Mark Vangel, Christina Congleton, Sita M Yerramsetti, Tim Gard, Sara W Lazar	**Titel:**	Mindfulness practice leads to increases in regional brain gray matter density
DOI:	10.1016/j.pscychresns.2010.08.006	**Datum:**	2010 Nov 10
Webseite:	PubMed Central (PMC)	**Publisher:**	Psychiatry research

[s143] - https://pmc.ncbi.nlm.nih.gov/articles/PMC3335430/

Autor:	Richard L Bryck, Philip A Fisher	**Titel:**	Training the Brain: Practical Applications of Neural Plasticity From the Intersection of Cognitive Neuroscience, Developmental Psychology, and Prevention Science
von:	University of Oregon and Oregon Social Learning Center	**DOI:**	10.1037/a0024657
Datum:	2011 Jul 25	**Webseite:**	PubMed Central (PMC)
Publisher:	The American Psychologist		

[s144] - https://pmc.ncbi.nlm.nih.gov/articles/PMC7366948/

Autor:	Gary W Small, Jooyeon Lee, Aaron Kaufman, Jason Jalil, Prabha Siddarth, Himaja Gaddipati, Teena D Moody, Susan Y Bookheimer	**Titel:**	Brain health consequences of digital technology use
von:	Department of Psychiatry and Biobehavioral Sciences and Semel Institute for Neuroscience and Human Behavior, the UCLA Longevity Center, David Geffen School of Medicine at the University of California, Los Angeles, California, US	**DOI:**	10.31887/DCNS.2020.22.2/gsmall
Datum:	2020 Jun	**Webseite:**	PubMed Central (PMC)
Publisher:	Dialogues in Clinical Neuroscience		

[s145] - https://pmc.ncbi.nlm.nih.gov/articles/PMC3622463/

Autor:	Denise C Park, Gérard N Bischof	**Titel:**	The aging mind: neuroplasticity in response to cognitive training
von:	The Center for Vital Longevity, School of Brain and Behavioral Sciences, University of Texas at Dallas, Texas, USA	**DOI:**	10.31887/DCNS.2013.15.1/dpark
Datum:	2013 Mar	**Webseite:**	PubMed Central (PMC)
Publisher:	Dialogues in Clinical Neuroscience		

[s146] - https://pmc.ncbi.nlm.nih.gov/articles/PMC3445739/

Autor:	DM Curlik, 2nd; TJ Shors	**Titel:**	Training your brain: Do mental and physical (MAP) training enhance cognition through the process of neurogenesis in the hippocampus?
von:	Rutgers University	**DOI:**	10.1016/j.neuropharm.2012.07.027
Datum:	2012 Aug 5	**Webseite:**	PubMed Central (PMC)
Publisher:	Neuropharmacology		

[s147] - https://pmc.ncbi.nlm.nih.gov/articles/PMC6429408/

Autor:	Martin Dresler, Anders Sandberg, Christoph Bublitz, Kathrin Ohla, Carlos Trenado, Aleksandra Mroczko-Wąsowicz, Simone Kühn, Dimitris Repantis	**Titel:**	Hacking the Brain: Dimensions of Cognitive Enhancement
DOI:	10.1021/acschemneuro.8b00571	**Datum:**	2018 Dec 14
Webseite:	PubMed Central (PMC)	**Publisher:**	ACS Chemical Neuroscience

[s148] - https://www.nia.nih.gov/health/brain-health/cognitive-health-and-older-adults

Titel:	Cognitive Health and Older Adults	**von:**	National Institute on Aging (NIA)
Webseite:	National Institute on Aging	**Publisher:**	National Institutes of Health (NIH)

[s149] - https://pmc.ncbi.nlm.nih.gov/articles/PMC2896818/

Autor:	C S Green, D Bavelier	**Titel:**	Exercising Your Brain: A Review of Human Brain Plasticity and Training-Induced Learning
von:	University of Minnesota, University of Rochester	**DOI:**	10.1037/a0014345
Datum:	2008 Dec	**Webseite:**	PubMed Central (PMC)

[s150] - https://pmc.ncbi.nlm.nih.gov/articles/PMC7366947/

Autor:	Margret R Hoehe, Florence Thibaut	**Titel:**	Going digital: how technology use may influence human brains and behavior
von:	National Center for Biotechnology Information (NCBI)	**DOI:**	10.31887/DCNS.2020.22.2/mhoehe
Datum:	2020 Jun	**Webseite:**	PubMed Central (PMC)
Publisher:	Dialogues in Clinical Neuroscience		

[s151] - https://pmc.ncbi.nlm.nih.gov/articles/PMC7366944/

Autor:	Martin Korte	**Titel:**	The impact of the digital revolution on human brain and behavior: where do we stand?
von:	Department of Cellular Neurobiology, Zoological Institute, TU Braunschweig, Germany; Helmholtz Centre for Infection Research, Neuroinflammation and Neurodegeneration Group, Braunschweig, Germany	**DOI:**	10.31887/DCNS.2020.22.2/mkorte
Datum:	2020 Jun	**Webseite:**	PubMed Central (PMC)
Publisher:	Dialogues in Clinical Neuroscience		

[s152] - https://pmc.ncbi.nlm.nih.gov/articles/PMC7075496/

Autor:	Kevin P Madore, Anthony D Wagner	**Titel:**	Multicosts of Multitasking
von:	National Center for Biotechnology Information (NCBI)	**Datum:**	2019 Apr 1
Webseite:	PubMed Central (PMC)	**Publisher:**	Cerebrum: the Dana Forum on Brain Science

[s153] - https://pmc.ncbi.nlm.nih.gov/articles/PMC6176627/

Autor:	Melina R Uncapher, Anthony D Wagner	**Titel:**	Minds and brains of media multitaskers: Current findings and future directions
DOI:	10.1073/pnas.1611612115	**Datum:**	2018 Oct 1
Webseite:	PubMed Central (PMC)	**Publisher:**	Proceedings of the National Academy of Sciences of the United States of America

[s154] - https://pmc.ncbi.nlm.nih.gov/articles/PMC7366948/

Autor:	Gary W Small, Jooyeon Lee, Aaron Kaufman, Jason Jalil, Prabha Siddarth, Himaja Gaddipati, Teena D Moody, Susan Y Bookheimer	**Titel:**	Brain health consequences of digital technology use
von:	Department of Psychiatry and Biobehavioral Sciences and Semel Institute for Neuroscience and Human Behavior, the UCLA Longevity Center, David Geffen School of Medicine at the University of California, Los Angeles, California, US	**DOI:**	10.31887/DCNS.2020.22.2/gsmall
Datum:	2020 Jun	**Webseite:**	PubMed Central (PMC)
Publisher:	Dialogues in Clinical Neuroscience		

[s155] - https://pmc.ncbi.nlm.nih.gov/articles/PMC10504808/
Autor: Ido Hartogsohn, Amir Vudka **Titel:** Technology and addiction: What drugs can teach us about digital media
von: Bar Ilan University, Amsterdam University **DOI:** 10.1177/13634615221105116
Datum: 2022 Jul 7 **Webseite:** PubMed Central (PMC)
Publisher: Transcultural Psychiatry

[s156] - https://pmc.ncbi.nlm.nih.gov/articles/PMC6430174/
Autor: Jason M Lodge, William J Harrison **Titel:** The Role of Attention in Learning in the Digital Age
Datum: 2019 Mar 25 **Webseite:** PubMed Central (PMC)
Publisher: The Yale Journal of Biology and Medicine

[s157] - https://pmc.ncbi.nlm.nih.gov/articles/PMC7075496/
Autor: Kevin P Madore, Anthony D Wagner **Titel:** Multicosts of Multitasking
Datum: 2019 Apr 1 **Webseite:** PubMed Central (PMC)
Publisher: Cerebrum: the Dana Forum on Brain Science

[s158] - https://pmc.ncbi.nlm.nih.gov/articles/PMC6430174/
Autor: Jason M Lodge, William J Harrison **Titel:** The Role of Attention in Learning in the Digital Age
von: PubMed Central (PMC) **Datum:** 2019 Mar 25
Webseite: PMC **Publisher:** The Yale Journal of Biology and Medicine

---

[s159] - https://pmc.ncbi.nlm.nih.gov/articles/PMC7366948/
Autor: Gary W Small, Jooyeon Lee, Aaron Kaufman, Jason Jalil, Prabha Siddarth, Himaja Gaddipati, Teena D Moody, Susan Y Bookheimer **Titel:** Brain health consequences of digital technology use
DOI: 10.31887/DCNS.2020.22.2/gsmall **Datum:** 2020 Jun
Webseite: PubMed Central (PMC) **Publisher:** Dialogues in Clinical Neuroscience

---

Bild-Quellen

Die nicht aufgelisteten Bilder stammen entweder aus eigener Erstellung oder wurden mit entsprechender Lizenz erworben. Für diese Bilder sind alle Rechte vorbehalten.

Für alle anderen, hier aufgelisteten Bilder gilt:
Keines der Bilder wurde verändert, lediglich die Auflösung wurde angepasst. In der eBook-Version wurden die Bilder zu nummerierten Collagen zusammengestellt. Alle Bilder unterliegen weiterhin ihrer ursprünglichen Lizenz und werden gemäß ihrer jeweiligen Lizenzbestimmungen verwendet. Sollten Sie Fehler bei der Zuordnung oder andere Unstimmigkeiten entdecken, kontaktieren Sie uns bitte.

Datum der finalen Bildprüfung: 2025-02-06.

Verwendete Lizenz

CC0 http://creativecommons.org/publicdomain/zero/1.0/deed.en

Bildnachweise

[i1] - 001_001_002_image_axon.jpeg
https://upload.wikimedia.org/wikipedia/commons/1/19/Giant_Axon_of_Squid_%2814356033761%29.jpg

Date:	2014-06-06	**von:**	Netha Hussain
Künstler:	NIH History Office	**License:**	Public domain

[i2] - 001_001_002_image_elektronenmikroskop.jpeg
https://upload.wikimedia.org/wikipedia/commons/f/f9/Flea_Scanning_Electron_Micrograph_False_Color.jpg

Date:	2009-08-04	**von:**	Raeky
Künstler:	CDC/Janice Haney Carr	**License:**	Public domain

[i3] - 001_001_003_image_creb.jpeg
https://upload.wikimedia.org/wikipedia/commons/4/40/PDB_3dwy_EBI.png

Date:	2009-06-17	**von:**	DonabelSDSU.bot
Künstler:	European Bioinformatics Institute	**License:**	Public domain

[i4] - 001_001_003_image_enzyme.jpeg
https://upload.wikimedia.org/wikipedia/commons/1/1c/TPI1_structure.png

Date:	2008-02-27	**von:**	AzaToth
Künstler:	Aza	**License:**	Public domain

[i5] - 001_001_003_image_gaba.jpeg
https://upload.wikimedia.org/wikipedia/commons/5/55/GABA_3D_ball.png

Date:	2011-07-24	**von:**	Jynto
License:	CC0		

[i6] - 001_002_001_image_amygdala.jpeg
https://upload.wikimedia.org/wikipedia/commons/9/9d/Amygdala_position.png

Date:	2008-01-16	**von:**	Gustavocarra
Künstler:	Unknown authorUnknown author	**License:**	Public domain

[i7] - 001_002_002_image_parietallappen.jpeg
https://upload.wikimedia.org/wikipedia/commons/c/cf/Gross_pathology_of_an_old_cerebral_stroke.jpg

Date:	2021-05-27	**von:**	Mikael Häggström
License:	CC0		

[i8] - 001_002_003_image_anteriore_insula.jpeg
https://upload.wikimedia.org/wikipedia/commons/f/fa/Insular_cortex_of_human_brain_%28left_hemisphere%29.jpg

Date:	2010-10-17	**von:**	KristenLindquist
License:	CC0		

[i9] - 001_003_001_image_elektroenzephalographie.jpeg
https://upload.wikimedia.org/wikipedia/commons/b/bf/EEG_cap.jpg

Date:	12 June 2010	**von:**	Mark viking
Künstler:	Thuglas	**License:**	Public domain

[i10] - 001_003_001_image_magnetoenzephalographie.jpeg
https://upload.wikimedia.org/wikipedia/commons/e/e6/NIMH_MEG.jpg

Date:	2009-06-30	**von:**	Oaktree b
Künstler:	Unknown NIMH author	**License:**	Public domain

[i11] - 001_003_001_image_magnetresonanztomographie.jpeg
https://upload.wikimedia.org/wikipedia/commons/8/87/Functional_magnetic_resonance_imaging.jpg

Date:	2004-03-08	**von:**	Superborsuk
Künstler:	Washington irving	**License:**	Public domain

[i12] - 001_003_001_image_positronenemissionstomographie.jpeg
https://upload.wikimedia.org/wikipedia/commons/2/2a/Pet_scan_of_brain_tumor.jpg

Date:	unbekannt	**von:**	Fæ
Künstler:	Unknown photographer	**License:**	Public domain

[i13] - 001_003_002_image_gehirncomputerschnittstellen.jpeg
https://upload.wikimedia.org/wikipedia/commons/4/42/Brain-computer_interface_%28BCI%29_system.jpg

Date:	2014-09-18	**von:**	HgDeviasse
Künstler:	https://www.nlm.nih.gov/medlineplus/magazine/issues/summer07/articles/summer07pg20-21.html	**License:**	Public domain

[i14] - 001_003_002_image_neuroplastizitaet.jpeg
https://upload.wikimedia.org/wikipedia/commons/d/de/Neuroplasticity.jpg

Date:	2020-11-11	**von:**	Neuroscience49
Künstler:	Lauren Moriarty	**License:**	CC0

[i15] - 001_003_002_image_repetitive_transkranielle_magnetstimulation.jpeg
https://upload.wikimedia.org/wikipedia/commons/6/67/Transcranial_magnetic_stimulation.jpg

Date:	2009-08-11	**von:**	Was a bee
Künstler:	Eric Wassermann, M.D.	**License:**	Public domain

[i16] - 001_003_003_image_neurophysiologe.jpeg
https://upload.wikimedia.org/wikipedia/commons/9/98/John_Bates_Thurston_%281836%E2%80%931897%29.png

Date:	1895-05-22	**von:**	Nick Number
Künstler:	Unknown authorUnknown author	**License:**	Public domain

[i17] - 001_003_003_image_neurofeedback.jpeg
https://upload.wikimedia.org/wikipedia/commons/f/fb/EEG_early_studies_edited.jpg

Date:	2022-04-23	**von:**	Ras67
Künstler:	D Smith	**License:**	Public domain

[i18] - 001_003_003_image_artefakt_eeg.jpeg
https://upload.wikimedia.org/wikipedia/commons/5/5e/Sleep_EEG_REM.png

Date:	19 September 2005	**von:**	OgreBot
Künstler:	MrSandman	**License:**	Public domain

[i19] - 002_001_001_image_neurale_vorlaeuferzelle.jpeg
https://upload.wikimedia.org/wikipedia/commons/d/d5/Nanoparticles_in_a_Neural_Cell_%2816017132266%29.jpg

Date:	2014-12-01	**von:**	Vanished Account Byeznhpyxeuztibuo
Künstler:	National Institute of Standards and Technology	**License:**	Public domain

[i20] - 002_003_001_image_dopamin.jpeg
https://upload.wikimedia.org/wikipedia/commons/d/d1/Dopamine-3D-struct.png

Date:	22 September 2009	**von:**	File Upload Bot (Magnus Manske)
Künstler:	Chemgirl131	**License:**	Public domain

[i21] - 002_003_001_image_neurogenese.jpeg
https://upload.wikimedia.org/wikipedia/commons/8/82/Multifunctional_non-histone_chromatin_protein_PC4_is_critical_for_genome_organization_and_neurogenesis.png

Date:	2006-09-18	**von:**	Yeeshushrm123
Künstler:	Tapas Kumar kundu	**License:**	CC0

[i22] - 003_001_003_image_botulinumtoxin.jpeg
https://upload.wikimedia.org/wikipedia/commons/6/63/Botulinum_A1_6DKK.png

Date:	2020-04-09	**von:**	5-HT2AR
License:	CC0		

[i23] - 003_001_003_image_orthese.jpeg
https://upload.wikimedia.org/wikipedia/commons/2/27/Custom_ankle-foot_orthotic.png

Date:	2024-06-06	**von:**	Whoisjohngalt
License:	CC0		

[i24] - 003_001_003_image_schlaganfall.jpeg
https://upload.wikimedia.org/wikipedia/commons/7/74/Histopathology_of_ischemic_stroke_of_the_thalamus_at_approximately_24_hours.jpg

Date:	2021-04-15	**von:**	Mikael Häggström
License:	CC0		

[i25] - 003_002_001_image_astrozyt.jpeg
https://upload.wikimedia.org/wikipedia/commons/2/29/Astrocyte_Green1.jpg

Date:	1990-06-01	**von:**	Dantecat
License:	Public domain		

[i26] - 003_002_003_image_schlafarchitektur.jpeg
https://upload.wikimedia.org/wikipedia/commons/3/3a/A_child_sleeping.jpg

Date:	2007-04-23	**von:**	Alessandro Zangrilli
License:	Public domain		

[i27] - 003_002_003_image_glymphatisches_system.jpeg
https://upload.wikimedia.org/wikipedia/commons/4/43/Astrocytes.jpg

Date:	10/1/12	**von:**	Jacopo Werther
Künstler:	Jeffery J. Iliff	**License:**	Public domain

[i28] - 003_003_002_image_bluthirnschranke.jpeg
https://upload.wikimedia.org/wikipedia/commons/3/39/Unctional_complex_and_pinocytotic_vesicles_-_embryonic_brain_-_TEM.jpg

Date:	2006-11-02	**von:**	Patho
Künstler:	Louisa Howard, Miguel Marin-Padilla	**License:**	Public domain

[i29] - 003_003_003_image_neuronale_regeneration.jpeg
https://upload.wikimedia.org/wikipedia/commons/5/5c/Polina_Anikeeva_for_National_Science_Foundation.jpg

Date:	2016-02-29	**von:**	GRuban
Künstler:	Credit: National Science Foundation	**License:**	Public domain

[i30] - 004_001_001_image_posterior_cingulaerer_kortex.jpeg
https://upload.wikimedia.org/wikipedia/commons/d/de/MRI_posterior_cingulate.png

Date:	2011-09-08	**von:**	Jul059
Künstler:	Geoff B Hall	**License:**	CC0

[i31] - 004_001_002_image_metakognition.jpeg
https://upload.wikimedia.org/wikipedia/commons/d/d8/Open_head_with_letters.jpg

Date:	19th	**von:**	Anvilaquarius
Künstler:	Unknown authorUnknown author	**License:**	Public domain

[i32] - 004_001_003_image_achtsamkeit.jpeg
https://upload.wikimedia.org/wikipedia/commons/c/c1/School_children_meditating.jpg

Date:	2014-10-13	**von:**	Farang Rak Tham
Künstler:	Kochphon (Honey) Onshawee	**License:**	CC0

[i33] - 004_001_003_image_perspektivuebernahme.jpeg
https://upload.wikimedia.org/wikipedia/commons/b/b9/Taking_a_new_perspective_to_the_CN_Tower_%28Unsplash%29.jpg

Date:	2017-01-31	**von:**	Fæ
Künstler:	alx_andru	**License:**	CC0

[i34] - 004_002_001_image_orbitofrontaler_kortex.jpeg
https://upload.wikimedia.org/wikipedia/commons/f/f6/MRI_of_orbitofrontal_cortex.jpg

Date:	2006-03-08	**von:**	Choms
Künstler:	talk	**License:**	Public domain

[i35] - 004_002_002_image_cortisol.jpeg
https://upload.wikimedia.org/wikipedia/commons/0/06/Cortisol-3D-spacefill.png

Date:	2011-03-12	**von:**	Jynto
License:	CC0		

[i36] - 004_002_002_image_dhea.jpeg
https://upload.wikimedia.org/wikipedia/commons/e/e3/Dehydroepiandrosterone_molecule_ball.png

Date:	2018-03-25	**von:**	Jynto
License:	CC0		

[i37] - 004_002_002_image_selbstmitgefuehl.jpeg
https://upload.wikimedia.org/wikipedia/commons/f/f3/Compassion_Nederland.jpg

Date:	2015-06-28	**von:**	Apdency
License:	CC0		

[i38] - 004_002_003_image_belohnungszentrum.jpeg
https://upload.wikimedia.org/wikipedia/commons/9/9a/Okihide_Hikosaka_DSC_8070.jpg

Date:	2019	**von:**	Oaktree b
Künstler:	Unknown authorUnknown author	**License:**	Public domain

[i39] - 004_003_002_image_gehirn.jpeg
https://upload.wikimedia.org/wikipedia/commons/5/50/Computed_tomography_of_human_brain_-_large.png

Date:	Uploaded	**von:**	Shashi.
Künstler:	Mikael Häggström	**License:**	CC0

[i40] - 004_003_003_image_laermschutzkopfhoerer.jpeg
https://upload.wikimedia.org/wikipedia/commons/f/fd/Bose_QC2_in_Case_1.jpg

Date:	12 August 2005	**von:**	File Upload Bot (Magnus Manske)
Künstler:	Mark Kim	**License:**	Public domain

[i41] - 004_003_003_image_neokortex.jpeg
https://upload.wikimedia.org/wikipedia/commons/6/67/Neocortex-thalamus-brainstem.jpg

Date:	2005-11-30	**von:**	U3116429
Künstler:	John A Beal, PhD Dep't. of Cellular Biology & Anatomy, Louisiana State University Health Sciences Center Shreveport	**License:**	CC0

[i42] - 004_003_003_image_yoga.jpeg
https://upload.wikimedia.org/wikipedia/commons/2/20/Yoga_Room_-_11_RAW-Export_%28Sergej_Majboroda_via_Poly_Haven%29.png

Date:	08.3.2023	**von:**	PantheraLeo1359531
Künstler:	https://polyhaven.com/all?a=Sergej%20Majboroda	**License:**	CC0

[i43] - 005_001_002_image_hippocampus.jpeg
https://upload.wikimedia.org/wikipedia/commons/c/c9/Hippocampus-mri.jpg

Date:	2006-05-31	**von:**	Mfirbank
Künstler:	Michael Firbank	**License:**	Public domain

[i44] - 005_002_003_image_kognitive_funktionen.jpeg
https://upload.wikimedia.org/wikipedia/commons/c/c9/Cognitive_Performance_%288638274%29.jpg

Date:	Taken	**von:**	OptimusPrimeBot
Künstler:	Nathan Baker	**License:**	Public domain

[i45] - 005_002_003_image_kognitives_training.jpeg
https://upload.wikimedia.org/wikipedia/commons/4/4f/Cognitive_Performance_%288638272%29.jpg

Date:	Taken	**von:**	OptimusPrimeBot
Künstler:	Nathan Baker	**License:**	Public domain

[i46] - 005_003_001_image_weisse_substanz.jpeg
https://upload.wikimedia.org/wikipedia/commons/b/be/Histopathology_of_brain_sand_%28corpus_arenaceum%29_in_cerebral_white_matter.jpg

Date:	2021-03-30	**von:**	Mikael Häggström
License:	CC0		

[i47] - 005_003_003_image_intervention.jpeg
https://upload.wikimedia.org/wikipedia/commons/8/82/White_Matter_Lesions_%2848601156232%29.jpg

Date:	2019-08-08	**von:**	Ser Amantio di Nicolao
Künstler:	NIH Image Gallery	**License:**	Public domain

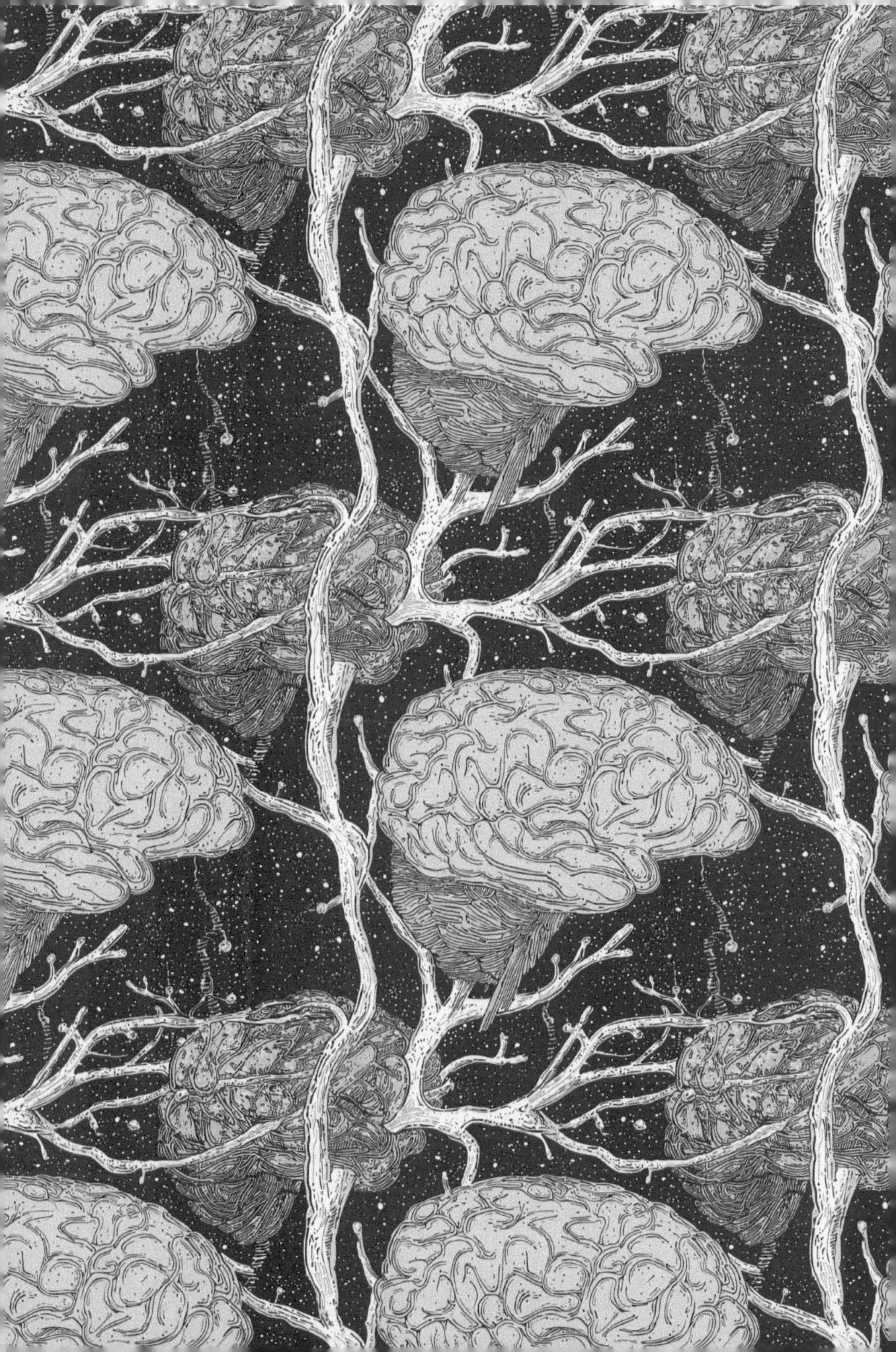

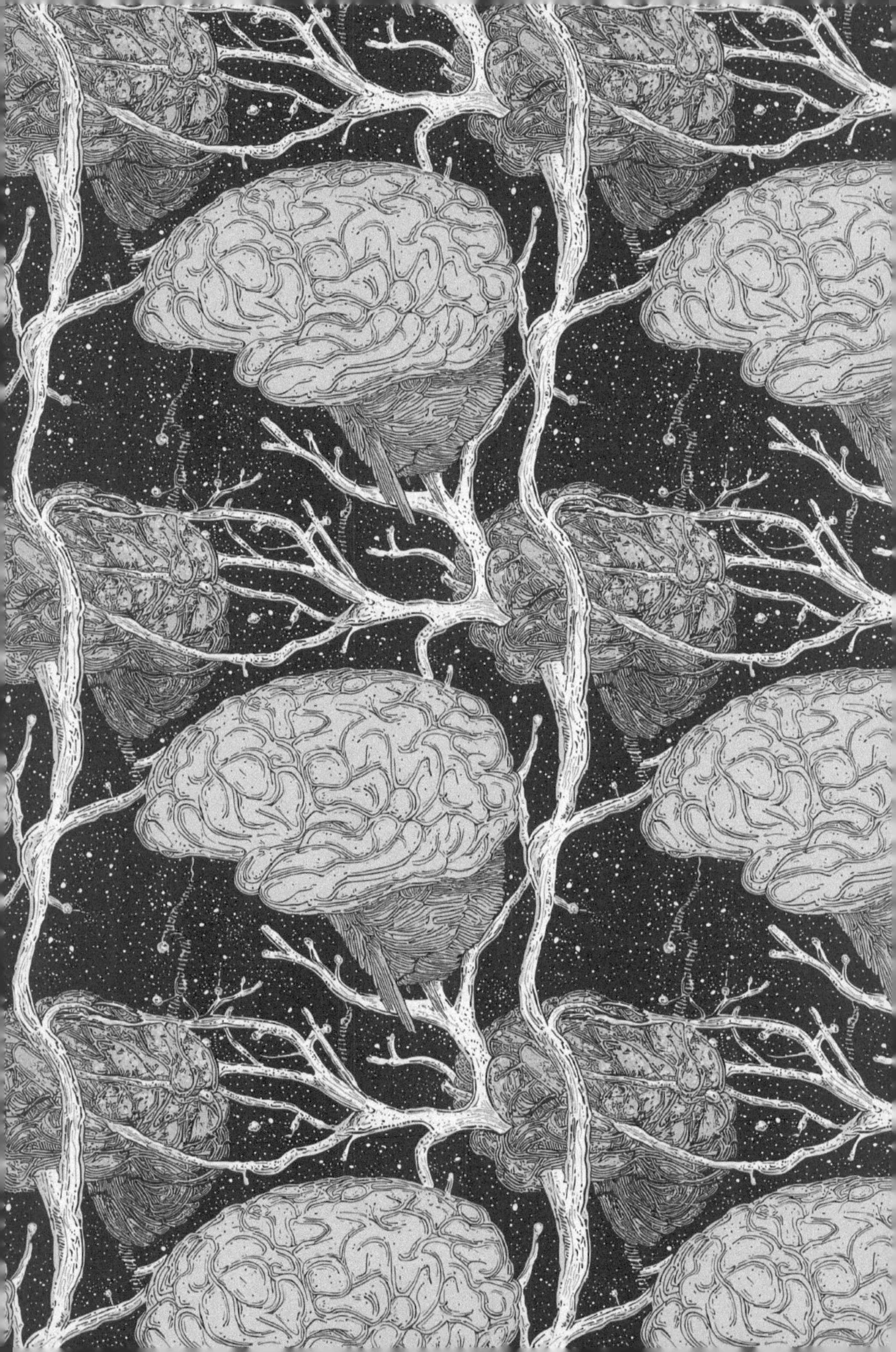

FSC
www.fsc.org
MIX
Papier | Fördert
gute Waldnutzung
FSC® C083411

Kolibri 360 GmbH
Ferdinand-Jühlke-Straße 7
99095 Erfurt, Deutschland
produktsicherheit@kolibri360.de